HEALTH CHINA

用中国式办法解决好医改这个世界性难题。

——李克强

健康中国

——大医改 新思路

JIANKANGZHONGGUO

DAYIGAI XINSILU

黄开斌 著

红旗出版社

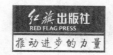

图书在版编目（CIP）数据

健康中国：大医改 新思路 / 黄开斌著.
—北京：红旗出版社，2017.3
ISBN 978-7-5051-3993-0

Ⅰ.①健… Ⅱ.①黄… Ⅲ.①医疗保健制度－体制改革－研究－中国
Ⅳ.①R199.2

中国版本图书馆CIP数据核字（2016）第323953号

书　　名	健康中国：大医改　新思路			
著　　者	黄开斌			
出 品 人	高海浩	责任编辑	赵智熙　刘险涛	
总 监 制	李仁国	封面设计	一　彦	
出版发行	红旗出版社	地　　址	北京市沙滩北街2号	
邮政编码	100727	编 辑 部	010-57274504	
E-mail	hongqi1608@126.com			
发 行 部	010-57270296			
印　　刷	北京联兴盛业印刷股份有限公司			
开　　本	710毫米×1000毫米	1/16		
字　　数	280千字	印　　张	16.25	
版　　次	2017年3月北京第1版	2017年3月北京第1次印刷		
ISBN 978-7-5051-3993-0		定　　价	39.60元	

欢迎品牌畅销图书项目合作　　联系电话：010-57274627

凡购本书，如有缺页、倒页、脱页，本社发行部负责调换。

|前　言|

　　这本《健康中国——大医改　新思路》与我主编的《健康中国——国民健康研究》互为姊妹篇，愿共同作为推动健康中国建设的一份进步力量。

　　健康中国的内涵不仅指国民的身体健康，还涵盖国民的身心健康、经济社会健康和自然生态健康在内的大健康理念。但是，人的身心健康是首要的，因为只有每个人的身心健康了，经济才能健康发展，才能创造和谐的社会，才会保护好自然生态，大自然也才能够更健康地演进。反过来，当天地自然和谐健康地演进，经济社会健康平稳地发展，那么，对国民身心健康也就会更好、更有利，即形成良性循环。

　　古人曰：上医治国，中医治人，下医治病。上医、中医和下医合而为大医，大医学乃是健康学的基础。由此可知，自然、社会和人的身心健康规律和医治原理是相同相通的，也就是它们共享一套健康学的基本思想理论体系。所不同的是，在建设健康中国这一国家战略中，其国民健康研究和治理应优先于社会健康和自然健康，这就是为什么习总书记说："要把人民健康放在优先发展的战略地位。"总之，自然生态、社会生活和人民生命都需要"健康"平稳和谐地发展演进，它们构成一个互利互害的闭环，这无疑是个巨型的复杂系统，是个很大的课题，在此暂不言表。

　　本书旨在探讨这个巨型复杂系统中人的身心健康的医学或医疗维护问题，即健康中国体系中人民生命健康的维护和处理方式问题。本来人的身心健康与现代医学和医疗没有太多的关系，但在现代经济社会的发展理念推动下，却形成了剪不断、理还乱的医疗卫生体系，而医改（医疗卫生体制改革，后同）也正是在此背景下成为世界性难题。虽然医学和医疗在未来建设健康中国的伟大事业中所起的作用不大，但是在迈向健康中国的征程上，医学和医疗却占据着大量的资源，且还禁锢着人们的健康观念，故其医改难题是绕不开的结，如果不解开此结，那健康中国建设可能就难以推进。为此，本书专就医改这个悬而未决的难题展开系统的探究分析和论述。

医改之所以被认为是世界性难题，是因为仅仅停留在医疗体制内的修修改改。我认为，问题并不在于医疗卫生体制本身。如果非要说医改是个难题，那就在于医疗承担了太多不应该有的健康职能，更不应该独揽健康事业的大权和任务，以至于让人们寄予它的希望太大，继而失望也就越大。如今的医疗体系越来越庞大，医疗技术也越来越先进，可制造的麻烦也是越来越多！不只是疾病越来越多，医生越来越累，且医疗危机和健康危机也越来越严重，医患矛盾日益尖锐。所以说，当前的关键不是医改，而是要"改医"，且应"大改"，即应给医疗卫生体系消肿减负，放眼更大范围的健康维护和建设提升的健康保障模式，这也就是"大医改"了。

本书所言的"大医改"，是指改革的牵涉面大、视野格局大、力度深度大、方向转变大，即首先应把"与疾病作斗争为纲"的医疗卫生模式转移到"以健康建设为中心"的医养强生模式的战略思想大转移的改革上，其目标方向不再是针对疾病的防和治，而是直接面向健康的建设、促进和提升。因而它不再仅仅只是医疗改革、医药改革和医保改革，而是跳出这些旨在"防病治病"的狭隘医疗卫生范畴，转而从战略高度和长远角度出发，去探寻有助于健康利益最大化的健康发展道路、理论、制度和文化的改革与实践。具体而言，"大医改"就是整个大医学模式及健康发展方式的彻底变革，也将是大医学教育体系的改革重建，还是大医政管理机构的解构重组，甚至还有大健康学科体系的创建、大健康产业体系的全新设计和大健康保障工程的系统构建。

当然，这样的"大医改"无疑将是一场巨大的医学变革和健康革新。换句话说，医改要想取得满意的效果或成功，就得跳出医学和医疗的藩篱，创建新的健康学科体系。因为现行的医学和医疗存在很大的局限性和致命的缺陷，其仅以单一的医疗卫生方式去满足人们的健康消费需求是远远不够的；且以防病治病作为维护人类健康的主要手段和方向也是不全面的，甚至可能是违反自然和生命规律的，由此建立起来的"健康观"也是狭隘的。因而现行的医疗、医药和医保很难从根本上解决人们的身心健康问题。所以医学首先必须要来一场革命，即：纠正医学的目标方向，重建大医学模式或健康学理论体系，倡导并树立平和善待疾病、建设促进健康、和谐成就生命的健康学思想和大健康观念。

这样的"大医改"对现行的医疗保卫健康的思路和模式也是一种超越，甚至可能是颠覆，因为医疗卫生服务旨在针对疾病的预防和治疗，而它对健康的贡献率却只有8%。医疗保险体制也只是消极地在为抗击疾病的这一场场医疗（战争）提供资金保障而已，且在推波助澜地扩大与疾病的"战争"，既消耗国民经济，还耗伤患者的健康元气。这种对抗医疗、过度医疗和消耗医疗的行为，不仅造成了看病贵和看病难的局面，而且也加剧了医患之间的矛盾。为此，改组精简西医医疗卫生体系，发展壮大中医医养强生体系，重建完善上医医德厚生体系，从而构建大健康保障体系，此乃"大医改"也。

我所提出的"大医改"思路及方略是基于一种"三元论"的哲学思想为指导原则，也是基于我多年来对健康问题的思考，以及对健康学科思想及其理论和技术的研究使然，还有我的"健康新主张"、"脊柱健康学"、"脏腑健康学"和"心性健康学"的构建，以及对中医的"正识"、对西医的"反思"等理念。我确信这样的一场"大医改"或许可以一扫我国30年来医改乃至世界各国医改难题的阴影。不过，这样一场"大医改"恐怕也得先来一场医改指导思想或健康观念的大讨论、大解放、大转变……医改需要突破原有的医疗和疾病思维模式，需要有一套完整的健康学科理论支持，也只有在系统完备的"大医改"思想体系和健康学科理论体系以及正确的大健康观念的指导下，才有可能取得医改的成功。

在此，我把自己长期以来的一些思考点滴整理成了这本《健康中国——大

医改 新思路》，全书分为上、中、下三篇。其中，上篇为理念篇，主要阐述与"大医改"相关的学术思想观点，其中有些观点上升到了国家战略、民族大义，甚至人类存亡；中篇为理论篇，旨在构建"大医改"的基本理论框架；下篇为方略篇，是对"大医改"方向的战略构想，具体的改革方案还得依据国情和实际来设计。

综上所述，本书以"建设健康中国"的大战略为契机，旨在构建中国"大医改"战略框架的理想模式，继而确立"大医改"战略研究的理论基础，企盼能为医改决策者建言献策，引发医学同道们对医学和医疗本质的反思，诚望众生善待疾病，建设健康，和谐生命。

虽然本书可能只是我的一家之言，但这是一个心底无私、十年独立研究学者的用心思索和良知发现，且以"博纳百川，合和三元"之胸襟与包容分说各类医学医疗的利弊得失，将其并立为"三医"和"三生"，合而为"大医学"或"健康学"。我确信基于"大医学"之"大医改"是一条通向健康王国的必由之路，也是"大道至简"的改革思路。笔者别无他求，只期本书能像《健康中国——国民健康研究》一样，引起世界各国医学工作者及医改决策者们的关注。愿医改早日跳出旨在以经济和医疗手段去解决健康问题的误区，跳出医学、医疗和医药的陷阱，迈向健康学和食物学等指引的光明大道；同时，希望本书的出版能对大众的健康观念有所启迪和转变；亦希望引发有识之士的共鸣，以期共同推进医学医疗变革，推动健康中国建设和全民健康事业。

2016.10.09 于昌平

|目　录|

◀ **上篇：大医改之理念篇** ▶

1

上　篇

本篇主要从多个层面剖析"医疗卫生"与"健康维护"的关系，揭示了"医疗卫生"的本质特征和自身的一些弊端问题。结论是医疗卫生方式不应作为健康发展道路的主导模式。因而局限于医疗卫生体制的改革（医改）是很难解决国民健康问题的，也就很难走出困局。进而提出应跳出"医疗、医药、医保、医院以及医生"等这些围绕疾病作斗争的思维模式和改革思路，转而从大医学模式、大医学教育、大医政管理和大健康保障等健康学的思维模式去谋求一种"大医改"思路。

Ⅰ．医疗战争论　医改新主张

目前，我国新一轮的医改或者说发展全民健康事业的顶层设计应有两条路可走：第一条道路是发挥中医对健康的建设促进作用，走出一条有中国特色的健康发展道路。即以"健康建设为中心"，以中医医养强生为主要手段，并与医疗协同的多元化的健康调养服务模式，为民众带来最划算的健康利益（这也可以说是中国式的医改）；另一条道路是仍然以西医为主体，以"疾病防治为纲"的大规模医疗卫生建设和市场化发展模式（这是西方一直进行的模式），但这种模式必然会使医疗费用变得越来越昂贵而难以持续，且国民的健康水平也会越来越低，因为医疗卫生只是针对疾病的战争，对健康的贡献度很小，并在一定程度上损害或弱化健康，继而离健康的目标越来越远。由此看来，只有第一条道路是可以走得通的。

一、医疗如同是战争，医患矛盾越来越突出

依照现在的医疗卫生服务体系来看，医院是抗击"疾病"的战场，医生是阻击"疾病"的战士，医疗器械是攻伐"疾病"的武器，医药是攻打"疾病"的弹药。整个医疗过程就是一场抗击"疾病"的战争，而医保则是给这场"战争"提供资金保障的。这一切都是针对"疾病"的攻防，基本可以说是"疾病思维"或"战争思维"的处事方式。关键是它跟健康几乎没有太大的关系，因为健康在整个医疗过程中没有利益的最大化可言，也就是说，医疗这样大动干戈的"伐

病"，对于健康的贡献微乎其微（只有8%），且其破坏大于贡献。现代医疗方式如同战争一样花如此大的代价，到底是为了什么呢？难道仅仅只是为了治病而治病吗？为什么不问问健康的目标或利益在哪儿呢？还有，医疗卫生服务业能独撑得起整个健康大业吗？医疗卫生事业在整个健康事业中到底应占多大权重？我们不得不认真思考。

其实，医疗服务业只应是健康产业的一部分。健康产业可以分为第一产业、第二产业和第三产业。其中，第一产业应是指生殖健康、生活健康、生态健康、健康学研究和人才培训业等基础产业；第二产业就是与健康相关联的各种产品的研发、生产加工和贸易销售等支撑产业；第三产业就是健康服务产业，包括：医疗卫生服务业（卫生产业），医养强生服务业（养生产业）和医德健康服务业（厚生产业），以及为此提供金融、保险、技术和信息服务等的服务产业。由此可见，医疗卫生服务业作为特殊产业只是健康产业中第三产业的一部分，其在整个健康产业中的权重也就更小了，它是独撑不了人类整个健康大业的。不仅如此，医疗服务产业应该说是最低端且污染和损害身体最严重的产业。遗憾的是，人类竟然以医疗卫生模式主导整个健康事业达百年之久，几乎也没有去考虑要将这个产业进行转型或升级。而真正健康产业的主体或升级版应该是医养健康产业（含中医养生服务），遗憾的是它却一直被边缘化或得不到应有的重视。

再者，虽然实现全民医疗保险和医疗服务的全面覆盖的确至关重要，但这却远远不能保障和维护人们的身心健康。因为医疗的核心理念是针对患者的疾病防治考量的，而医疗卫生服务每花一元钱能给患者（个体）带来多少健康价值？更不要说有多少群体的健康价值了，这似乎没有放在考量之中。医疗卫生用的是一种疾病思维、医疗（战争）思维和经济思维模式考虑问题，这存在很大的局限性甚至还有很大的危害性。我们只需要问一下：这么全力的防病治病对于健康到底能有多大的贡献呢？8%，这是世界卫生组织早就公告过的！那么，还有92%的可为健康贡献的就必然是在医疗卫生服务领域之外了。至此，我们应该重新审视一下医疗卫生产业、医养强生（含养生）产业和医德厚生（含优生）产业这三者到底谁对健康的贡献度会更大？这对于医改的决策者们来说是很值得重新考量的问题。

虽然现代医疗卫生服务从对疾病的防治来讲，其作用和意义是巨大的，但要从对健康的贡献来讲却只有8%，也就是说它对健康的作用和意义是微不足道的。换言之：现代化的医疗技术和先进设备，以及英勇善战的白衣战士加班加点的工作，其结果虽然是可以镇压或制服一些疾病，但病人来看病的目的是想要获得比较好的健康状态。而我们的医院和医生的确是帮病人治住或治愈了他的疾病（不过只是治疗疾病，没有治理身心），可他们的健康在哪儿呢？毋庸置疑，在整个的一场医疗战争（治病）中，病家付出的是昂贵的经费和自身健康元气的大伤，换来的却仅仅只是对病症的暂时压制或缓解而已。有时一场医疗战争（治病过程）的创伤破坏和药物污染还可能会招致无穷无尽的灾难或再添新病，甚至导致生命的危险或死亡，病人几乎没有健康所得，只是买来了对疾病或病症的武力镇压。总之，病家是没有健康利益的最大化可言，而医生和医院倒是可以追求到治病的最大效果和医院的经济利益。医家和病家两者的利益目标在这场医疗"战争"中出现了巨大偏离或错位，这恐怕就是"医患矛盾"的根本原因或症结之所在了。如此以疾病防治为中心，以医疗卫生为主要手段的全民健康保障模式，医患之间的矛盾怎么可能得到化解呢?!

二、不只是过度医疗，更是医疗过度了

我个人认为：我国的医疗卫生服务供给不是不足，而是太多太过了。在现行的医疗实践过程中，首先是由于医院的趋利主义思想而导致了"过度医疗"，这不仅是导致看病贵的一大原因，更会给机体再添"新病"；第二是因为医学方向性的错误又致使"医疗过度"了。大家不妨来看一下，从医改开始到现在，我国的医院（战场）数量和白衣战士人数比新中国成立之初至少增长了20倍，而我们的人口不过只增长了3倍多，可我们还说我国的医疗投入不足。现如今，医疗健康投资更是狂热，仅民间医疗机构就快要撑起半壁江山。这到底是为了

经济利益还是为了健康利益呢？医疗卫生服务的规模是越来越大，其结果是越治越忙，医生是越干越累，问题是越来越多，离健康的目标却越来越远，且人们的健康状况或自身的健康能力是越来越差。于是，人们越来越依赖于医生、医疗和医院。在我看来，这也正是看病难、看病烦的症结所在。

退一步说，建立如此庞大而先进的医疗卫生服务体系来保障或保卫我们每一个人的健康和生命，这难道就是我们真正所需要的吗？这种完全依赖于外在的医疗卫生服务来保护的健康，使得我们如同襁褓中的婴儿和温室里的花朵一样，自身健康机能将变得越来越脆弱。如此长期依赖医疗卫生体系的保驾护航或全力替代，那我们自身的健康能力又何时能够强大起来呢？万里长城最终还是没能挡住外来的一次又一次铁骑践踏乃至国家的覆灭，同样，强大的医疗卫生体系也是保不住人类的健康乃至生命的。问题的关键不在于非要用医疗去战胜病魔而保卫健康，而在于要让健康本身不断地自我强大起来！进一步说，完全依靠医疗卫体系来保障人民的身体健康，而不注重强健其体魄或身心，又何以能够保证一个民族乃至整个人类的繁衍昌盛呢！久而久之，人民的身体健康将会一代不如一代，一个种族或整个人类就会自行孱弱及至自行灭亡。

还有，由于政府构建了医疗保障体系，以至于许多人把健康完全寄托在政府身上，把责任推给医疗卫生机构。一旦医院和医生不能很好地解决人们的健康问题时，人们就会自然地把这种健康责任怪罪到医生或医院的头上，甚至还认为是政府的监管责任。同时，我们的医学总是在自我标榜其日益昌明，并让人总是在期待着医学会发展出更好的医疗方法，最终帮助其解决健康问题。而相关机构却从来没去引导人们正视医疗存在的致命缺陷或局限，以至于医患之间的误会或矛盾越来越深。其实，每个人都应对自己的健康负责。因为健康主要源于自身的内在机制和能力，疾病往往是自身机能低下或身体犯错误导致的结果，只有自身内在的健康机能强大和协调了，才能真正痊愈疾病并预防疾病。因此，我们怎么能寄希望于外在的医院、医生和医药等医疗方式来保障我们的身体健康呢？如果一个人不能为自己的健康负责，不懂得爱惜自己的身体，那还谈什么爱他人、爱民族、爱国家呢！

我认为，如果要想改善看病贵、看病难、看病烦的问题，就需要把大量的小病和慢性病人拦截在去医院的路上；拦截在长期吃药打针的迷途中；拦截在上手术台之前……怎么去拦截呢？这就需要大力发展像中医那样的医养健康（养生）服务业和医德健康（厚生）服务业，精简西医医疗健康（卫生）服务业。医养健康服务它不是防病治病，而是旨在保健强健，是直接针对健康进行调理养护、帮助和建设并促进提高。只要我们自身的健康机制和能力建设强大起来了，何愁病症不消，何惧病邪来犯？

三、跳出医疗的藩篱 面向健康而医改

医学和医改的目标本应是为了增进和维护人类的健康，不断满足人们日益增长的健康需求。然而，现代生物医学（西医）和医改却把目标只放到解决疾病的问题上。即：用"以疾病为中心"的医学理论和医疗实践去解决人们潜在的健康问题——病症，其医学也就被演化成了"医疗"、"医药"、"医保"、"医生"和"医院"或"卫生"，继而医改也就只停留在医疗卫生体制的改革上（当然也包括医药改革和医保改革等）。各国的医改也正是由于受现代生物医学（西医）的医疗思想和疾病思维的局限，以至于一直停留在与疾病作斗争的层面上，并想以不断加大医疗投入和提高医疗技术来解决疾病问题。这是典型的问题导向改革，只为解决看病问题，虽然也不算错，但没有考虑健康这个根本目标。事实证明，仅仅只靠增加医疗卫生的投入，以及医药改革和医保改革是解决不了疾病和健康的根本问题的。

我认为，医改很难成功的真正原因不是政府投入不足（或医疗卫生供给不足）和管理不善，也不是医学科学和医疗技术不够发达或疾病太过复杂，而是现代生物医学的指导思想和发展方向出现了问题，从而导致整个医学掉进了一个"疾病学"的狭小圈子里，进而把大部分的人力、物力和财力都投入到了"与疾病抗争"的医疗卫生体系上了，最终使人们离健康的目标越来越远。

要想走出当前医改的困境，必须首先跳出"与疾病无休无止抗争"这个医

疗卫生的思维，转而应从大处着眼，要从战略的高度对现代生物医学模式及其目标方向进行深刻反思，甚至是彻底转变。医改不能仅仅为看病难、看病贵而改，而应面向健康而改，即医改和医学不能只专注于疾病的防治及医疗卫生，更应该面向健康的建设和提高。因为人类其实不需要太多太严苛的医疗保护，而需要能帮助其健康不断成长并壮大的医理养护。这也应是医学的真正目的或目标所在。所以医改应尽快把"与疾病作斗争为纲"的西医医疗卫生模式转移到"以健康建设为中心"的中医医养强生模式上来。这已不仅仅是把治病转向防病的战略前移或关口前移的问题，而是整个战略指导思想的大转移，就是要把"防病治病"这条防御或进攻的"卫生战略"转移到"保健强健"这条和平建设健康的"养生战略"上来。

当然，要想专注健康，建设健康，并使健康利益最大化，就需要引导人们全面认识健康，并要有一套完善的健康学科理论体系和建设健康、促进健康的技术和方法，还需要有一大批建设健康的人才队伍。大家都认为健康产业是个朝阳产业，也必将成为21世纪的主导产业。但是，如果仅仅只有预防保健意识和健康理念愿望的转变，没有正确的健康理论和技术方法的应用实践，没有多元化的健康服务供给方式的创新，那健康产业还将会是医疗产业一支独大，即健康的服务方式还只能停留在防病、治病的单一的医疗卫生服务上，人们的健康消费需求将别无选择。那么，整个健康产业仍将在以疾病防治为中心的"医疗健康产业"里挣扎，医疗危机亦会更加深重，医患冲突会更加恶化，人们的健康状况会更加糟糕，医改难题也就真正成为难题了。

可见，医改已不单纯是一个医疗卫生体制的改革问题，而应是整个医学模式和医学教育的改革或变革，甚至还有整个医政管理体制、生态环境保护、健康生活方式和健康文化体系的改革。因此，医改的全新思路及方案设计也就不能只从医药学、疾病学、卫生学和经济学来考虑，还应该从健康学、食物学、管理学和生态学来考量。也就是说，医改应放大范围，调转大方向，即：从大医学、大健康着眼，以此来设计和实施一种"大医改"的思路和方略。

Ⅱ．医改为何成了世界性难题

　　为什么说医改是一个世界性难题？有人认为医改牵涉所有人的根本利益，尤其是不同利益集团的经济利益；也有人认为当前的医疗服务供给不足，政府必须加大投入，实现医疗资源的全面覆盖，才能实现全民医保。为此，美国医改整整搞了一个世纪，早在 1907 年老罗斯福总统就提出希望实现全民医保，可是直到奥巴马政府才迈出关键性的一步。而中国自 1985 年医改正式揭开序幕，2009 年提出新医改，至今虽然基本医疗保险已覆盖了 95% 的人群，但要彻底缓解"看病难、看病贵"的问题却还有很长的路要走。

　　在我看来，造成医改成为世界性难题的根本原因不在于医疗卫生的投入或医疗服务的供给是否充足，也不在于医疗技术及服务的先进和发达与否，而在于三个隐形的不易被人们察觉的问题：1. 医学路向的错误；2. 健康观念的错位；3. 医保体制的错谬。以至于人们过分地专注防病治病而忽视了保健强健；过度地依靠医疗卫生服务而忽视了医养强生（健康建设）服务；过多地考虑经济的利益而忽视了健康的利益。

一、医学路向的错误

　　医学在近百年来已完全走上一条与疾病长期作斗争的防病治病的医疗卫生道路，这条医疗卫生路线虽然可以强有力地制服甚至消灭多种疾病，但是它对健康的作用或贡献并不大（只有 8%），相反，它对人体自身的健康机能还会产生一种巨大的抑制、消耗或破坏的作用。可见，现代医学只是在用"医疗卫生"这一强大的防病治病方式来保卫健康和生命，而其医疗实践的结果却是离健康的目标越来越远。这无疑是整个医学界的目标方向性错误，从而使得我们无意中走上了一条错误的健康发展道路。

医学何以走上这一长期的错误路线呢？这是因为在"追求健康幸福和逃避痛苦灾难"这两者之间，人们首选的往往是后者，这无疑是一个重要的原因。而另一个更深层的原因就是人类在漫长的时间里，为了逃避痛苦而一直选择对抗疾病，并形成了一种固有而权威的医学模式和防病治病的健康观念。正是由于时间的久远而让人们完全遗忘了自身健康机制能力及其建设提高之必要，因而很少有人去反思或怀疑医疗的本质，甚至不敢怀疑医学竟会存在大方向性的错误。直到 1996 年 WHO 在《迎接 21 世纪挑战》的报告中才明确提出："21 世纪的医学不应该继续以疾病为主要的研究领域，而应当以人类的健康作为医学的主要研究对象。"但 20 年过去了，医学还是没有转到"健康"这个主要研究对象上来。

这一历史的原因可以追溯到两千年以前，从东汉末年的张仲景时期开始，由于当时瘟疫的大流行，疾病问题被广泛地关注并受到重视，疾病的概念在人们的意识里和整个医学中开始得以不断地加强或放大，甚至对疾病产生极度的恐惧，所以医学无意之中完全倒向了对疾病的不断研习，《伤寒杂病论》一书的问世及其经久不衰的沿袭注解和研习就是一个最有力的证明；且后世医家还把《伤寒杂病论》与《黄帝内经》并列为经典，足见后世的医家是多么注重对疾病的探究和诊治了。

从东汉末年始及至唐以降，其调理保养健康的"医理"已是日渐衰弱，而其防病治病之"医术"则日渐创新。到了宋元时期，医者论病者已是各异其说，且自成一家之言或一宗一派。及至金元时期的所谓"四大家"，其实就是对疾病的分类之说，并分立治疗之法，且竞相传习。再到明清时期，医学专注于疾病的研习则更加凸显。到了清末民初，由于西方之疾病医学传入中国，则更是彰显出了疾病诊治之学术的造诣和崇尚之风。

及至民国，我国的《黄帝内经》和《神农本草经》就基本退化演变为"中医"和"中药"，以此应对外来的西医和西药，不过也就是防病治病而已，但此后，中医药也开始受到批判和挤兑，因为"中医药"防病治病不及西医来得快和有效，还"不科学"，或者说还不够像西医科学那样违背自然规律，改造生命自有规律，即积极发挥主观能动性地去帮机体把疾病给拿掉。所以中医药也就开始被科学地改造了。以致到目前为止，中医科学也就自然而然地掉进了疾病医学这个怪圈子里，或者说"中医"也被绑架上了抗击疾病的战车——医疗卫生战线。

巧合或有趣的是：远在西方的欧洲也走了一条与东方的中国基本相似的医学发展道路。大约是在两千多年前，素有西方医学之父的希波克拉底，其医学思想和路向同我们的《黄帝内经》是基本一致的，都是崇尚自然，顺应自然而为，注重健康养护；而其后的盖伦不愿在面对疾病时处于被动地位，不愿束手无策地等待病人自然痊愈，于是，他抛弃了希波克拉底的理论，提出了他自己的假说，著述了《治愈的方法》一书。以其解剖学及医学理论掌控着西方医学，使其沿着疾病医学的思想方向一路进发，且长达 1500 年之久；及至后来的 500 年也是由教会掌控着继续往疾病的方向发展；到文艺复兴时期疾病医学更趋成熟了。

东方的张仲景与西方的盖伦可以说几乎是同时分别对东西方两种医学产生着巨大影响，他们两人分别将东西方的医学都带进了疾病医学的深渊。但稍有不同的是，西方的疾病医学或生物医学是更加积极主动，甚至是违背自然规律和生命自主原则而越俎代庖地将机体的疾病消灭；而东方的中医药学仍保留了《黄帝内经》尊重自然、顺应自然的原则，对待疾病则是相对比较温和或模糊地进行辨证论治。到了 20 世纪后半叶，随着生物学，尤其是抗生素的发明，西方医学在应对疾病上找到了更多更有效的方法，因此也就成了现代医学的代表或标准，中医就不得不向其学习和靠拢了。

现如今，东西方医学都掉进了疾病和治病的漩涡里不能自拔，这是由于长期以来，人类只在发展医学和药物学理论技术和知识，而忽视了健康学科理论和技术方法上的研究，即便现在已经意识到了健康学研究的重要性，但健康学科理论体系一时半会还难以建立起来，而目前只有相对丰富的疾病医学理论和医疗技术方法可供人们作为健康消费的唯一选择，以至于整个健康服务或医学的实践依然惯性地只在针对疾病进行围追堵截。或者可以说，医学在疾病诊疗上已是积累丰富而得心应手，抑或是迷途难返了。总之，现代医学的主要研究方向和服务方式根本就没有转到有利于健康的建设上来，也无法转到健康的主旨上来，因为这里不仅有个经济利益问题，还有个职业价值问题。目前，全世界都以医学科学积极主动地防病治病，虽然取得了一定的健康成效，但这种长期的违背自然规律和生命自律去对抗和征战疾病，其机体总是被动的依赖（备战）或医疗（战争）状态，致使医疗危机和健康危机长期存在，所以世界性医改难题也就在所难免了。

二、健康观念的错位

长期的医学目标方向性错误还导致了人们健康观念的错位。现在一说"健康"，大家就会联想到"有没有疾病"，包括世界卫生组织在内，对健康的定义都是用疾病作为参照的。其实，健康不能以有病没病来界定，俗话说，人吃五谷，孰能无病？生、老、病、死是一个人的基本生命历程，生病是很自然的事情，关键是生病了能不能自愈。再者，用疾病来定义健康，这在语言逻辑上亦是在顾己而言它。健康就是健康，不能以其对立面（疾病）的存在或强弱来界定，更不应去低估自身的健康能力。健康是指机体自我拥有的一种自组织平衡机制和自应激适应能力以及自强不息的生机活力。所以健康的概念应该从其自身的存在或其所具备的一些要素去界定它。

反之，疾病的发生其实往往就是我们自身健康能力的虚弱致使病邪的侵入，或是健康本身机制出现问题的一些不适感觉和症象，也可以说是我们的生活方式或机体所患错误的必然结果。因此，我们防病治病或找病治病其实也就是只在解决健康自身出现问题的一些表象而已，这也就是我们常说的"西医治表"，因为它并没有从根本上解决自身健康的机制或能力问题。要解决健康的根本问题，就必须从健康的本身入手去调理保养健康和促进强壮健康（即保健强健而非防病治病），这也就是一种"建设健康"的医养服务方式。即应更多地去帮助自身健康能力的培养提升和自身平衡机制的恢复。此亦即从调和平衡健康状态和建设促进健康能力的本身上去解决或处理健康问题乃至疾病问题，这正是"中医治本"的思想或"扶正祛邪"的理念。可见，"西医治表"治疗的是疾病，是表象；"中医治本"治理的是健康的机能，是根本。只有自身的健康机能建设强大起来了，才能不惧怕疾病的侵犯和威胁。

再有，我们的机体本身拥有强大的健康活力和智慧的平衡机制，它是我们战胜或平抑疾病的法宝，这些健康的生机活力以及自我恢复平衡的机制能力才是我们真正可以依靠的。为此也需要我们认真清晰地去认知把握它、测量感知它、分析评估它，然后在此基础上有的放矢地去帮助它、建设它、促进它、提高它和照护它，或者是去调节、控制、平衡它。我们应该积极地为机体提供一些均衡的营养活性成分，帮助机体恢复和维持各种通路的通达，引导和促进自身的活力或能力得以正常发挥和运行，并充分地信任、更多地依靠和利用自身的这种健康能力和平衡机制去战胜疾病和平抑疾病，而不是一味地依赖外在的医生和医药来横加干预或惩治疾病，以一种被动和被损害的方式去达到保卫健康和生命之目的。

退一步说，疾病并非想象的那么的可怕，其实，疾病与健康是一对矛盾的统一体，它们相辅相成。应该说，每个身体的健康能力正是依靠疾病的刺激而成长起来的。俗话说：不干不净，吃了没病；病病快快也可以长寿；从来不得病，得病就要命；得过天花，终生免疫……这也在某种程度上说明，并不是所有病症对身体都有害，相反，在某些时候，疾病可以促进人体预防机制和自我康复能力的提升。所以，我们在某些时候应该善待疾病，不要把疾病完全当作敌人而彻底消灭。换言之，健康和疾病是可以和谐共处、共同进化的。生命其实就是疾病和健康和谐共演的一个过程。为了我们生命的和谐演进，我们应该用平和的心态去理解并善待疾病，努力地去建设促进我们的健康，只有这样，才能成就我们自身健康机制的完善和能力的提升，以及生命的和谐演进。

然而，现代人们的健康观念却是错位的。大家普遍认为健康与否是指有无疾病,即把"健康"的概念偷换或转换成了"疾病"的概念,认为是疾病的发生而威胁到了健康。以致现代医学的语言也充满了对"疾病"的憎恶,于是"疾病"就成了众矢之的。现代生物医学(西医)也就顺理成章地把目标和方向放到解决疾病的问题上,即用"以疾病为中心"的医学理论和医疗实践去解决人们的健康问题,其医学实践活动也就被演变成"医疗"、"医药"和"医保",而医改也就成为改革这些应对疾病的工具和手段。其实,有疾病不可怕,可怕的是用疾病的思维去看健康。

然而,遗憾的是,现代生物医学借助强大的科学发展出来的各种医疗手段,强行地、大包大揽地帮我们机体取消了或替代了自身所拥有的各种健康机能。这似乎也显得生物医学是越来越先进和发达,可是我们的自身健康机能却相对变得越来越退化和弱小了。久而久之,也就形成了外在的替代力量很强大,而内在的自我健康能力弱小的这样一个"外强内弱"的格局。也可以这样说:在现代医疗手段越来越强大的情形之下,我们更多的是在依赖现代化的医疗照护,而自身的健康机能则变得越来越懒惰或脆弱了,进而也就变得越来越萎缩而颓废不用了。所以说,并不是疾病或病菌变得多么的强大和猖獗,而是我们的健康机能已经退化得越来越脆弱而不堪一击了。

世界各国的医改也正是由于受现代生物医学(西医)思维的局限和健康观念的错位指引,以至于其医学实践一直停留在与疾病作斗争的医疗卫生战线上。即以"与疾病斗争为纲",一味地防病治病,并借助外在的医药和技术大包大揽的替身体消除疾病,进而给机体的健康机制、能力或内环境造成极大的破坏和污染,且还浑然不知,从而形成一种"找病治病、除恶务尽、再造新病"的被动的循环往复的战争模式(亦即恶性循环)。在这样一种错误的健康观念引导下,医改怎能走出困局?

三、医保体制的错谬

可以说,我们的医疗保险体制进一步加大了医疗危机和医改的难度。医保到底在保什么？我们来梳理一下，围绕着现代生物医学的诊疗思想所构建起来的是一个庞大的医疗卫生体系，它是以"疾病防治"为中心，以"寻找疾病"和"消灭疾病"为目的的"战争"防卫体系。即是由医院、医生、医药、医疗器械和医疗保险等要素共同组成的保卫生命和健康的"战事"体系，其中：医院是阻击"疾病"的战场；医生是抗击"疾病"的战士；医疗器械是"伐病"的武器；医药是攻打"疾病"的弹药；医疗就是一场抗击"疾病"的战争；医保则是为这场"战争"提供足够的资金保障。让人匪夷所思的是，医保不是在保健康，而是在保医疗活动有足额的经费，其实质就是为了给一场场"抗病"之战提供资金保障。为什么要采用"全民医保"这种经济模式，而不是"全民医疗"这种公益行为呢？

试想一下，如果一场战争有人不断为其提供资金支持和保障，那么，这样的战争就没有什么后顾之忧了，且会有人愿意无休无止地一直打下去了。可是，人类早已惊醒：世界要和平，不要战争。而我们的医学在对待我们身体内的这个世界（或国家）的时候，为何就没有清醒呢？我们为何一直采用一种"军事思想"和"战争理念"来解决我们身心内在世界的一切矛盾和问题呢？这其中自然是有医疗保险推波助澜的缘故，因为有源源不断的资金作后盾和保障，以致医疗市场化、医疗扩大化成为最有利可图的一件事业！所以医疗（战争）自然也就越做越大，医疗保险经费也就越来越高。其实，人类的健康并不是仅仅依靠对疾病的武力镇压或强行控制，也不应该用医疗保险这种方式间接地鼓励和支持对疾病进行无休无止的战争，而是应该更多地把资金用在支持对健康自身的帮助照护和建设提高上（即医养强生）。因此，应该用健康商业保险来替代医疗强制保险，这样将更有益于人类的健康事业。人类社会需要和平，不需要战争；同样，人类机体的健康和生命也需要和谐，不需要抗病。

可是，医疗保险体制往往把人们逼进医院去接受不必要或过度的医疗，而医疗卫生体制则是以一种"斗争"、"对抗"或"干预"的思想理念和强硬态势来解决人体内部的矛盾问题（疾病与健康问题），这必然会给人体造成破坏和污染，扰乱机体的正常健康秩序，加剧体内产生更多的矛盾（新的疾病再生）。事实也正是如此。我们现今在这个防病治病的医疗卫生领域投入的人力、财力和物力越来越多，我们制造的麻烦越来越多（包括医源性疾病、药源性疾病以及医患矛盾等），我们陷入的困境越来越深（如医疗危机、健康危机等）。而整个世界范围内的医改也几乎无一例外地都只是在想通过加大经济的投入，扩大医疗服务的供给和改进提高医疗的技术手段去解决这些问题，其结果往往事与愿违，且越陷越深。事实早已证明，仅靠有大钱、热钱去投入扩建医院，发展先进的医疗设备及技术手段来防病治病是根本解决不了人类的健康问题的，以医疗卫生方式统领的健康发展道路是不明智的。这样的医改怎能不成为世界性的难题呢？

医改真的那么难吗？在此，我们应该反思的是：我们为何要选择走医疗卫生方式的健康发展道路？无论是中国还是美国乃至整个世界，为什么都是只从经济学或医疗市场的供求来考虑和设计医疗服务模式和医改呢？是不是只要有钱或提供巨大的医疗供给就可以解决健康问题呢？医疗卫生服务的动机和目标到底是为了什么？难道为了健康和生命就只有不惜扩大医疗战争来防病治病吗？其整个过程中，健康的本身为何没有得到最大限度的保障和关注？直接针对健康进行保养、调理、建设和促进提高，并以自身不断强大或强壮的健康能力来预防和自愈疾病的"健康发展模式"和"医养强生理念"为何一直没有建立起来？医疗卫生服务能保障健康利益的最大化吗？

我认为，未来的医学和医改应该跳出"与疾病作斗争为纲"的这个医疗陷阱，停止与疾病作无休无止的抗争，甚至应该跳出医学和医疗的思维，转而从大处着眼，从战略的高度对现代生物医学模式和目标方向进行反思，颠覆医学在健康领域的绝对垄断和统治地位，进而转为"以健康建设为中心"的思路去正视问题、考虑问题和解决问题，以"健康学"的思想和理论，积极主动地去帮助机体自身健康能力的提升和各种平衡机制的恢复为基本原则和目标，如此一来，一种全新的"大医改"、"大医学"和"大健康"模式就会展现在世人的面前。

Ⅲ． 危机四伏的医疗卫生事业

以现代医学科学（西医）理论为指导而形成的庞大的现代医疗卫生服务体系已日臻完善。因其融入了现代科学技术的最新成果，因而在认识生命、诊治疾病等方面战果累累；但是在另外一方面，现代医学（西医）由于过度强调主观能动性和外在的医疗医药作用，不顺应自然节律和生命自然规律，也没有从根本上去认识健康，因而现代医疗卫生也没能从根本上解决人类的健康问题，反而给人类健康及社会带来了一系列的问题，即已不可避免地造成了全球性的医疗危机或健康危机。

一、疾病谱一直在不断扩大，且慢性疑难病越治越多

1. 新生的传染疾病及一些"现代文明"病层出不穷

目前，疾病谱一直在不断地发生着变化，疾病的种类越来越多，许多新生的疾病层出不穷，而现代医疗卫生事业还不能从根本上解决这些新疾病，这给人类的健康造成了巨大的威胁，也给人们的生活和社会的安宁造成了很大的影响。例如艾滋病正在全球流行，且有逐年上升的趋势。根据联合国艾滋病规划署和世界卫生组织 2006 年 11 月 21 日共同发布的《2006 年世界艾滋病报告》，2006 年全球新增艾滋病病毒感染者 430 万，使艾滋病病毒感染者总数达到 3950 万；同时，全球又有 290 万人死于艾滋病。截至 2007 年 4 月 30 日，我国累计报告艾滋病病毒感染者 203527 例，其中艾滋病病人 52480 例，死亡 16155 例，

在特定人群和局部地区中感染率很高，疫情处于上升阶段。另外，新型的传染病也在不断地增多，像疯牛病、禽流感、口蹄疫、"非典"等传染性疾病，已形成了世界性疾病危机和社会危机。还有很多所谓"现代文明病"亦日渐增多，如肥胖、心脑血管疾病、内分泌失调性疾病和诸如骨质增生、前列腺疾病、老年痴呆等老年性疾病，以及空调病、电脑病、脊柱病等新生职业病和各类心理疾病，如抑郁症、精神病等，总之，疾病谱在迅速地扩大，并已形成了严重的社会问题。

2. 一些慢性疑难病症治而不绝，且越治越多

尽管现代医疗卫生几乎将全部的力量都集中到对付疾病的诊断和治疗上，采用各种高端的仪器和设备诊断疾病，将表面和隐藏的"敌人"都能找出来，然后，再试图用各种各样的现代化手段来消灭它们，但是其结果却不尽如人意。一些常见的慢性疑难病症不仅没有被消灭，病患者却反而越来越多；很多疾病不仅没有被控制，相反发病率却越来越高，而且还逐渐呈现出年轻化的趋势。例如肿瘤、心脏病、糖尿病、高血压、高血脂和颈腰痛等病症，尽管治疗它们的手段发展到了所谓的基因分子水平，所用的药物也是五花八门，但其发病率仍居高不下。

更遗憾的是，现代医学对绝大部分疾病的发病原因和机理的认识一直不是很清楚，治疗自然受到制约。

仅从 2006 年的统计来看，我国每年癌症新发病例为 220 万，因癌症死亡人数为 160 万。近 10 年来，我国癌症发病率一直处于上升趋势，且死亡率上升了近 30%（即每四五个死亡者中就有一个死于癌症），居死亡原因之首。

大家熟悉的高血压症的发病率也呈现出逐年上升的趋势。1959—2002 年的43 年间，中国进行了 4 次大规模的高血压流行病学调查，15 岁以上人口高血压发病率 1959 年为 5.11%，1979 年为 7.73%，1991 年为 11.8%；2002 年中国 18岁以上成年人高血压发病率为 18.8%，约为 1.6 亿人。高血压易引发心脑血管疾病，其致残、致死率较高。

由以上数据可以看出，癌症、高血压的发病率逐年上升，心脏病及糖尿病

的发病率居高不下，而且还呈现出年轻化的趋势。对于这些慢性疑难疾病，现代医疗卫生事业虽然可以暂时解决个体的疾苦问题，但很难解决群体的发病率问题，而且一旦患上这些疾病，将终身服药，进而又导致新的疾病发生。这就是说，医学科学在"努力找病，除恶务尽"的思想指导下，导致了"除恶不尽，再添新病"的局面。

3. 医源性疾病和药源性疾病明显增多

近年来，我国的医源性疾病和药源性疾病明显增多，主要表现在：（1）因医德医术不佳和医院管理混乱而引发的医疗事故和误诊误治屡见不鲜；（2）过度或滥用抗生素等药物，滥施各种有创性检查给病人带来伤害或后遗症的现象层出不穷；（3）病人因轻信虚假医药广告和伪劣失效药品，或盲目胡乱服用药物而引发的疾病在大幅攀升；（4）由不合理用药（包括医疗大处方、非处方药，以及病人自行服用的药物）导致的药物依赖和出现药物不良反应的疾患也呈上升趋势。

随着西医西药的广泛应用，医源性疾病和药源性疾病已在有恃无恐地增加。据统计，80％的西药对染色体有诱变作用，这一点对于长期服药的病患者危害更大，有的患者产生药物依赖性（不服药症状加剧），有的患者产生药物抵抗性（服用剂量必须加大）。总之，医源性疾病和药源性疾病已成为危害民众健康的常见疾病和多发病，必须加以重视。

二、医疗卫生投入越来越高，民众的医疗费用也越来越大

1. 近 60 年来（截止到 2006 年），国家在医院的人力、财力、物力和医药及医疗器械的研发费用上的投入均大幅度提高或增加

根据卫生部门统计提要显示，我国卫生技术人员（包括医生、护士、药剂师、检验人员等）逐年增加，且增幅很大：1950 年为 61.1 万人，1980 年为 353.5 万人，1990 年为 490.6 万人，2000 年为 559.1 万人，2006 年为 561.9 万人。卫生

总费用（包括政府预算卫生支出、社会卫生支出、个人卫生支出）也在逐年增长：1980 年为 143.2 亿元，1990 年为 747.4 亿元，2000 年为 4586.6 亿元，2005 年为 8659.9 亿元。卫生机构数（包括综合医院、西医院、中医院、专科医院、门诊部、妇幼保健院等）：1950 年为 8915 家，1980 年为 180553 家，1990 年为 208734 家，2000 年为 324771 家，2006 年为 308969 家。仅这半个多世纪来，我国政府在医疗卫生事业上的投入，无论人力、财力还是物力，都呈现几十倍的增长，远远超过我国人口增长的速度。

从全球范围来看，医药领域的研发投入比历史上任何时候都更多：1998 年，这一领域的投入估计为 850 亿美元。到 2001 年，这一数字已经上升到 1060 亿美元。国外的大型跨国制药公司一般会把利润的 10% ~ 20% 用于研发。例如排名一直在全球前五位的跨国制药巨头辉瑞，每年投入研发的费用超过 50 亿美元；阿斯利康公司 2004 年研发总投入为 38 亿美元，平均每个工作日的研发费用高达 1500 万美元。

美国的医疗技术及设备在全世界是一流的，当代医用高新技术大多发源于美国；美国的医生人数以及每万人拥有医生的数量在全世界也是名列前茅；至于美国的医疗费用，更是高出其他国家许多。有资料显示：1993 年，美国的卫生费用增至 9000 亿美元，占 GDP 的 14%，人均卫生费用达 3500 美元，是其他发达国家的 1.5 倍。1994 年，美国的卫生支出高达 9500 亿美元，占 GDP 的 15.9%。日后，也一直在增加。尽管如此，美国也未能摆脱医疗危机，其医改持续了近一个世纪，也一直在艰难地进行着。

2. 居民家庭用于医疗的开支费用越来越大

调查显示，1993 年至 2005 年，城镇居民人均医疗自费支出从 56.89 元增加到 600.9 元，增长了 9.6 倍；医疗保健支出占居民消费支出的比例由 2.7% 上升到 7.6%，年均提高 0.41 个百分点；农村居民人均医疗自费支出从 27.17 元增加到 168.1 元，增长了 5.2 倍，在居民消费支出中的比重由 3.5% 提高到 6.6%，年均增加 0.25 个百分点。

另据一项调查结果显示，日益上涨的医疗收费，已经超过多数市民的承受能力。高达七成半的受访者反映，个人的收入增长已不能适应医疗费用的上升；超过八成的受访者反映，住院费、手术费和药费偏高；认为检查费、检验费偏高的人达七成半；近四成的受访者反映，医院存在较为严重的乱收费现象；认为这种现象比以前减少的人不足四成；对于医院乱收费的问题，反映这种现象"严重"或"比较严重"的受访者共占四成，分别为 15.6% 和 24.5%。不少城镇居民无医疗保障。

当前我国的医疗保险体系还很不完善，或者说没有起到保障健康的目的，只是在保障医疗的利益，甚至有助推过度医疗之嫌。居民看病贵，看病难已成为我国的一大社会问题。即便是全民医保，全面覆盖，如果医疗费一直居高不降，长此下去，国家和个人都将难以承受。

三、医患之间的矛盾越来越多，冲突也越来越大

当前医疗卫生工作中存在的基本矛盾，不仅表现在群众看病难、看病贵的问题上，而且体现在医患关系不和谐，医患矛盾、医患纠纷甚至医患冲突或伤医杀医事件不断发生。

据中国医师协会前些年所做的医患关系调研报告显示：74.29% 的医师认为自己的合法权益得不到保护，而认为当前执业环境"较差"和"极为恶劣"的分别达到 47.35% 和 13.28%。平均每家医院每年发生医疗纠纷 66 起，发生患者打砸医院事件 5 起以上，打伤医师 5 人。

最新资料显示，近几年来医患纠纷上升幅度十分明显，仅南京地区的医院每年发生大小医疗纠纷就多达 2000 多起。北京医师协会对北京市 71 家二级以上医院的统计表明：近 3 年（2009 年统计的）共发生殴打医务人员事件 502 起，致伤、致残 90 人。单起医疗纠纷最高赔付额达 300 万元，平均每起赔付额为 10.81 万元。中国医师协会的调查显示，90% 的受访医生对自己的执业环境不满意。

令人担忧的是，在目前的医疗纠纷中，通过正常途径解决的不到10%，90%以上的纠纷最终演变成了冲突事件，严重扰乱了正常的医疗秩序。导致医患关系恶劣的原因主要有以下三点：

1. 医院的利益模式改变，使医患关系沦为赤裸裸的金钱关系

很多医院在商业化、市场化的驱动下，追求利润最大化，而无视患者的切身健康利益。在这样的医院里，他们以各种理由要求患者住院，接受多种检查、治疗；还有相当数量的医师（在经济利益或指标的驱使下）已经习惯于开大处方、乱开药、乱检查，使患者的医疗负担日渐加重，而病情在过度用药和不合理的诊治下，不仅不会有太多的好转，反而可能会更糟；再有就是很多医院的医生对患者态度冷漠，服务态度差，服务质量低下，甚至出现医疗事故，这不仅增加了患者在生理、经济和精神上的负担，还会导致患者病情加重，从而使患者对医院和医生的不满情绪高涨。

2. 患者为了想得到好的服务，采用各种手段保护自己的利益

近年来，医院乱收费现象和医疗服务质量问题接连在全国多地被曝光，从而使居民在就医时对医生的态度由原来的依赖心理转变为戒备心态。有的患者甚至带着照相机到医院，就诊时给病历拍照或打印，为可能出现的医疗纠纷搜集证据。有的医生感慨道：有的患者看病时，居然带着录音笔、摄像机，将医生的一言一行都录了下来，以便随时对簿公堂。医生们说，患者把医生当成了潜在的起诉对象，做医生真的太难了。也有患者及患者家属不理解医学的复杂性，当患者的病没有被治好或出现意外时，把所有的责任都归结到医院或医生身上，继而出现无理取闹的情况，甚至出现患者打砸医院、打伤医师等"医闹"事件，且已发展到了杀害医生的地步。

3. 在法律的压力下，医生也采用各种手段进行自我保护

在新的《医疗事故处理条例》实施之后，国内医生在给患者看病时，在迫

于"举证倒置"的法律压力、医保制度控费方式和医疗纠纷错误判例的影响下，如今"一脚在医院，一脚在法院"的医生们行医时变得异常谨慎。由此可知，现代医学正在逐渐演变成"防卫医学"，否则辛苦了半天却可能成为患方纠缠的对象或"被告"。医生在诊疗中的专业自主性正在丧失，医生的积极性也在大大降低。不少年轻医生怕惹官司，处处为自己的行为寻找相应的依据，为病人进行全面的诊疗，以"大包围"的方式为患者多做检查、多开药，以便随时准备向法院"举证"，避免患者事后问责。这也是导致当前看病贵的一个重要因素。继而一些需要"高风险"、"试错性"的手术才有望治愈的危重疾病，也因医生的缩手缩脚，怕担风险而被放弃。

四、医疗卫生行业的服务质量和信誉度越来越低

1. 医疗卫生资源分配不公且服务质量低下

根据卫生部门提供的数据，目前全国80%的医疗资源集中在大城市，其中30%又集中在大医院。全国县级以下公共卫生机构只有1/3能够维持正常运转，另外1/3正在瓦解崩溃的边缘，还有1/3已经瘫痪。这样，医院之间根本无竞争可言。这就导致了"百姓'迷信'大医院"的景象出现，医疗资源投在了大城市、大医院和高精尖技术上，其实质就是医疗资源分配不公。乡镇医院和农村卫生所生存艰难，对很多病种没有收治能力；同时，一些基层医院为了市场化搞创收，只好把部分科室承包给外人经营，某些假冒伪劣的江湖郎中便乘虚而入。不过近几年来，随着新医改方案的实施，医疗资源分配不均的现象得到了一定程度的缓解。

据1998年全国卫生服务调查显示，我国87.4%的农民完全是自费医疗，37%的患病农民应就诊而未就诊，65%的患病农民应住院而未住院；在1989年，我国农业合作医疗覆盖率下降到只有4.8%，直到1995年也只恢复到15%；2000年，WHO进行成员国卫生筹资和分配公平性的排序中，中国位列191个成员国的倒数第四（188位）；2003年，卫生部第三次国家卫生服

调查，患病群众 48.9％应就诊而未就诊，29.6％应住院而未住院，44.8％的城镇人口和 79.1％的农村人口无任何医疗保障，城镇职工参加基本医疗保险的人数约 1.3 亿人，享受公费医疗的人数为 5000 万人；2005 年，新型农村合作医疗试点 1.56 亿人，我国卫生总费用只覆盖 20％人口的卫生服务。中国政府投入的医疗费用中，80％是为了 850 万以干部为主的群体服务的。（以上数据引自中科院调查报告）

由于好的医疗资源集中在大城市、大医院，而整个社会的健康观就是防病治病，导致老百姓看病都集中在这些医院，但医院接受病人的数量有限，以至医生超负荷地工作，导致在医疗服务中，服务质量大大下降，形成恶性循环。

2. 现行医疗卫生体制滋生各种腐败现象

随着现有的医疗卫生体制出现的商业化、市场化倾向，促使医院与药品和医疗设备分销商、生产厂商联手，通过医院或医生向消费者（病人）大肆兜售药品和器材，而药品和医疗器械在审核、定价及流通过程中出现的腐败现象，直接导致医疗服务过程中出现严重的利益倾向。例如，一瓶出厂价为 4 元的 200 毫升氟康唑，在卫生系统招标中迅速上涨到 25 元，卖到病人手里时已经狂涨到了 76 元，是出厂价格的 19 倍。很多药品的出厂价不止 4 元，假设有一种药品的价格是 20 元，如果再乘以倍数 19 的话，零售价就达到了 380 元。球囊是心肌梗死患者进行介入手术时必须用到的器材，某规格的球囊报关价每个 496.2 元，一级代理商批发给二级代理商的价格达到 3600 元，二级代理商卖给医院时达到 7000 元，加价 13 倍多。而在许多医院，一些常用的且疗效很好、价格低廉的药物已不见踪影。城乡居民因无力支付高昂的医疗费用，导致不满情绪不断上升。

3. 虚假广告铺天盖地，让人们防不胜防

在利益的驱动下，许多药品、保健品、医疗器械厂商、媒体和医疗机构等为牟取暴利，置国家法律和群众健康或死活于不顾，肆意发布虚假广告。国家

食品药品监督管理局监测显示，2004 年前 9 个月药品电视广告违法率达 62%。在对全国 45 家电视频道播放的 3 万多条次广告进行监测后发现，其中有 2 万多条存在问题；而在监测 2004 年 6 月至 8 月全国 98 份报纸刊登的 7315 次药品广告后发现，其违法率竟高达 95%。铺天盖地的违法药品广告，存在严重的误导和欺骗消费者的行为。"攻克了癌症"、"尿毒症患者的曙光"、"肝病的克星"、"艾滋病并非不治之症"、"49 分钟治好前列腺炎"、"一滴油揭开抗肿瘤的奥秘"、"专治疑难杂症"，等等。在这些广告中，一个个现代医学尚无法解决的世界性难题被"攻克"，一个个医学奇迹被"祖传秘方"所创造；在保健品的广告中，我国面临着"全民缺钙"的严峻形势。在虚假医药广告的误导下，一些患者"病急乱投医"，结果导致小病成大病，大病成重病；有的患者，甚至因为轻信媒体广告，导致延误病情而贻误了最佳治疗时机，有的还因此断送了生命。

4. 人们开始怀疑现代医学诊治一些疑难病症的能力

曼德尔松 (1980) 在《一个医学叛逆者的自白》一书中指出："如何捍卫自己的生命，不受医生、化学药物和医院的坑害。"他列出了以下几点：①医院的年度体检是一个陷阱；②医院是患者的险地和死所；③大多数的手术，伤害大于益处；④化验和检验过程不合理，错误百出；⑤大多数化学药物是致病和添病的原因；⑥ X 线诊断：虽然"一张照片胜过千言万语"，但其辐射线对人十分危险，且读片的结果错误频出。因为读 X 片的是人，人就会受偏见、情绪的影响而导致错误的判断，即使是同一位专家，在十年后再次解读同一张片子，就有 75% 的偏差……

曼德尔松在这里充分地表达了人们对现代医学的质疑和不信任。同时，现代医学面对许多慢性疾病已显得十分的困惑、无能或无奈，如高血压、高血脂、类风湿疾患、红斑狼疮、慢性肝炎、慢性肾病、肥厚性及限制性心肌病、糖尿病伴发肾功能不全，等等，更不要说严重困扰现代人类的各种疑难杂症——诸如恶性肿瘤、恶性血液病、艾滋病等。对于这些无法解决的慢性病和疑难杂症，现代医学科学一味地寄望于未来某一天能发明新的药物，一举攻克某一种疾病，这种研究方向和想法是很不切合实际的，它只在外求于科学手段，而缺乏内求于患者自身的潜能。长期以来，现代医学科学用一知半解的医术来对抗疾病，许多治疗的手段对身体产生不良的影响，使得人体的健康能力大大下降，继而使人体逐渐失去各种自愈功能，不仅没有治好患者本身的疾病，相反还可能引发各种各样新病的发生，所以人们渐渐开始怀疑现代医学诊治一些慢性疑难病症的能力。

总之，现代医疗卫生事业发展到今天，虽然取得了一个个巨大的成功，对治疗人类的疾病作出了些巨大的贡献；但同时，现代医疗卫生事业在生物医学科学"努力找病，除恶务尽"的思想指导下，已形成了上述"三多一少"（即疾病增多、费用增多、医患矛盾多、质量信誉减少）类似"糖尿病"一样的医疗危机，也真可谓是危机四伏（3多＋1少）。这不能不引起广大民众，尤其是我们医务工作者和政府相关主管部门的深思！我们医疗的本质到底是什么？仅仅靠不断加大医疗投入和提高医疗水平就能解决这些问题吗？答案是否定的。其实，发展医疗卫生事业本身没有错，错就错在我们为什么要用"医疗卫生"的方式去主导或独撑整个人类的健康事业，让医疗卫生事业承载太多太多的不应有的职能。无可否认，这些现象正是倒逼我国乃至世界各国都在迫切进行医改的根本肇因。但是，我们千万不能被这些现象牵着鼻子走，更不能掉在医疗危机中盲目忙乱。我们应理性地思考医改的大方向和目标，正确选择好健康发展的道路，并放眼大医学"大医改"思路和大健康发展模式。唯有如此，我们才能化解这场旷日持久的医疗危机。

（注：此章节写于2009年，所以一些数据只是当时及以前的，"新医改"过后，有些数据更是增加得惊人了）

Ⅳ． 医疗危机倒逼出的医改乱象

中国医疗的问题可以简单地概括为：看病贵、看病难、医患矛盾、医护人员积极性不高等（请注意，这只是医疗行业内部的问题，并不是全民健康的问题）。针对这些危机问题，中国政府自 1985 年开始启动了五轮的医改，以此来应对或想针对性地解决这些问题，但效果一直不佳。

一、回顾我国近 30 年来的医改历程

公元 1985 年可以说是中国医改的元年，启动中国医改的第一句话是："卫生部门也要按经济规律办事"，并以卫生部《关于卫生改革若干规定》揭开序幕，其民营资本也初次进入医疗行业。当时的大背景是百废待兴，医疗卫生还不能放在首要位置来考虑，也只能算是尝试了。当然涉及范畴既有卫生工作的政策、方针，也包括医疗卫生体制、医疗服务体系建设、公共卫生的开展等具体问题。

到了 1992 年，邓小平南方谈话之后，中国掀起新一轮的改革浪潮，医院和其他行业一样被要求改革开放。1992 年《关于扩大医疗卫生服务有关问题的意见》明确鼓励承包制、支持个体开业行医。于是，个体诊所以及"院中院"大量涌现。此轮医改也可认为是面向市场化进军了。

自 1999 年开始，由于国家和地方财政投入不足，一些地方已经开始拍卖医院、卫生院。除此之外，在 20 世纪 90 年代，我国的医改还主要进行了医疗卫生服务体系、管理体系、运行机制和补偿机制等方面的改革，后来又进行了医

保体制和医药采购两大范畴的改革，这些都是以推进公立医院的改革而展开的，由于范围更大了，也就变得更为复杂。

2000 年 2 月，国务院公布了《关于城镇医疗卫生体制改革的指导意见》，意见明确了实行医药分业等几项原则。在此轮医疗体制改革中，国家是大踏步"后退"，拟只办部分公立医院。至此，医院的民营化、市场化、经济化全面铺开。故此轮医改也被称为医院的"产权改革"。

2003 年，政府采取一项医疗保险制度——新农村合作医疗保险，略微补贴农村人口的住院医疗开支，以减轻农民负担。

2005 年医改突然变奏，刘新明"市场化非医改方向"的观点见诸报端。他认为看病贵、看病难等现象，根源在于我国医疗服务的社会公平性差、医疗资源配置效率低。要解决这两个难题，主要靠政府，而不是让医疗体制改革走市场化道路。继而，国务院发展研究中心某研究所称：我国医改基本不成功。一句"基本不成功"也就基本否定了我国 20 年的医改艰辛历程。

2006 年 6 月，国务院决定成立由国家发改委、卫生部牵头，相关部门参加的深化医药卫生体制改革部际协调工作小组（以下简称工作小组），负责研究提出深化医药卫生体制改革的总体思路和政策措施。2006 年 10 月，十六届六中全会召开，中央以最高会议决议的方式，明确了医改的方向。这在中国卫生事业的发展过程中尚属首次。

在此基础上，工作小组组织起草了深化医药卫生体制改革的总体方案。随后，按照党的十七大精神"为建立中国特色的医药卫生体制，逐步实现人人享有基本医疗卫生服务的目标，提高全民健康水平"，又对总体方案进行了修改，形成了《关于深化医药卫生体制改革的意见》。

随后，为建立和完善适合中国国情的医药卫生体制，促进人人享有基本医疗卫生服务，逐步解决群众看病难、看病贵的问题，不断提高全国人民的健康水平，按照国务院的工作部署，深化医药卫生体制改革部际协调工作小组在深入调研、集思广益的基础上，组织起草了《关于深化医药卫生体制改革的意见（征求意见稿）》，向社会征求意见。

2009 年 4 月 6 日，新医改方案在历经 3 年的酝酿、争论（即政府派和市场派之争）后，其间还有一些著名国际组织和国内机构参与研究，终于正式公布。此次新医改凸显出不少新变化，其中"回归公益、推行医保……建设覆盖城乡居民的基本卫生保健制度，健全医疗保障制度，建立国家基本药物制度和规范公立医院管理"等热点民生问题在方案中明确体现。这个新医改方案后来被精简为"强基层、保基本、建机制"，且明确是由政府主导整个医疗卫生事业。

然而，2010 年 11 月 26 日，国务院办公厅转发发展改革委、卫生部等五部门《关于进一步鼓励和引导社会资本举办医疗机构意见的通知》，明确鼓励民营资本投资医疗服务。医疗市场化似乎又开始了，且产业资本先于此已经活跃起来。2013 年后，医疗市场化似乎更加明显，且在政府和市场之间徘徊着，这就是中国近 30 年来三番五次的医改变奏曲。

二、30 年来中国医改的争论及乱象

医改从 1985 年就已明确——"给政策不给钱"。核心是放权让利，扩大医院自主权，基本上是复制国企改革的模式。当时全国的统计情况表明，1980 年政府卫生投入占卫生总费用的 1/3，到 1990 年降为 1/4。以江苏省为例，省财政补助占医院工资总额的比例 1985 年为 60.39 %，1988 年降至 31 %。就是说，医改一开始就和经济挂钩了，这似乎有点医疗卫生经济化的味道。这一改就一发不可收拾。

1. 一些主要医改观点的碰撞或辩论

1992 年，卫生部内部围绕"医院是不是掉到钱眼里"和"政府主导还是市场改革"两种思路展开针锋相对地辩论。在学术界，以周其仁和李玲关于医改截然不同的观点碰撞最为激烈且长久。围绕着医院到底应该是政府办还是交给市场办，怎么界定公用品，社会办医怎么满足公益性等问题展开，其辩论之激烈程度几乎要上升到意识形态的高度。

2000年，中国大地到处洋溢着对新世纪的憧憬，也就是在这一年，卫生部内部"政府主导派"与"市场派"对江苏宿迁的医改，提出了各自不同的意见，并引起了广泛争议。2003年，宿迁发起著名的宿迁医改卖医院，后来几年内成为业内样板，实践证明宿迁的医改是毁誉参半（金陵药业的宿迁医院也就是在那时脱离公立体系的）。

2003年的新农合（医改）强调"住院"的思维也映了政策制定者的局限性。为了达到维护健康、治疗疾病且控制费用的目的，加强基层医疗建设，注重健康建设才是关键环节。但某些政策制定者的心思只被局限在如何减轻昂贵的住院医疗费用上，最终，2003版医改没能破解中国医疗体系改革的困局，当是意料之中。

2006年，针对宿迁医改是不是国有资产流失，北大和清华国内两大最高学府一个月内分别派遣调查小组奔赴宿迁，并发布了两份观点完全对立的报告，再掀千层浪。随后的4年间，大的产权变革几乎停滞。2008年昆明市借助宿迁模式，再一次发起公立医院改革。

2006年7月国务院发展研究中心葛延风课题组提出的"医改不成功"的论断将民营医院推向风口浪尖，并引发了后续长达3年的"市场化之过"的大辩论，业内哗然，各地政府也呈观望状态。

2008年，在《2008中国医疗卫生发展报告》新闻发布会上，卫生部原副部长孙隆椿说："中国的医改还没有真正起步，有的人却说什么'医改不成功'，这种说法显然值得商榷。"一句话又引起了波澜，主要的争议在于中国医改高调启动过数次，为什么说没有"真正起步"？孙隆椿认为，核心问题是医疗体制的改革问题没有真正触动，而只是在药改和医保体制改革上有些动作，这也就是其所说的"医改没有真正起步"的意思。的确，医疗体制的核心价值观从来就没有被改过。

及至现在，政府派和市场派仍在争论着，目前又出现了政府和市场结合派。要我说，这三派中哪一派都难以使医改成功，因为这三派都是关在一个门内在争论，无非就是围绕着医疗卫生的问题在吵吵嚷嚷，围绕着经济利益的得失在辩论。我想问的是：即便投入很多的资金实现了"人人享有基本医疗卫生服务的目标"，就能"提高全民健康水平"吗？答案是否定的。医疗投入与健康提升没有必然的逻辑关系，医疗卫生服务只能暂时保障生命不消亡或健康不受疾病的更大侵害，除此之外其对提高人们的健康水平没有太大作用。试问有哪一项医疗技术和药物能使一个人的自身健康水平或健康素养得以提升？几乎没有。而过度的医疗服务还可能对人体自身的健康带来损害。

应该说，整个医疗行为对于人的机体来说不过就是在"关门打狗（疾病）"，围绕着医疗而进行的医改设计也不过就是在"闭门造车（医疗）"。医疗之于健康没有太大的贡献和意义可言，只有跳出针对疾病的医疗、医药和医保的改革，着眼于健康的医学、医教和医政的更大范围的变革，才是真正意义上的能够提高人民健康水准的改革。

2. 近 30 年来中国医改的一些乱象

20 世纪 90 年代的民营医院像杂草般疯长，带来诸多问题，尤为突出的是寄生在公立医院内部的"院中院"，医疗事故的权责不清引来无尽市场乱象。2000 年政府公布《城镇医药卫生体制改革》及 13 个配套文件，首次要求取消"院中院"、区分营利性与非营利性、给予民营资本办医院 3 年免税期等政策。适值中国加入 WTO，市场进一步开放，部分通过"院中院"积累了原始资本的投资者从公立医院独立出来，开设"大专科、小综合"。政策公布几年间，民营医院数量成倍增长，截至 2013 年 10 月底，中国民营医院共 10877 家，其中，80%是掌控在莆田人手里。

与此同时，由于政府投入的不足，国家又严格管制医疗服务及药品价格，大量公立医院也被逼向市场要收入，奇特的"允许药品 15%加成、零加成"制度由此诞生。无数药商从此发家，也为今天剪不断理还乱的医疗体制埋下祸根。且有外科医生放下手术刀，只因受不了常年考核任务而逼迫患者用高价药。可以想见，那个年代普世价值观与市场经济的碰撞冲突并非个案。

20 世纪 90 年代末期的医改，作为城市经济改革的配套政策，卫生工作被提升到空前高度，而改革的最大成效被认为是"在大范围内将公费医疗转为医保制度"，这是朱幼棣在《大国医改》一书中这么写的，也就是说，医保体制改革有了些成效。至于其他的医疗改革和医药改革的结果则无足挂齿了。

2005年，国务院的研究报告认为：医改困局的形成，是由近20年来医疗服务逐渐市场化、商品化引起的，而之所以出现这种情况，和政府对卫生医疗事业的主导不足、拨款不足有关。2006年党中央国务院组织的卫生部工作会议显示：医保方案执行了，新农合方案也执行了。也就是说，医保体制改革还是有成效的，也可以这样认为，医改还是有成果的。

从2006年开始，在国务院的直接领导下，医改工作小组在两年多的时间内开展了广泛深入的调查研究，先后深入到20多个省（市、区），就医疗卫生机构管理体制与运行机制、卫生投入机制、医疗保障体制、药品生产流通体制等4个方面的问题进行了系统专题调研；组织开展了改革基本方向和总体框架、国家基本药物制度、政府卫生投入机制、医疗保障制度、医疗卫生机构管理体制和运行机制、发展非公医疗机构、药品价格形成机制等重点、难点问题的专题讨论。

同时，还委托世界卫生组织、世界银行、麦肯锡公司、国务院发展研究中心、北京大学、复旦大学、北京师范大学等国内外知名机构开展独立平行研究，分别提出医改总体方案，并举办了中国医药卫生体制改革国际研讨会，邀请国内外知名专家对平行研究报告进行深入研讨和比较论证；并且通过国家发展改革委网站征求社会各方面意见，共收到意见和建议15000多条，来信600多封。历时近3年时间，终于设计出了新医改方案。

其中，新医改方案最让人振奋的莫过于增加8500亿元的政府投入。新医改方案实施三年以来（到2012年），国家财政投入已超过一万亿元，累计支出15166亿元。虽然新医改凸显出不少新变化，但这些变化并没有治愈看病难、看病贵的顽疾。如今医院是越办越大，越办越多，医生越干越累，但是疾病却也越治越多，医患之间的冲突也越来越激烈。这只能说明，8500亿的政府的投入意味着是在扩大与疾病抗争的战场和战事，同时逼供出了更多去"集中营"

的"战俘"（病人），加重了白衣战士们的工作量，并在无意间激化了看守（白衣战士）和囚徒（病人）之间的矛盾和冲突。

自2009—2013年的五年来，全国财政医疗卫生支出累计30682亿元，年均增幅24.4%。同口径对比，我国的医疗卫生支出占财政支出的比例在12.5%左右，这个数字逼近美国的14.7%。虽然老百姓个人卫生支出占卫生总费用的比重由2008年的40.4%下降到2012年的34.4%，但2012年国家卫生总费用较2008年上涨了91.44%，其中个人支出上涨了64.31%。

本轮医改五年，政府财政对医疗卫生的投入是计划经济时代五年的很多倍。然而，巨额的财政投入不但没有减轻老百姓的医疗负担，反而让老百姓个人实际支出上涨了64.31%。更为严重的是，利益集团为了吞噬这个巨大的利益，操纵政策，让药价虚高数倍乃至数十倍，在虚高的药价下，医生收受药品回扣成为普遍现象，回扣刺激医生滥用药物，让患者不仅多花了钱还延误或加重了病情，从而导致医患冲突不断加剧。

3. 医患矛盾冲突可谓是怪象环生

新医改方案已经执行6年多，几年来医疗界有个非常突兀的怪象，那就是医患矛盾急剧恶化，且已经到了无法调和的地步，暴力伤医、杀医事件可谓是层出不穷。很多医生朋友在抱怨、愤怒、伤心、绝望，甚至听说有的医生开始穿防护服上班，很多优秀的医生无奈地放弃了这个曾经挚爱的职业。据说有些医院开始设立派出所来保护所谓的正常医疗秩序。医生，这一神圣的治病救人的职业竟然需要用武装力量来保障，亘古未有，且不悲哉！

大家都习惯于从医患之间找原因，或者在医疗体系内部找原因，认为医患冲突的主要原因有：医患之间缺乏沟通；医德医风滑坡；群众法律意识淡薄；患者对医学的期望值过高，等等。基于这种认识，于是各大医院的"医患沟通办公室"应运而生。但是医患沟通办公室成立10多年了，医患纠纷不仅没有减少，反而在"近十年间，医患暴力冲突呈井喷式爆发"（引10月13日人民日报《聚焦·医生执业状况调查》）。尤其是在《侵权责任法》生效后，医患纠纷和医患暴力冲突不仅未见减少，反呈增多趋势。这是为什么？

大部分社会舆论倾向于把医患矛盾归结医疗卫生体制的问题。比如，中欧国际工商学院卫生管理与政策中心主任蔡江南认为，医患矛盾的根源不在于医患双方，而在于我国医疗制度和体制问题。在他看来，制度和体制问题不解决，医疗服务质量无法提高，医疗行业就永远是我国最差的服务行业。钟南山院士则强调，医患矛盾不是简单的医生和患者之间的事情，是因为医改里头存在致命缺陷。北京协和医学院公共卫生学院院长刘远立则提出，影响医患关系的主要因素有三个：医疗服务是否安全优质，医患之间是否有良好的沟通，医疗事故处理机制是否公平有效。

除了普遍认同的医疗体制、医疗服务和医疗事故外，还有哪些因素影响医患矛盾？《中国青年报》一项统计显示，在 2000—2014 年 2 月的 177 篇医患矛盾报道中，98 起是因为患者对治疗效果不满，17 起是由于患者不信任医生治疗方案，另有 11 起是患者认为医护人员态度不佳。这当中，真正存在医疗事故的只有 6 起。国家卫计委 2013 年发布的《医院场所暴力伤医情况》称，患者对治疗方案和效果、检查结果不满意进而迁怒医生，这部分比例占八成以上，只有 3 起真正和医院构成医疗纠纷。由此看来，患者对治疗方案和效果不满意是医患矛盾的主要原因之一。

在我看来，我们不能总是从医疗体制和医疗服务上去找出现医患矛盾的原因，也不能仅从医疗技术水平高低和治疗效果上去分析导致医患冲突的原因，而是应该反思为什么治疗方案和效果不佳？我们的医学路向和医疗方式对健康价值有几何？医疗与健康到底存在着怎样的逻辑关系？医疗卫生事业就等于是人类的健康事业吗？为什么要把医疗卫生事业作为我们健康发展道路的主力军，难道再没有别的方式吗？医改为什么就只局限在医疗和防病治病上呢？

三、近 30 年来的医改带给我们的思考

站在新医改方案的终点上回顾一下整个医改历程，或许我们可以看出"医

改"这个关系千家万户幸福，涉及人民群众切身健康利益和经济利益的重大民生问题的改革是一个如此复杂的工程，是全社会都在高度关注的持久性改革，且早已引起了党中央、国务院的高度重视。与此同时，医改也成为一个世界性难题，医改甚至成为一些西方国家的"心病"，许多政府对此讳莫如深。如美国许多总统未能连任，医改引起矛盾都是重要原因，而"不碰医改"被默认为美国总统至少不被赶下台的"潜规则"。可见，医改已成为西方国家一个重大的政治问题。

医改难题及乱象的根源到底在哪儿？

1. 医改不应只是医疗、医药和医保的改革

纵观我国 30 年来的医改，无非就是医疗改革、医药改革和医保改革，其具体的就是先期政府给政策，不给钱，医疗市场化初现；中期是政府主导，市场化收缩，由政府加大对公立医院的直接补贴、巨额投资县级公立医院、试探医生多点执业、基层医疗机构行政化；后期是医疗市场化曲线凸现且民营医院异军突起等一系列的医疗体制改革。还有就是由政府主导公立医疗机构药品集中采购、加成管制（顺加 15%，后又改成零加成）和低价药政策的医药体制改革，以及将公费医疗和新农合与医保体制并轨，并连同城镇职工医保和城镇居民医保一起构成所谓的"全民医保"的体制改革。

这一系列的医改都是局限在针对疾病的医疗卫生体制改革上，是围绕着防治疾病打圈圈的医疗思维或疾病思维模式。其实，有疾病并不可怕，可怕的是疾病思维。30 年来的医改就只在狭隘地制定一些防病治病的医疗卫生措施，而医疗防病治病只能是暂时的对疾病的镇压和控制，这不是长远之计。我认为，未来的医改应跳出疾病思维的医疗、医药和医保的改革，转而用健康思维去衡量医疗对健康的价值和贡献率，找到能建设促进健康的非医疗方式和方法。即面向健康去思考并改革医学模式、医学教育和医政体系。因为防治疾病是标，强壮健康是本，只要我们的健康建设强大起来了，一切问题都将迎刃而解。

我国 30 年来的医改可谓是舍本逐末，因为其"医"从来就没改过，只是

在"疗"、"药"和"保"上修修补补。医改! 医改! 首先是"医"必须得"改"，此"医"不能仅指"医疗"，"医"，首先是"医学"，如果"医学"不改正自己的错误，即医学模式不改变,那医改就没法"改"。其次就是医教和医政也得"改"，医学教育不能只培养抗击疾病的"白衣战士"，更应培养建设健康的"蓝衣工士"；医政管理不能只重视卫生,更应关注养生（或强生）和厚生。再次才是"医疗、医药和医保"的配套改革，最后还得改进或增补"医养、医德"这两块更有利于强壮健康的重要内容。所以这个"医"应包括医学、医教、医生、医院、医为、医德、医疗、医药、医保、医政或医事等概念。这样的改革当然就是"大医改"了。

2. 医疗经济化、市场化是医改乱象的根源

我认为，当前的看病贵、看病难和医患矛盾冲突等现象更主要的根源是医疗经济市场化后，各医药厂商、医院和部分医生的趋利主义思想造成的结果。在整个医改过程中，医药和设备商（资本）几乎是无孔不入，使整个医疗卫生体系迂回地挤上了市场经济化的道路，并且还有不断扩大化的趋势。对于目前的中国医疗危机的现状，政府应该负有更多的制度设计和督导责任。因为医疗卫生事业作为全民健康事业的一小部分，当然也是最重要的后盾部分，理应由政府来主导，实行公益化原则，也就是防病治病、保卫健康和生命的卫生部门和各级医院应该实行国有化和军事化，绝对不可以民营化和市场化（倒是医养强生和医德厚生机构是完全可以大力市场化和民间化的），如准许医疗卫生机构市场化和民营化，那无异于准许国家的军队或国防部（卫生部门就如同国防部）也可以市场化和民营化一样。如此就很难打破不合理的利益之争的格局。事实已是如此，整个医改和医疗机构都已陷入各种利益集团博弈的怪圈。

当前，在这场旷日持久的利益博弈中，医院成了医药设备的卖场，医护人员无形中也成了医药器材公司的行销员。并且医院已越来越被资本所掌控（实质是利润驱动的），进而成为医改的阻力。如许多名义上的公立医院成功地抵制了 2009 年以来的"新医改"。这从一个侧面说明，公立医院在中国政治体系中

的博弈能量已不容小觑（当然这也是资本的力量起了巨大的作用）。其结果最终又导致了受到挫折的政府领导层再次转而寻求市场的力量，用以将上述公立医院拉回到设定的公益轨道中。于是2012年，政府领导层宣布他们拟邀请社会投资者加大投入，到2015年民营医院拥有至多20%的中国医院资产份额，增速为过去的2倍。民营资本的介入使得医疗供给扩大化了，其市场化程度无意中得到了提高。

值得关注的是，医药设备厂商在博弈中可谓是最大的赢家。由于政府对医疗系统几乎是完全放开了医疗市场，只是还牢牢控制着一个要素——定价权。应该说政府这么做最初的目的，可能是想通过压低价格，确保民众在缺乏医疗保险的条件下也能获得最基本的医疗保障。但在实际操作中，政府却给了药品和器材设备商相当"慷慨"的定价。如高级影像学技术的天价检查费（这当然是药品公司和设备供应商的强大的公关能力和议价能力的结果）。这么做的直接结果是：医院和医疗从业者大量增加药物和顶级医疗设备的使用，推高了医疗服务的费用，却降低了医疗服务的质量，使看病贵、看病难成为现实。而政府真正能压低或控制的定价权，只剩下对医生和护士的劳动力价格的控制了，也可以说医生和护士的议价能力实在是太低了。反过来，又形成医护人员这个庞大的群体和政府之间的博弈和积怨，进而必将成为社会不稳定的又一因素。

医改中的六方力量——政府（政策制定者）、医院（卫生管理者）、医生（医疗执行者）、医保（资金支付者）、药械（药品设备商）、百姓（病人及家属），无论从哪个角度说，病人都是最弱势的一方。任何严肃分析医改的文章都没有也不可能对病人提出什么指责，同时，患者及其家属亦是这场博弈中最大的受害者（不仅是消耗了他们的经济，更消耗他们的健康和生命），因而患者及其家属对政府、医院和医生的怨气很大。但是，我认为患者也不是没有责任的，从某种程度来说患者是自投罗网的，患者不仅对医疗太过盲从无知，对疾病也太过于恐惧，而对自身的健康能力（自免能力、自愈能力和自稳能力）太缺乏自信了……

在这场博弈中，政策制定者、卫生管理者以及医疗执行者等的心思都被"疾病"和如何减轻昂贵的医疗费用所占据，只在一个劲地要求政府不断增加医疗投入来"应对疾病"或缓解医疗危机，而完全没有意识到真正重要的问题——健康的恢复其实是患者自愈的结果，医生和医药只是起到暂时的帮助压制和消灭病症而已，医师应该如同教师和教练一样，教会患者如何去维护、康复和促进提升健康，而不是越俎代庖，大包大揽地去替病人驱除病。

我认为：医改的初衷肯定不是要大量增加医疗卫生的投入，扩大医疗规模来满足人们的健康消费需求。医疗其实只是健康需求中很小的一部分，医疗之于健康没有直接促进作用，其贡献率是非常小的，且医疗卫生对健康和社会的危害却是很大的（医源性疾病和药源性疾病是众所周知的，还有医疗对社会经济的吞噬也是显而易见的）。我们的投入越大，制造的麻烦就越多。因此，我们完全没有必要发展如此强大完备的医疗卫生体系来替代人体自身的健康机能和防护体系。要知道，如此的保卫和替代其实也是在伤害和弱化我们的健康和生命力。难道我们是要做襁褓中的婴儿和温室里的花朵吗？我们的最终目的总不会是要为每一个公民在医院里都准备一张床位吧？要真是这样的话，那我们的自身健康机能何在？我们的生命还谈何自强不息？那岂不是在作茧自缚、自掘坟墓、自取灭亡吗？我们要想真正解决人类的健康问题必须寻找医疗卫生以外的新手段。

3. 医改应面向健康而谋划，且应目标远大

现如今，我国的医改设计又到了一个新的节点。在此我想大声疾呼：无论是政府主导还是市场主导；无论是公立医院还是民营医院；无论是营利性还是非营利性；无论是医疗改革、医保改革、医药改革，还是医学改革、医教改革和医政改革；无论是政府机关、民间团体或个人，还是医疗机构、资本集团或医药集团，这种种的期待、论辩和实践探索的力量都应将汇聚成河，蓄势成"大医改"、"大健康"的起点，即应站在人类健康利益的最高点，谋划一场更大范围、更大目标的医改，这样的"大医改"也许会是惊天动地的颠覆医学和医疗在健康领域的统治地位，抑或是悄无声息。不论怎样，它已到了一个需要最彻底最

根本的变革的时候了。因为医改和我们每一个人的生命息息相关，它指向了人类最简单也是最根本的需求——健康。

　　作为一个医学者或健康学者，我期盼所有医学工作者能沉静下来认真地反思当前的医学模式和工作目标，更多地为患者的健康利益着想。真诚地希望你们的价值能从健康建设上得到高度认可和重要体现，而不仅仅是在抗击疾病的战场来体现。我们要给每个生命以尊重和信赖，做一个健康导师或建设者，而不是盲目地作为征战"疾病"的"战士"或干预者。因为每一个医者都有仁心，都要对得起从医时庄严许下的"健康所系、性命相托"的希波克拉底誓言。

V. 中国健康问题的三座大山

中国的健康问题可谓是堆积如山，其中有三座大山已不容忽视，这三座大山就是因三种方式的巨变而引发的严重健康问题或堆积如山的疾病。其一是生存方式的骤变（环境污染和气候变化）所致的一系列流行病和传染病等健康问题；其二是生活方式的巨变（吃住行及工作方式转变）所致的肥胖症、三高症、癌症、脑卒中、亚健康综合征、抑郁症和颈肩腰腿疼痛症等慢性病症；其三是医疗方式的蜕变（过度医疗和医疗过度）所致的大量医源性和药源性疾病以及自身健康能力的减退或丧失等所致的健康问题。

一、生存方式的骤变所带来的健康问题

首先是全球气候的变暖、生态环境的破坏和自然环境的污染，已经危及每一个生命的生存质量和健康状况。当许许多多的动物因此濒临灭绝，许许多多的物种逐渐消失的时候，还有人抱着侥幸心理，觉得不会轮到自己，觉得别人会生病，自己会是幸运儿，这样的想法就显得非常愚蠢了。

现如今，我们都意识到了环境污染已经威胁到了人类的健康，首先是空气污染。雾霾、沙尘暴等极端天气的出现，直接威胁着我们每个人的身体健康。

其次是水源和土壤的污染。工业生产过程中排放的废水和废弃物，以及农药、化肥、除草剂的广泛使用，是造成水源和土壤污染的主要源头，也成为各种传染病和慢性病的元凶。

第三是装修污染。有调查显示，近几十年来装修行业所使用的部分材料，含有大量的挥发物，如甲醛、甲苯、一氧化碳，以及高危险的致癌物质氡气（从大理石、花岗石、混凝土中释放出来，整个释放周期为15年，等于15年来不断地吸入每个家庭成员的体内），人们带着冒险精神，存着侥幸心理，在这样的房间里居住生活着。而实际上，有些污染物质，在短期内，只是引起哮喘、支气管炎、咽炎、鼻炎等疾病的发作，而通过10年以上的累积之后，就有可能引发肺癌、肠癌、膀胱癌等恶性肿瘤，尤其是儿童白血病的发生。

随着汽车、电脑和手机时代的到来，我们的脊柱开始"坐劳"了（这是生存方式的巨变，我们已无法抗拒不坐车，不用电脑，不用手机），长期保持静态坐姿导致静力性劳损（也称累积性劳损），这也就是"积劳成疾"了；人类由爬行到直立行走才不过200万年，即由脊椎（横梁）变为脊柱（立柱）的生存方式只有200万年的时间，这对于生物的进化来说是非常短暂的，很多结构还尚未进化完善。然而，人类在最近一百年来，尤其是最近五十年来，其直立起来的脊柱在这个汽车、电脑、手机时代而突然要变成为静坐和弯曲下来的生活状态，这就会造成种种的不适应。其形体结构遭受静坐劳损或长久的扭曲损害而致使失稳、失常，这正是颈肩腰腿疼痛、椎间盘突出症和所谓的亚健康综合征等发生的最基本因素。

据统计，有90%以上的人群存在不同程度的脊柱不适问题，且脊柱障碍和脊柱疾病及相关病症发生率呈逐年递增和年轻化趋势。这与人们长久坐立、姿势不良，以及脊柱的运动不足有密切的关系。人们要么不运动，要么过度运动。中华民族在长期的历史演进过程中不断创造、逐渐形成的运动项目——武术很少人涉及，而竞技比赛运动反倒成了一部分人的最爱，这种过强、过度的运动给机体带来的伤害如不注意及时修复，将会成为健康的隐患。

在这个信息爆炸和激烈竞争的时代，我们的身心在高度的精神紧张、竞争压力、情绪焦虑下承受着煎熬，大量的信息传递和竞争压力最终会使本已千疮百孔和疲惫拥塞的脊柱系统"不堪重负"而崩溃，也就是其网络通信系统在不堪重负下而出现信息拥塞或信息紊乱，进而引发大量的脊柱相关病症或椎间盘病变等，亦即脊柱系统的气血运行和信息通讯因压力诱发而全盘紊乱，致使脊柱疾病及与之相关的慢性疾病有如井喷式爆发，这一现象我们可称之为"因压成疾"。

二、生活方式的巨变所带来的健康问题

改革开放30多年人们的生活方式发生巨大变化。这首先体现在人们由饥饿转向温饱，继之富裕而大吃大喝，且人们几乎只在吃些精致的米面和激素催生出来的肉类食品，甚至把一些垃圾食品当做主食。而30多年前，多数家庭因为粮食供应短缺问题，只能够以地瓜、南瓜、土豆、芋头等来替代主食。所以30年前，很少有人得肠癌，也很少有人得糖尿病。现在的孩子几乎吃不到地瓜、南瓜做的主食，更没有把豆子、小麦、燕麦、玉米、黑米作为主食的习惯。这些30年前大部分中国人时常要吃的食物，现如今却成了人们偶尔为之的零食。

而使用化肥和催化剂种植的，再用添加剂精加工成的饼干、糖果、面包、馒头、米粉、面条、米饭，以及用激素饲料速成和抗生素保驾出来的肉食品等却成了家庭的主食，蔬菜吃得极少，一家人吃一盘不到500克的蔬菜，水果也只是吃一个半个，或者根本不吃。加上现在的水果、蔬菜的营养含量减少，生命所需要的各种微量元素极度缺乏，一旦遭遇各种疾病，就完全依赖药物对症状进行压制或手术切除，甚至是放疗或化疗，而不是（也无法）通过自身免疫力和健康能力的提高来改善和恢复健康状况。

如今，我国已经变成了全球第一"肥胖症"大国。美国《保健事物》杂志报告，中国人的腰围增长速度将成为世界之最。肥胖人口将达到3.25亿，未来20年将会增长一倍，患癌风险高8倍！

不仅如此，我国还是全球第一"三高症"（高血压、高血脂、高血糖）大国，第一"慢性病"（慢性病主要包括"三病"：糖尿病、心脏病和癌症）大国。肥胖加"三高"叫作"死亡四重奏"。肥胖、"三高"加"三病"称之为"代谢综合征"，俗称"富贵病"。所以我们成了全球第一"代谢综合征"大国或"富贵病"

大国。代谢综合征不仅严重影响亿万人民的身体健康和生命安全，而且还会造成巨大的生产力丧失和国民经济负担。科学合理饮食不仅是一个国民健康问题，更是一个国民经济问题！

其次，在这个空调和冷饮的享乐时代，人们因久坐而使劳损失稳的脊柱和久已失和的脾胃进一步遭受着雪上加霜的命运，内外寒湿的夹击并阻滞经络，以致气血（液）循行功能发生障碍，因而易出现颈肩腰腿痛或酸胀及脾胃虚寒、纳呆、胀满等症状，这些风寒湿邪大肆侵犯劳损的软组织和脾胃肝肾等脏腑器官而造成大量的慢性病症，我们可称此为"寒湿生疾"。

再者，人们因不合理饮食和寒湿留滞所致的亚健康问题日趋严重。所谓亚健康是指身体虽然感到有种种不适，不舒服，如出现食欲不振、头痛失眠、精神萎靡、注意力不集中、疲劳健忘、性功能障碍等，但上医院检查时又不能发现可观察到的变化，此时医生也没有办法来进行处理。目前，我国大中城市的白领亚健康比例高达76%，处于过劳状态的白领接近六成，真正意义上的健康人比例不足3%。其亚健康状态的一些基本症状表现为：

（1）神疲意乱、健忘失忆、焦虑恐慌、情绪急躁；

（2）头晕头痛、头昏目眩、耳鸣耳聋、视物不清；

（3）口干舌燥、口苦厌食、恶心呕吐、嗜睡体倦；

（4）胸闷心慌、心悸气短、心烦易怒、失眠多梦；

（5）乳房胀痛、性功能低、月经不调、阳痿阴冷；

（6）胃脘胁胀、消瘦无力、大便秘结、肥胖乏力；

（7）周身不适、自汗盗汗、时寒时热、易患感冒。

有研究认为，许多大病，比如：高血压症（属于心脑血管病）、糖尿病、肿瘤（癌症）三大疾病都是发生在"亚健康"问题上，也就是说亚健康是造成这些重大疾病的元凶。那么是什么原因造成的亚健康呢？一般认为：不合理的饮食习惯和嗜好可能是造成亚健康的原因之一，长期服用化学药物也应该是造成亚健康的主要原因之一。但还有一个非常重要的原因却被人们忽视了，那就是在这样一个特定的时代，我们的脊梁遭受劳损，且承受的压力和遭受寒湿的侵袭是越来越大，也就是说，在这个汽车、电脑和手机便利时代，空调、冷饮享乐时代，以及信息和竞争时代，我们脊柱遭受损害的概率是越来越高，而脊柱的劳损或变形则应该是亚健康状态的最根本、最重要的病理表现。

最后，也是最让人揪心的就是癌症问题，癌症已成为中国人健康的头号杀手。癌症应该说是慢性病久治不愈或不良生活方式长期积累的结果。癌症的死神平均每15秒就降落到一个中国人身上，不分男女、老少，贫富或尊卑。癌症已经成为中国人的第一大死亡原因，几乎每3—4个人（或每个家庭）将会有一个人死于癌症。即使是最先进的癌症诊断和治疗手段也无力回天，癌症的确诊几乎就是一份死亡判决书，通常只有几年、几个月甚至几个星期的存活期。现如今，人人谈癌色变，个个闻癌丧胆。

三、医疗方式的蜕变所带来的健康问题

现代医疗方式在给人类的健康带来福音的同时，更给人类带来了无穷的伤害、灾难，甚至恐惧。也就是说，现代医疗方式既在治病又在致病，甚至无意间还在杀人。美国医学科学院（Institute of Medicine）1999年发表的一篇有关医疗服务安全性和质量的报告指出：美国每年大约有10万人死于医疗差错，超过了乳腺癌、艾滋病和交通事故死亡人数的总和。

尤其是在当今市场经济化的情形下，医疗方式在一定程度上可以说已经蜕变成了杀人和害人的隐形手段。其医疗方式的差错（包括误诊误治、对抗医疗和过度医疗等）除了误杀了数以万计的人之外，更是造成了数以亿计的医源性疾病和药源性疾病，并且还直接导致患者健康能力的降低或丧失。所谓慢性病的爆发在很大程度上正是医疗方式的参与破坏而催生或扩大化的结果。

有人将医源性疾病的病因概分为十二个方面：诊断源性、药物源性、手术源性、创伤源性、放射源性、化疗源性、理疗源性、医疗用语源性、医院管理源性、交叉感染源性、预防措施源性、错误理论或实验引起错误疗法造成的损害。在这十二个方面中，仅药物源性疾病就足以使人们痛苦不堪。

美国某权威机构曾有一项调查显示，50%的慢性病与医药的过度使用和治疗方式不当有关；50%以上的手术对人体利少而弊多；30%的癌症与长期服用西药有关；每年因感冒发烧接受输液治疗而导致死亡的人数，中国有 4 万多人，全世界有 20 多万人，因此而导致过敏者达 100 多万人，因此而损害肝肾者达数十万人。2005 年中国残疾人艺术团出演的舞蹈《千手观音》成为当年央视春晚最大的亮点。而 21 个平均年龄 21 岁的聋哑演员中，竟有 19 位都是因药物不良反应导致聋哑的。为此，有人得出的一条经验是：不去看病等死，常去看病找死！

而更让人堪忧的是，医疗方式的差错或副作用（或者说是罪过）已隐形地传递到下一代身上。2006 年 9 月 12 日是我国首个"预防出生缺陷日"，同年监测显示，我国平均每隔 30 秒就有一个缺陷儿出生，相当于每小时 120 个，每天 2880 个！与此同时，现代人类的生育能力正在普遍地下降，这不能说与医疗方式的过度使用和泛滥没有一点关系。

让人不解的是，现代医疗体制还在无形中将患者不断地驱赶到医院，这其中有现代医学的疾病观念将患者"引"向医院，现代医疗体制及分级管理下的医院模式将患者"导"向医院，医保、新农合等相关保障制度将患者"逼"向医院。可是，患者到了医院，常常又得不到很有效的健康调养服务，而反复的治疗有时可能会是雪上加霜。可不到医院，又无处可去，社会上的保健养生机构本应是提供健康调养服务的，但因长期得不到应有的重视，因而无论从机构规模和服务水平都严重不足。

近 30 年来，我国的医疗机构（医院）以及白衣战士的数量已呈几十倍的速度增长，现在几乎满大街都是医院和白衣战士，真可谓是"三步一岗，五步一哨"，医院已是越建越高大上，医疗技术也是越来越先进，队伍也是越来越庞大，可病人却是越治越多。人类的健康状况竟到了如此的地步，已退化到了完全依赖外在的医疗手段来强制保卫了，真是悲哀。

另外，由医疗方式演变出来的健康体检机构也越来越多，由于人们对健康的关注和担忧，继而就更多地去体检，而无论体检是什么结果，总会进一步去排查直至找出问题，进而去干预和治疗。其实，体检根本没有起到预防疾病或提升健康的作用，反而将病人提前送进了医院，提前吃药，提前做手术。我们是否应重新审视"早发现，早治疗"这一健康理念呢？

再者，由体检机构衍生出来的各种健康管理机构，也成了医院的合伙人，为医院带来更多的生意。在各种医疗方式及其相关机构合力围剿下，疾病或病人都被赶进了"战俘"（病人）集中营（医院）。被围困的"战俘"越围越多，集中营（医院）也就越建越大，越建越多，而"战俘"因不断被改造和折磨致使其自身的健康机能和意志力已是越来越虚弱了。

其实，疾病不是一定非要强制管理或过度干预，健康也不是靠管理就能得到的，健康要靠不断建设强大起来；医疗方式对于健康治理是不灵的，医疗卫生方式只能作为防治和控制一些重大疾病或急性病的重要手段，且应做到适可而止，即不要过之，也不要不及。我们的病人也应懂得一些健康常识，不要盲目地崇拜医疗、享用医疗，应谨慎选择。

大量调查发现，那些盛产长寿者的地方，都是偏远的山区，其最大的特点，就是没有医院，医疗设施落后。越落后的城市，医院越简陋，医院越少，人们自身的健康机能就越会得以保持或成长，健康长寿也就越有希望。为此，我们应清醒地认识，医院及医疗方式只适合用于急性病的抢救控制，而并不适用于慢性病的康复处置，也不适用于亚健康的恢复，更不适用于对健康的建设提升。

纵观上述我国健康问题或健康危机的三座大山，我们都已感到了形势的严峻，怎么办？我们能怎么办呢？去改变全球气候，改善生态环境？我们只能做一些努力，但一时半会难以奏效；谷物粮食生产和饲养肉类食物我们可以做到不用农药化肥和增长激素，但污染了的水土和空气我们又怎么去逃避呢？我们可以加强运动锻炼，注意休息，但我们已很难做到出行不用车，工作学习娱乐不用手机和电脑；我们可以少吃少喝，但满桌的酒肉饭香，明知是由农药化肥、激素肉精或地沟油等堆积的，但我们又怎能忍住不吃呢？与其活活地饿死或馋死，倒不如还是先尝尝、吃了再说，这是求生之本能；我们可以选择在无污染、无公害的场所里生活和工作，少吹空调，但是我们又怎能抗拒得了现代高科技带给我们的善意和诱惑呢？总之，生存方式和生活方式的改变，我们难以抗拒，也无力有太大的改变。但是，我们可以改变内在的自己。即努力改变或不断增进我们自身内在的健康机制和适应能力是完全可以做到的。只要自身的健康强大了，就能适应各种变化，并能使疾病得以康复，同时还减少医药对健康的消耗和伤害。

也就是说，我们唯有可以避免的是减少不必要的医疗伤害。因为医疗方式所造成的健康危害问题与生存方式、生活方式所带来的健康问题是完全不同的，我们完全可以做到不过多地选择不必要的医疗方式，也就是尽量避免用医疗方式去解决健康问题。我们应该注重增强内功（强健），即不断建设提升自身的健康能力和应对机制，这是"内求"。我们没有必要去发展如此强大的"外在"医疗卫生保障体系，因为它对健康是弊大于利，或者说是破坏大于建设。

我们面对的这三种方式带来的三座大山式的疾病问题或健康危机有如大敌压境，我们能做到的"内求"，即以强大自身的健康去适应和自愈，而不应更多地去"外求"于医疗以制敌和自损。

Ⅵ. 反思医学路向及医疗本质

医学本应是研究性命、健康和疾病的一门多元的学问知识体系，其主要目的也正是维护和提高人类的健康和寿命，因此，其主要目标和方向应该是放在对健康的建设促进或帮助提高上——即保健强健。然而，在漫长的发展演变过程中，医学的主要目标或方向却最终被异化成了只在针对疾病的研究和防治上，以至于找病诊病、防病治病几乎成了现代医学目标任务的主体，甚至是全部，而保健强健的中医（致中和）和修心炼性的上医（或巫医）却被抛弃在整个医学的主流之外，以至于酿成了全球性的医疗危机或健康危机，且全世界的医改又一而再、再而三的难以奏效，这就不得不引起我们对医学的本源和医改的目标方向及医疗的本质进行反思和检讨了。

一、医学目标方向被异位的历程

有研究认为，医学发展目标方向被转移到疾病上是经历长达两千多年的潜移默化过程，其总体演变路向是：盛于古代，衰于后世，一路下滑，掉进了疾病医学的范畴里而不能自拔。也就是说，我们人类的医学是一步步地衰退进而掉进了疾病医学这个狭小的陷阱里。如果说古时候的岐黄之学——《黄帝内经》可视为是医学的完整之学，那么，到秦汉时已经不完整了，其上医部分已游离了出去；到了民国时期，中医部分又被强行地抛弃了。最后医学就只剩下了防病治病的"下医"这点作用了。一个完整的大医学就这样有意无意被分割丢弃而不复存在，大医学变成了小医学、医学变成了医疗和医药，防病治病几乎成了医学的全部内容和主要目标。所以现在一提到医学，几乎99％的人会毫不犹豫地认为它就是防病治病的学问，这似乎已成为一个千真万确的真理或者理应如此的目标。这个演变主要有如下几个步骤：

可以说，医学目标方向被异位始于周朝，也就是在这个时期，医学的上医部分被逐渐分离或分割出去，所谓上医也就是上古时候所说的巫医或巫师，即现在所指的神医。巫医或神医与神学是一脉相承的，因此，它被分离与神学的被疏远也是一致的。在我国西周创立的时候，可能是由于商纣王过度地利用了神学的力量来统治社会，所以周武王伐纣以后建立的周朝则开始远离神学，也因此有人说中国自有历史记载以来就没有了宗教（神学）。随着神学被中国文化的疏远，巫医也开始了从整个医学中游离了出去，及至春秋战国时已基本上脱离了整个医学体系，而只在道家或道教里得以部分的延续。所以中国传统医学自秦汉时起事实上只剩下理气血求平衡的"中医"和治形体之病的"下医"两个部分，医学自此时起已经不是一个完整的医学体系了。

到了东汉末年的张仲景（又名张机，约公元150—219）时期，由于伤寒瘟疫的大流行，疾病问题被广泛关注而重视，且疾病的概念在人们的意识上和整个医学中也开始得以不断地加强或放大，《伤寒杂病论》一书的问世及其经久不衰地沿袭注解和研习就是一个最有力的明证。也就是说"疾病医学"从此开始成为医家研习的主体，且占据了医学的主导地位。

虽然唐代医学家孙思邈倡议过"大医"，并著有《大医精诚》，但并没有引起同道们的积极响应，医家们还是直奔着疾病而去。故自唐以降，其"医道""医理"更是日衰，其治病之"医术"则日渐创新。到宋元时期，医者论病已是各异其说，且自成一家之法。如金元时期所谓的四大家，其实就是对疾病的分类之说，并分立治疗之法，且竞相传习；及至明清时，医学专于疾病的研习则更加凸显；到了清末民初，由于西方之疾病医学传入中国，则更是彰显出了疾病诊治之学术的造诣和风尚；在民国时期，中国传统医学中的"中医"部分正式开始受到批判和挤兑，中医开始被边缘化了，剩下的就只是下医——疾病医学了。

所以自唐以后的所谓医学名家其实都是一些专攻于某一类疾病的专家，而几乎没有什么医学之大家或大师了。

由此看来，尤其是近百年来，医学在科学竞技文化和武力征服思想的主导或助推下，几乎完全倒向了旨在针对疾病的认知、防御、镇压、控制和惩治上，却已很少去认识健康和探索健康以及怎样去建设健康、促进或提升健康了，且更少的去认知性命及其修炼问题。虽然中医后来又得到了一些重视和发展振兴，但遗憾的是其被进行了现代化的科学改造，也成了一个防病治病、保卫生命的"白衣战士"，成为医疗卫生中的一员，因而已不再是一个严格意义上的真正懂得调节平衡、保养健康、建设健康的中医了。也就是说，现代医学其实只剩下了防病治病这一小块内容和任务，而神不知鬼不觉地把保健强健的"中医"和修心炼性的"上医"这两块主要内容和目标任务给丢弃和遗忘了，成了一个彻头彻尾的小医学——疾病医学。

二、医学目标方向错位的历史缘由

医学的目标和方向被异位或演变成了旨在防病治病的学问，似乎没有引起任何人的怀疑或注意，也似乎从来没有人对它进行过反思和检讨，这可能是因为其在长达两千多年的岁月中悄然形成的缘故。期间，至少有如下三次比较大的影响因素：第一次是在西周时期古代神学被疏远，以致巫师或巫医（神医）被医学分离了出去；第二次是在东汉末年由于伤寒瘟疫的大流行，加之张仲景的《伤寒杂病论》巨著所产生的深远影响，疾病问题开始逐渐成为医学研究的重点和主体；第三次是在清末民初时期西医科学（疾病医学）强势文化的引领作用，致使医学几乎完全掉进了疾病学的怪圈里。

这里面有一些是重大的历史政治因素或文化抉择的原因造成的，如西周创立时抛弃了神学和巫医就是因为政治或统治的需要，但更多的还是疾病这个魔鬼一路引导使之自然而然地进入到了防病治病这个陷阱里。如东汉末年瘟疫的大流行，拉开了疾病医学的大幕。应该说在此以前，我们虽然分割抛弃了巫医

（或上医），但我们的祖先还是保住了主要健康学思想的东西，即仍以《黄帝内经》作为医学或健康学的主导思想，现在大家也都清楚《黄帝内经》不是一本讲疾病学的书，而是一本讲怎么健康、怎么养生的经典书籍，是教人们如何顺应自然规律，而不是违背自然规律的健康之道。

而在东汉末年以后，疾病医学则大行其道，以致后世医学家把张仲景的《伤寒杂病论》拔高与《黄帝内经》并列为经典，就足见后世的医学家已是多么的注重对疾病的探究和诊治了。其实，《伤寒杂病论》不应是经典著作，"经"和"论"在传统文化里本就不是一个文化层面的学问，内经者，是指身体内在这个世界的经典学问也。所以说，《伤寒杂病论》与《黄帝内经》是不可以相提并论的，它们一个是"术"的层面，一个是"道"的层面。《伤寒杂病论》的确是一本论述疾病学的好书，开创了一个疾病医学的新纪元，直到今天人们都还在赞叹它防病治病的价值和贡献。然而，却没有人对其负面影响——把医学发展的方向直接引向了"疾病"提出过任何的质疑。

自此，疾病学问题成为后世医学家竞相研习的目标和方向。这一点从中国古代和近现代的医学文献（尤其是典籍著作）中可见一斑。在秦汉以前，疾病问题并不像汉代以后以及现代这样受到重视，真正写"疾病"的书籍也并不是很多，大多是经典的书籍，如《神农本草经》、《黄帝内经》、《难经》和《针灸甲乙经》等。只是自汉代以后，《伤寒杂病论》、《诸病源候论》开始面世了，中国传统医学（或者说内经）学术就一步步地倒向了疾病的诊治方向上。换句话说：医学开始偏重于疾病了，并一路由几乎所有的医家簇拥着、而毫无阻碍地推进到了与疾病永久抗争的深渊，尤其是现代中医已更是科学化的像西医一样亦步亦趋地去对抗和压制疾病。纵观近现代的医学文献几乎满眼都是大书特书"疾病诊治"之论著或方技，已很少见到健康保养和生命之道的经典之作了。

无独有偶，在地球的那一边（西方）也发生了非常类似的医学演变之历程。古希腊时期的希波克拉底的医学思想与我们的《黄帝内经》基本是一致的，且在产生的时代上也是相差无几。等到了古罗马的盖伦（约公元129—216）时代，其医学思想就以解剖学和病理研究为主了，疾病医学思想开始占主流，亦如同东方的张仲景（也几乎与盖伦同时代）一样，其医学思想也影响了欧洲达1500多年之久。

及至欧洲文艺复兴后，西方医学则在解剖学、生物学、化学和遗传学等科学思想的指导和影响下，形成了一套科学的、完整的、现代化的生物医学模式。这种医学模式表现出积极主动地认识疾病和征服疾病的优势，而且是可以立竿见影地压制或控制住病情（大多是暂时的）。也就是说，西方医学演变成疾病医学则更加彻底和有优势。所以当清末民初，西方的生物医学（科学）进入东方的中国时，虽然遭到了很大的抵制，但由于东西方医学的发展目标和方向基本一致，也都是面向疾病的诊治。所以西方的医学科学很快就在东方占据了主导地位，而其实践主体——医疗卫生方式也就成了保障人们健康和生命的主业，甚至是全部了。

三、反思现代医疗卫生的本质

整个人类医学（包括现代中医和西医）一路发展出现代的医疗卫生模式似乎只是旨在防病治病而已，这种医学模式其实质就是一种十足的"疾病医学模式"。围绕着现行的疾病医学模式的理论和思想所形成的是一个庞大的医疗卫生体系，其实质也就是应对疾病和抗击疾病的防治体系，即以医疗、医院、医生、医药和医疗器械等组成的预防和抗击疾病的军团或集团。这一切都是以"疾病"为中心来设计构建的，它们视"疾病"为"敌人"，用各种医疗手段对疾病进行全面的围追堵截。

同时，世界卫生组织、各国卫生部和卫生局也都只是在关注医学中的医疗、医院、医生、医药和医疗器械等问题。这也就是说，整个医学界的人力、财力和物力几乎全都投入到了与"疾病"作斗争或抗争的战场上。可是，这么100%的投入却只能得到8%的对健康有利的效果，这是世界卫生组织早就得出的结论。可见其结果是得不偿失的，且实践证明，单靠防治疾病的医疗卫生方式来强力地保卫健康不仅效果非常有限，有时甚至还会适得其反，因为医药和医疗器械有时还会损害人们的健康，也就是说，医疗的本质从某种程度上已有意无意地走向了健康的反面。

为此，英国著名的医学博士科里曼在《别让医生杀了你》一书中指出：最可能杀害你的不是劫匪，而是医药。英国著名的卫生记者麦克塔格特在《医生对你隐瞒了什么》一书中指出：除了可自愈的疾病以外，医药可能使你的疾病更加恶化。美国医学博士斯全德在《别让不懂营养学的医生害了你》一书中指出：医药只能缓解你的病痛，但不能保证你的健康，自己救自己吧！

可以肯定的是，现代医疗方式至少有三大弊端，一是生理上的，对抗医疗导致患者的自修复、自组织、自愈能力等不断下降而枯竭，以致自身健康能力低下而更容易罹患各种疾病；二是经济上的，过度医疗是"找病治病,再添新病"，使患者"倾家荡产、人财两空、因病返穷"，由此带来的经济负担，个人、家庭和社会都将难以承受；三是资源上的，消耗医疗导致医疗管理效率低下，医疗投资重复，且贪大求多，医疗资源浪费严重等，它正在蚕食人类的健康资源和经济的 GDP，使许多家庭，甚至国家都不堪重负。

然而，人类似乎没有别的选择，任由现代医学（西医）科学执其防病治病之一端，且把疾病作为主要的研究对象和攻击目标。这当然是与现代科学的强大昌盛和两次世界大战有着直接的关系，首先是由于战争的创伤与感染太大，进而有了"抗生素"的发明和外科手术的出现与进步，使得生物医学对于一些菌毒性疾病、创伤性疾病或器质性病变等都能够比较干净、彻底地消灭或有效地遏制，于是人们就完全信赖或是迷信上了"医学科学"的抗病神威。其次是在科学的强势和极左思想的指导下，生物医学科学（尤其是西医）实行严格的科学化和专业化，即本着以疾病为"敌人"的观念去编织医学的知识经纬，围绕与疾病作抗争的价值取向去构建医学的理论模块（陆广莘语），甚至医学实验也是先创造一种疾病模型，根据疾病病理的发生、发展和转归，再去设计开发对付疾病的各种方式和方法及药物和技术等。这些都体现了"科学"的精神和"战争"的思想。

可以这样说，整个现代医学的思想就如同军事学思想一样，其医学语言是充满着对疾病的憎恶、排斥和恐惧。受此思想文化理念的影响，大家都视疾病为敌人，认为必须去防御抗击和消灭疾病。如此而引发的后果是：把医学引入了旨在防病、找病、治病或伐病之一域——医疗卫生，以至于疾病是越治越多。也许有人会说，现在不是已经从"重治疗"向"重预防"转型了吗？不是正在提倡"治未病"了吗？无可否认，这些的确是向好的方面转变，但"预防疾病"和"治未病"都还是掉在了疾病学的怪圈里，同"诊治疾病"没有什么本质上的差别，都还是在围绕着疾病打转转。现代医学科学正是由于一味地以"科学"的强硬手段去发现疾病、抗击或预防控制疾病，甚至是消灭疾病，其卷入的是一场无休止的与疾病的抗争，这不仅把大量的国民经济（GTP）消耗掉了，还把患者自身的健康机能也给抗没了，从而使得医疗危机、健康危机和医改不成功等一系列问题接踵而至。

四、现行的医学模式是医改难题的根源所在

我们不难推断，医疗危机、健康危机蔓延全球，并非仅是由现行的医疗体制所导致的，现行的"以疾病防治为中心"的医学模式有着不可推卸的责任。所以当前的医改需要改变的绝不仅仅是医疗制度，而应是更深层次的医学模式，或者说是健康保障模式，因而应是一种大医学、大健康模式的改革。

在现代医学模式和思想理念的指导下，现代医学科学只重视物质基础，因而只发展出了生物医学（西医）和医疗卫生方式。其实，医疗救死扶伤、治病救人只应该是医学的实践方式之一。然而，现代医学却把医疗卫生当成了医学实践的全部，并严重抬高了医学的生物属性，几乎完全忽视了医学的自然属性、社会属性和心灵属性，因而也就没有很好地发展出自然生态医学（如中医）和医理养生方式，以及生灵医学（上医）和医德厚生方式。医疗卫生方式是旨在针对疾病的诊疗、控制和镇压，而医理养生或医养强生方式则旨在对健康的调养、建设和提高。这是两条不同的方式或路线。且医理养生方式和医德厚生方式这两者对健康的促进作用和贡献率也是成本最低、产出最高的利器，只可惜被现

代生物医学（因为唯物）弃而不用了。

由生物医学模式发展出的医疗卫生方式旨在防病治病，虽然对健康和生命有安全保障作用，即能防治或阻止疾病对病人健康和生命的侵害，但其对健康本身并没有直接的建设促进和提升作用。相反，医疗卫生方式对病人的健康机能还存在一种巨大的消耗或损害，这种损耗、伤害和浪费还会转嫁到社会，转嫁到患者家庭身上，成为引发医患矛盾和医疗危机的活火山。我们有理由相信，现行的"过度医疗、对抗医疗和消耗医疗"将成为人类医学史上的反面教材或深刻教训。

及至目前，人们虽然已经逐渐意识到了现代生物医学旨在防病治病是有局限性的，甚至还会产生危害，但还是没能跳出其束缚。因为医学在长达几千年中对疾病的认知和处理手段是越来越成熟了，而对健康和性命的认知却是相当的匮乏。虽然明知医学的目的是为了满足人们对健康和长寿日益增长的需求，是应该以健康的建设和提高为主要目标，但是生物医学却由于科学的狂妄自信和强大威力，依然惯性思维地只在研究疾病、认识疾病和诊治疾病或消灭疾病上下功夫，因而其主要目标也就自然而然地还是落在防病治病上。

因此，医改首先应该认清并设法转变这种医学的目标方向和整体模式，将医学的主要目标转移到认识健康、保护健康、建设健康和促进健康的主体上，并应谋求一种大医学的发展格局。或者是跳出医学和医疗的藩篱，迈向创建"健康学"的理论和技术体系，谋求健康这个根本目标的发展模式。进而将由"看病难、看病贵"为问题为导向的医改转为以"维护健康、恢复健康和建设健康"为目标导向的"大医改"。

Ⅶ. 跳出医药学 迈向健康学

近 10 年来国外的医学和医疗局势，正在向自然回归，向整体医学回归。其最大的转变就是从以化学、物理学、生物学为主要支撑和依据的实验医学转向传统医学，他们在向以健康中心的转移的过程，用的都是辅助医学、替代医学和自然疗法等这样的名词，这在某种意义说明他们已经意识到，当前的医学体系存在着局限和不足，并已开始转变。

但是，这个转变是不彻底的，更没有实现从以疾病为中心向以健康为中心的转变。人类为了健康，怎么可能单纯地期待医药学的不断发展或医学目标方向的转变呢？难道医药学就是人类健康发展的正确目标和方向吗？要知道，再先进、再精准的医学和医疗对于健康的作用和贡献也只有 8%。所以全民健康事业的发展未来必定是在医学和药物学之外去寻找，而健康学和食物学则应是未来大健康发展的方向。

一、医学的研究为什么没有能够从"以疾病为中心"转向"以健康为中心"

1996 年 WHO 在《迎接 21 世纪挑战》的报告中就明确提出，21 世纪的医学不应该继续以疾病为主要的研究领域，而应当以人类的健康作为医学的主要研究对象。20 多年过去了，医学的中心任务还是没有转到健康这个目标上面来。

发达国家没有转变过来,发展中国家也没有转变过来,这到底原因何在? 我认为,除了医学发展的惯性外,还有如下几方面的原因。

第一,医药产业界尤其是加工制造业,利用科研创新成果,对企业创新利益的不懈追求,使得积极应对疾病的医疗和医药迅猛地发展。尤其是药品和医疗器械的加工制造业,他们利用科研成果来实现企业创新利润。如国外的大药厂研究出来一个新的药品,就会开始做宣传做培训,因为这是医药企业创新成果,而创新成果必然会形成创新利润,也必然具有新的核心竞争力。所以新的药物和器械也就成了"研究疾病"的助推器,并极大地阻碍了医学向以健康为中心的转变。

第二,医学研究者和医疗技术服务者的职业价值观和利益取向,成为医学从关注疾病向注重健康转变的巨大阻力。

其一,医学科技界内部对于把疾病治疗作为中心,是有很大动力的。这是由医学科技界的职业本能和社会责任感所决定的,主要表现为对医学科学的创新追求,探索战胜疾病的新原理、新方法,他们发现了新的疾病,就要想办法了解它,想办法战胜它,这就是对以疾病治疗为中心的一种追求,也是作为医学研究者或者是医疗技术服务者的最大价值体现。这本无可厚非的,因此不可能强行让他们转变价值取向。

其二,他们的知识结构和工作内容长期以来就是以疾病防治为目标对象,干得得心应手,加之他们已经有了很大的成就感和价值体现,还有高高在上的地位和荣誉,现在要他们转向去研究健康和建设服务健康,他们或许不愿意,因为在新的领域里其职业价值无法得到最大的体现。

第三,现代医学存在很大缺陷或局限性。

其一,现代医学往往会把复杂的健康问题简单化地转换为疾病问题,即把所有的健康问题或健康故障都说成是"疾病",有时候甚至把健康机制的不和谐或机体表现出来的应激反应也当成是疾病,比如疼痛、发烧等也都当成敌人(疾病)给消灭掉。因此,医学几乎掉进了疾病的漩涡里了。

其二,医学对健康的研究和认识一直都只是停留在表面的描述上,即只对健康外在的表现状态去关注，而对健康内在的本质和规律没有去深究。

其三，医学研究的目标既然有可选择性，那就有很大的不确定性和不可靠性的存在。这就是说医学还只是个方式或工具，而不是最终目标。医学选择以疾病为研究中心没有错。医学就是医学，它离健康还很远。

应该说，决定人类医学发展方向的不仅有医药产业界的资本趋利因素，也有来自医学科技界的职业价值因素，还有医学本身的缺陷和局限性的制约因素。这三个方面的因素中有两个对医学向疾病研究发展具有促进作用。一个是追求药品器械的创新利润，另一个是追求医学进步的职业价值和社会责任。这两个促进作用，形成了一种以疾病治疗为中心的强大动力，而这种动力在一定程度上，又被我们的社会制度所容忍，这样就产生了系列化的过度检查、过度用药、过度手术等问题。

因此，不要寄望医学能从以疾病为研究中心转向以健康为研究中心了，再说，疾病也需要研究和防治。所以医学旨在研究疾病和处理疾病对于健康来说也是很必要的。退一步说，即便是医学能够转到以健康研究为中心，那又会顾此而失彼，且离健康的目标也还是很远，因为医学只能作为研究健康和服务健康的一种方式或手段而已。健康是个很大的命题，需要有一套综合完善的理论知识体系和维护体系。

二、人类的健康长寿并非完全得益于医学和医疗的进步

人类的健康长寿不仅得益于医学和医疗的进步，还得益于生存和生活方式的改进或者进步。

第一，在远古时代，就是所谓的茹毛饮血的时代，人类面临的健康威胁主要是虫兽伤，以及由恶劣的气候、饥饿、中毒、捕食和人为格斗等引起的创伤或其他疾病，表面上看是由于缺医少药导致疾患不能得到及时的诊治而延误了病情，而实质上则是由于当时的生存环境和生活条件太差导致了疾病的发生，以至于身体不健康而短命。后来随着人类生存环境和生活条件的改进，即人类

学会了结茅而居和穿衣防寒，还学会了种植和养殖，保证了食物的持续供给，从而使得人类的健康状态和寿命得以提升和延长。

第二，到了近现代，人类面临的主要健康威胁是传染病。但人类战胜传染病的功臣是卫生学，而不是医药学。准确地说，是由生存条件的改善和生活水平的提高，才得以控制了传染病，这里面包括抽水马桶、防风玻璃、防潮湿建筑材料等的发明和应用。后来人们渐渐学会了远离病源、隔离病人和免疫接种这些卫生防疫知识并开始注重食物和饮水安全，以及对环境污染的处理和保护，从而使人类的健康水平得到了提高。也就是说，人类平均寿命的延长，主要是靠用生活方式或者卫生群体的预防的作用结果，而不是仅靠医学的个体诊疗。当然，医疗将一个个的个体生命救助下来，也的确是增加了人类的平均寿命。

第三，当今时代，人类面临的健康威胁主要是慢性病，这个病刚来的时候，人们自然就想到用控制传染病的卫生思路来预防，后来发现防不住，于是就选择用医疗的手段进行针锋相对地治疗和防控，所谓医疗无非就是打针吃药，或者是选择个体的行为干预、健康指标的管理以及临床精确诊疗。但是经过几十年的实践，人们逐渐发现医疗方式对慢性病的防治基本是无能为力，甚至有些时候还是在帮倒忙。

第四，从现实情况看，大多数长寿老人的养生之道基本与医疗和医药没有太大的关系。有调查显示，这些老人一向身体健康，平时很少生病，即便生病，也很少吃药打针，基本是靠自己慢慢调养而自愈。而长期享受医疗"福利"的人，或者平时一生病就吃药打针的人，又有几个能长命百岁的。再者，每个人本应有的设计寿命或预期寿命是 120—150 岁，医疗能保证让人达到吗？虽然医疗能挽救住一些生命，但几乎都是没有质量地活着，更谈不上提高"健康寿命"了。

综上所述，人类的健康长寿不仅得益于医学和医疗技术的进步，更得益于人类生活方式和生存环境的改进和提升。应该说先进的医学诊疗手段可以挽救一些濒危的生命，延长部分人群的生命，但对促进人类自身健康能力的提升并无多大益处。换句话说，健康的获得不能仅依靠外在的一些医学医疗手段来保障，而更应该依靠自己的自觉行为维护、自主调养恢复和自理建设强壮。

三、为何只发展医学和药物学，而不发展健康学和食物学

从现实情况看，医药学只能是防病治病，对健康的贡献率仅为8%。换句话说，还有92%的贡献率是跟医学和医疗没有关系的，而且这8%的贡献率里还存在医疗对健康的严重危害和用药安全等问题。再者，现代医学先进的诊疗技术，给予人类防治疾病和减缓痛苦的强大外力，有病就治，有毒就杀，有癌就切，这种几近完美的保驾护航，使得人们变成了温室里的花朵或是温水煮青蛙，以致自身逐渐丧失了自我修正错误和自主健康成长的机会，生病了就只知道上医院找医生，而不去主动寻找病因，进而使自身的自组织平衡机制和自应激适应能力等自我健康机能逐渐萎废不用而退化。

其实，医学的基本目标是帮助人们消除病痛，救死扶伤，为老弱病残等弱势群体恢复健康，帮助不育不孕的夫妇孕育宝宝，帮助有先天缺陷的人群进行身体的修复。但按照自然法则，物种是在自然力的作用下淘汰群体中那些老弱病残，以及不能繁衍后代的个体，筛选出更优秀的、更适合生存的基因，以保证其种族的繁衍昌盛。可见，医学是在反其道而行之，它只是在挽救和保证个体的存在，而无视群体或种群的未来。不仅如此，医学还自恃科学的强大，对生命的不适反应用药物横加干涉，扰乱其自组织过程或演化失序，甚至不惜以手术去改变生命的内在结构。而其或积极或过度的治疗，得到的也往往是无尊严无意义的生命。

有学者说，医学是违背自然规律的学科。当然，这也不能完全归错于医学，因为人之所以为人，是人有自我选择的意识和主观能动性，这也正是医学科学的精神。不过，主观能动性也好，科学精神也罢，其前提是要尊重自然规律和生命规律。人类只有尊重生命和节制欲望，才能使我们的生命变得更健康和活得更有质量。

我国传统医学的经典著作《黄帝内经》和《神农本草经》，没有被称作《医经》和《中药经》，《本草纲目》也没有被称作《中药纲目》，且"同仁堂"的前身是"百草堂"。神农尝百草为的是给民以食物，本草者，本地的草木食物也。内经者，

身体内在这个世界的经典学问也。如果按照现在的说法，可以称之为"内经学"和"本草学"，亦即"健康学"和"食物学"。《黄帝内经》认为，人是自然无限小的一部分，顺应自然则生，违背自然则死，疾病就是大自然对不顺应它的人的一种惩罚。所以《黄帝内经》的主旨思想是叫人们顺应自然规律而健康生存，是顺天而为，这与医学违背自然规律、逆天而行地对抗压制疾病的思想完全不同。在此，也正可以说明东西方两种文化思想的另一种本质区别。

然而，到了清末民初时，为了应对外来的西医和西药，我们把"内经"改叫"中医"，把"本草"改称"中药"。其实，中医和中药不过是《黄帝内经》和《神农本草经》中在顺应自然规律的前提下主动地去防病治病的那一点点医药学的内容而已，而养生学才是《黄帝内经》的核心内容。如今我们把《黄帝内经》和《神农本草经》矮化成"中医"和"中药"，以此去 PK 西医和西药，这其实是那个落后时代的一种文化的不自信和自甘堕落。如此我们还配是炎黄子孙吗？再者，改叫成了"中医"和"中药"也无非就是跟疾病作斗争或作为抗击疾病的武器弹药，而把《黄帝内经》的根本目标——健康有意无意地给忘了。另外，为了健康而只去外求于医学和药物以诊疗，而不直接内求于健康学和食物以调养，这至少也是"舍近求远"或"缘木求鱼"了。其实，无论中医还是西医距离健康的目标都还很远。

《黄帝内经》认为，人是自然无限小的一部分，顺应自然则生，违背自然则死，疾病或病痛就是大自然对不顺应它的人的一种惩罚。可以说"病痛"是我们的"老师"或"警报"，是它教会或提醒我们去关注健康，寻找根源并解除"警报"或修复健康。要是真的无关痛痒了，那健康和生命离消亡也就不远了。而现代医学旨在消灭或控制病痛，其对健康的贡献率很小，且只能是暂时的保护而已。

更遗憾的是，现在整个人类的健康事业居然已是"医统天下"，一切都往医学、医疗和医药上靠，似乎不称医学就不是健康，就不正确。如今，医学掌控着整个健康领域的话语权，谈健康言必称医学。现代医学诊疗技术发展的同时，也给人类自身带来了巨大的健康隐患，被逼上绝路的我们该是反思和改变的时候了。

我们与其期待着以一场医学革命来解决健康的所有问题，倒不如干脆来一场健康革命，来一条健康道路、健康理念、健康理论、健康技术、健康制度和文化的彻底变革，这也正是习总书记讲的我们要有道路、理论、制度和文化的自信问题。所以我们应该跳出医药学的束缚，直接迈向健康学的梦想，因为健康是有内在的本质和规律可循的，健康是完全可以形成一套完整的学科理论体系和技术体系，并指导全民健康事业的发展。健康的源泉不是来自于对疾病的对抗压制，而是来自于对健康自身的治理建设。虽然说疾病是健康的敌人，但是对付敌人最好的办法就是强大自我。所以我们亟待做的是健康学的基础研究和人才培养，因为如果没有健康学理论和技术人才，我们拿什么去建设健康中国呢！

还有一个问题，我们用医疗卫生的方式治理健康，已经导致了健康危机和医疗危机，即现代医疗技术无论怎么先进、发达，也不管你怎么精准，也只能是治病。即便你能把现在所有已出现的疾病都能消除或征服掉，但如果每个人自身的健康能力不够强大、健康机制不完善，那更新、更大的疾病还是会不期而至，甚至会更厉害，那现代医学和医疗就得又去研究开发新的药物和医疗技术手段，只能是没完没了，形成恶性循环。这些无不在倒逼着我们必须建立一套新的、完善的健康学思想理论体系，继而再去创建健康科学，创新健康技术，创造健康产品，提供健康服务。再说，我们现在要大力发展健康产业，健康产业也必须要有健康学科理论和健康技术体系作支撑！

当然，健康学是尚未真正建立的一门潜学科，它不同于研究疾病的医药学，是研究健康的学问，是需要极强的理论创新思维。不过健康学也必将是建立在各种医学加和起来的"大医学"上，并将超越所有的医药学。实际上，关于健康的研究古今中外从来就没有停止过，只不过没有被系统地总结罢了。如今中国传统文化迎来伟大复兴的时代，而对人类健康或养生有重大指导作用的"黄帝内经"思想和"天人合一"观念（即顺应自然规律）也必将复兴起来。如此《黄帝内经》就不再是只开出什么"中医学"之花了，它完全是可以开出"健康学"之花的，让体现中华文化的"健康学"和体现西方文化的"疾病学"各表一枝，让"健康治理"和"疾病治疗"并驾齐驱,共筑人类健康大业,这样岂不是更好。

也就是说,我们可以跳出医药学的藩篱,直接去创建"健康学",这样我们也就不用要求医学把以疾病为中心转向以健康为中心了,让医学继续做好其防病治病的本职工作,保卫好人类的健康,用健康学去保障和提升人类的健康素养。也就是说"大医改"不用在医学和医疗上大费周章,直接面向"健康"去改革和构建健康学和大健康保障体系。

Ⅷ．医改已乃国计民生之大事

全球性的医疗危机或健康危机使得世界各国的医改势在必行，而各国的医改又都不成功或收效甚微，并使得医改的问题日趋复杂化，且形势越来越严峻，已备受世人的关注和焦虑，进而成为事关国计民生之大事。

一、健康问题和医疗危机倒逼着医改

在新千年伊始的 21 世纪，世界各国人民在尽享着现代物质文明飞速发展带来的丰硕成果的同时，各种疾患或灾难也接踵而至。癌症等重大疾病威胁、新的传染性疾病肆虐、慢性病及亚健康无策、医疗危机四伏、全球气候变暖、生态环境破坏、自然资源匮乏告急、食品药品安全隐患、灾害疫情频发、精神压力日增、情志焦虑抑郁等，无一不对人类的生存与健康这一终极发展目标构成严重威胁；人口老龄化现象日趋严重，这使像中国等一些新兴工业化发展中国家面临巨大压力。

于是，世界各国都被倒逼着在积极寻求医改，想以此来化解医疗危机，解除疾病威胁，并开始反思医学本质，探寻健康大道，保护生态环境，遏止全球气候变暖，注重食品药品安全，追求绿色天然饮食，回归自然生活起居，化解人类生存危机，提高生存质量与健康水平，维护人类最基本的健康权益，等等，这些如今已成为联合国、各国政府、医学界、科学界、经济界等社会各界人士乃至普通百姓越来越关心的话题和探究的课题。

　　然而，近几十年来，我国乃至世界各国所进行的医改都不是很成功或收效甚微，究其原因是多方面的，但有一点是共性的，那就是：所有的医改都是停留在"医疗卫生体制"的这一狭小范围的改革上，殊不知医疗卫生只是旨在与疾病的抗争或抗战上，抑或是被动的防御上，因而无法走出其"疾病思维"和"医疗战争"的困局。换言之，医改难题与近百年来（甚至是近两千年）医学目标、方向的偏执和现代医学旨在防病治病的指导思想有着很大的关系，以至于当今人类在解决重大的民生健康问题时，其策略或战略思路总是停留在对抗疾病和医疗卫生这种防病治病的目标上。

　　如果按照"大医改"方略、"大医学"模式和"大健康"体系去考虑问题和解决问题，即：以健康建设为中心，以"保健强健、扶正祛邪"为主攻方向，辅以防病治病的医疗手段和修心养性的医德教化去发展全民健康事业，那将是另一番景象，也必是一条正道或坦途。因为它不仅可以给人类的健康带来真正的福音和生命的和谐，还将最大限度地整合一些有效的健康行业资源，减少和控制医疗卫生资源的循环重复投入和巨大的浪费，可以在很大程度上减少疾病的发生，也更符合低碳和可持续发展之要求。

二、医改之于健康的目的和意义何在

　　健康是人的最基本需求，是幸福快乐的基础，也是构建和谐社会的基础，也可以说是国家强盛和人民安康的标志，是社会和谐的象征。一个国家和民族要有健康的意识，才有健康的行为；有健康的行为，才有健康的身体；有健康的身体，才有健康的心灵；有健康的心灵，才有健康的生活；有健康的生活，才有和谐的社会。总之，健康是实现国富民强的源动力，也是实现国泰民安的前提。同时，健康是人类生存的基础，健康是人生最大的财富，是预防和战胜疾病的根本或基石。因此，我们的医改及一切工作都应该以健康为本位，而不应是以疾病为中心。

　　正因如此，我国的新医改中明确提出："健康是人全面发展的基础。医药卫生事业关系千家万户的幸福，是重大的民生问题。深化医药卫生体制改革，加快医药卫生事业发展，适应人民群众日益增长的医药卫生（应该是满足人们对健康消费的日益增长）需求，不断提高人民群众健康素质，是贯彻落实科学发展观、促进经济和社会全面协调可持续发展的必然要求，是维护社会公平正义的重要举措，是人民生活质量改善的重要标志，是全面建设小康社会和构建社会主义和谐社会的一项重大任务……"世界卫生组织（准确地说，应是世界健康组织）也早在 1978 年国际初级卫生保健大会上指出：健康是基本人权，达到尽可能的健康水平，是世界范围内一项重要的社会性目标。可见，健康应是根本目标，医药卫生事业只是维护人类健康的一种手段或方式，而医疗卫生体制的改革对于健康这个根本目标的实现到底有多大的作用或有效性，值得深思。

应该说，健康是最根本的民生问题，涉及社会生活的方方面面。如果再放宽一点来说，工农业生产都是与健康息息相关的，包括吃、穿、住、用、行的每一个产品和行为；环境也是因为人类健康的需要才要进行保护的，因此，环保其实是个健康事业问题；我们的社会文化、人生教育乃至国家政策法规都会直接或间接地影响大众的思想和情志，进而会影响人的身心的健康问题，所以也与健康有着重要的关联。可见，医疗卫生通过防病治病直接帮助人们解决健康的最危急问题，其无疑是整个健康大业的重要组成部分，但医疗卫生事业绝不是健康大业的主体或主宰者。因此，长期以来，医改只是全力着眼于医疗卫生体制的改革就显得有些不足了。

不言而喻，世界各国都在积极地进行医改，其目的就是想很好地解决人们的健康问题。也足见改革的真正目的和意义是为了人类的健康，而不只是为了防病治病，因此，我们的医改也不应该只是为了医疗而医改，应该为医学的全面发展和人类健康的成长强壮而医改。也就是说，医改工作的目标重点应放在对健康有巨大促进和成长作用的医养强生（养生）事业上，而不能仅仅停留在对疾病进行防治的医疗卫生事业上。健康的获得不能仅指望医疗卫生来保卫或保障，而应该从非医疗的方式及更大的范围去寻求健康的保障和增长方式及最佳的解决方案。

三、医改已成为事关国计民生的大难事

医改不仅是关乎民生健康问题的大事，更是一个难事，而且已成为一个世界性的难题。甚至连发达国家包括美国在内也被这一问题困扰了一个世纪之久。据不完全统计，美国自罗斯福总统开始，至少已有 7 届总统在其任内进行过医改。其中，在 1907 年罗斯福总统就提出希望实现全民医保。1970 年尼克松总统在其任期内的一次演说中雄心勃勃地宣布了两项计划——载人登月和攻克癌症，希望在短短的几年时间里解决这两个问题。可是已快半个世纪了，老总统的载人登月计划早已实现，而攻克癌症的梦想却仍在艰苦努力之中，这可真应了一句俗话，"要想攻克癌症可是比登天还难"！奥巴马总统上台时也作出了两个承诺：就业和医改。就业可以随时得到一些缓解，可是医改却依然困扰着奥巴马政府。尽管奥巴马的医改法案最终获得美国联邦法院的支持，但这并不意味着美国的医改就能成功或取得好的结果。停留在医疗治病上的医改就是这么难改！

退一步说，即便是达到了全民医保，那也只是个经济的保障，而不是对健康的保障。虽然美国可以凭借其科学技术的先进和经济实力的强大，在征服疾病或医疗服务方面让世界称道，但这种强势抗病治病的背后，已使美国的经济付出了巨大的代价，且病魔并未在强势面前低头。不只是癌症攻克不了，很多慢性疑难病，如三高症、颈肩腰腿疼痛症、抑郁症等也都难以治愈。因此，我们不要指望美国在医改问题上能给世界创造一个好的模式。倘若大家都还在跟着学习他们的医疗健康模式，最终结果是学不成、投不起的。因为最终的国力是负担不起或支付不起越来越庞大和昂贵的医疗（战争）费用的。业内分析认为：西方国家的医改已进入"死循环"，医改历来是西方国家的"心病"，许多政府对此讳莫如深。美国许多届总统未能连任，医改引发的分歧和矛盾是重要原因之一，而"不碰医改"被默认为美国总统至少不被赶下台的"潜规则"。足见西方国家医改之难。

在我国，30 多年来也是在积极地进行着非常艰难的医改，其最初的目的是想调动医院和医生的积极性，进而就是想解决人们"看病贵，看病难"的问题，

67

再进一步就是要解决医患之间的矛盾问题……可是，这些问题总是接踵而至或变本加厉。而事实也证明，现代的疾病医学模式或医疗卫生方式及其市场化运作不仅无法很好地解决这些难题，有时反而会是"雪上加霜"或"火上浇油"。因为现代的疾病医学模式及其医疗卫生体系在很多方面对医学资源和社会财富是一个巨大的消耗和浪费，同时，其既在治病，也在致病，甚至还会无意中害命。应该说，大量慢性疾病的爆发与当今的医疗卫生服务方式不无关系，如医源性疾病和药源性疾病等，而现代疾病医学及其对抗医疗和过度医疗模式对于慢性病的诊治或康复事实证明是无效的，也是无能为力的。甚至形成"找病治病—除恶务尽—再造新病"这样的恶性循环。长此以往，不仅医疗卫生的投入会越来越大，人们的健康状况也会越来越糟，而且整个社会的经济也将会因此被拖垮或消耗殆尽。随着我国逐渐步入老龄化社会，老年人的身心健康和养老问题已成为摆在政府面前的一个难题。如果用现行的医疗卫生模式和市场经济的方式去解决这些问题恐怕是任何一个国家的国民经济也担付不起的。

再进一步说，医改这个老大难的问题不仅影响到了人们的经济社会生活，而且也已经影响到了各国的政治、文化和社会可持续发展，甚至还将可能影响到国家或政权的稳定。如果说之前的社会不稳定或政权的更迭大多是由于"患贫"或"患不均"的财富问题所导致，那么，未来社会的不稳定或政权动荡则有可能是由于"患病"或"患不安"的健康问题而引发的。因为未来社会的政府或政权可能不再会因为患贫穷和患不均而发愁，随着科技的进步，可以很快很好地解决贫穷或财富不足的问题，而信息和交通的发达则可以很快地解决财富分配暂时不均的问题。可是，对大众健康问题的有效解决，或医改、医疗处理的方式已不再仅仅只是一个医学医疗问题或医患之间的矛盾问题，而是已上升到危及国家政权安全和社会稳定的大问题。例如：2003 年的非典问题就搞得全国上下人心惶恐不安，政府也是在极度紧张或动荡不稳中应激处理此事。当今的医疗危机问题，医患之间的矛盾以及人们对一些疾病的惧怕或恐慌等现象对整个社会和政府来说已是一个非常严峻的问题。还有目前正在蔓延的欧债、美债危机，其实质是与社保或医保资金紧密关联的，说白了，也就是一个健康利益

（民生问题）和经济利益（经济问题）之间的矛盾问题。所以医改不仅要引起学界和政界的高度重视，积极探寻新的改革思路和方案，还应把它作为重大国策和战略而付诸实施。

可以说，整个人类现在是被强大的医疗卫生方式保护着，这看似是人类的福祉，但也恰恰是人类灾难的开始，因为它让人们习惯于求医问药地去抵御疾病，而放弃培养和利用人体自身的力量。继而会让人类自身本应强大的健康机制和活力及种族繁衍能力逐渐减弱，直至完全丧失。不难看出，人类如此大力发展的医疗卫生事业，并以此来保卫自身的健康和生命，其实质是在弱化自身的健康能力，选择的是一条自取灭亡之路。而现今的医改在一定程度上是在加速人类自取灭亡的步伐。

总之，当今的医改难题和健康问题已是如此的严峻，且已到了非大改不可的地步。因为它已事关人类社会发展、事关国计民生、事关经济持续，甚至事关国家存亡或政权稳定……因此，应探寻更有效的、更深层次、更大范围、更高目标和更大方向的"大医改"了，即应大力推进整个医学模式的变革、大医学教育的改革、大医政管理体系的改革，以及促进生态环境保护、增进粮食安全与健康指标、改变人们的生活工作方式、注重身心双修和精神文化生活、改善人们的生活舒适条件、减缓工作精神压力、提高生存质量，构建大健康保障体系……这些都是我们"大医改"应该统筹考量的。因为这些都将有助于人类的健康幸福、社会持续发展、世界和谐共进。

Ⅸ．中国式办法的大医改思路

在美国，医疗费用已差不多占 GDP 的 1/5，因而医改对美国经济的影响深远。目前的医疗改革方案将导致整个美国经济成本继续上升，使美国经济在全球越来越没有竞争力。这些年我们的医改受美国的影响比较大，但国情相差很大。美国的人均医疗费用在 8000 美元以上，是我国人均医疗费用的 40 倍左右，而美国的健康水平在发达国家则是最低的。虽然医疗高科技的优势明显，以为有病不怕，有钱加上高科技就可以解决一切问题，其实不然。由于利益驱动无处不在，商业动机和消费主义、享乐主义相结合，致使美国医疗费用猛涨，且总体的结果是弊大于利。据了解，美国的人均健康寿命比人均预期寿命还要低 9 年。我国人口多、底子薄，国情决定了中国的医改和健康发展道路不可能走美国乃至西方任何一个国家的路子，因为我们的经济负担不起，也不可持续，更主要的是西方国家的健康发展路线正确与否，还需要实践去检验。

如今，中国的医改或者说是健康发展模式的构建正处于关键时刻。李克强总理在政府工作报告中提出要"用中国式办法解决好'医改'这个世界性难题"，强调医改要体现中国特色，要结合国情，用自己的办法来解决问题。很显然，中国的传统文化和中医养生学就是最大的特色和资源，在我国还有由传统医学和现代医学交融而产生的新的医学模式（如：脊柱医学或脊柱健康学）和健康学科思想及理论技术体系。所以我们的"中国式办法"的确是有基础的。中国曾经也的确很成功地做过这样的事情——按照心目中最好的西方模式来构建基础，然后迅速用我国独特的资源和创造来加以补充。如在移动通讯和高速铁路系统建设方面，中国是名副其实地学习、整合、超越而成为全球领导者，拥有颠覆全球标准的创新。但愿"中国式办法"的医改及健康发展模式也能成为全球的领导者或楷模。

一、思路决定出路　跳出医疗而医改

医改为何如此之难？出路何在？这是世人都在关注并期待已久的问题。医学在有意无意间把目标或方向倾注到了疾病上，形成一种固化的"疾病思维"，以至于我们把所有的人力、财力和物力都投到了抗击疾病的"战场"上，因而医改也就永远陷在了"医疗卫生"这个怪圈里。如果我们不能从现有的医疗卫生体制中跳出来，那我们将很难走出一条具有中国特色的医改之路来。

美国搞了一个世纪的医改，其失败的根源就在于其从来就没有跳出过生物医学模式和医疗卫生服务体制。且美国的医改事实已经证明，资本（经济发达）和医疗技术先进是解决不了健康问题的。换言之，靠不断加大经济投入和提高医疗技术水平及服务质量是不能保证医改成功的。而全球性的医疗危机以及医疗卫生体制改革难以成功的根源，也肯定不在于生物医学科学发达与否、医疗技术的先进与否，不在于政府投入的资金多少以及医疗卫生体制是否完善等，而是在于医改及其医学的目标模式、战略思想或发展格局及大方向是否正确。

由此看来，医改真正要改的不是医疗卫生体制，而是医学发展模式、健康保障体制或健康发展模式，进而还要在整个国家体制上进行改革，而国家体制的根本，既有经济的，也有政治和文化的。中国政治制度和中医养生文化决定了中国式办法的医改之路。中国式办法的医改不能只从医疗和经济上去考虑得失，而应该从我国的政治和文化上去考量人类的健康利益和社会的可持续发展。我们必须转变指导思想并找准医学的发展路向和健康的发展道路，建立一个完善的大医学（亦即健康学）格局和大健康保障体系，这是一种"大医改"的思路，亦是中国式办法的医改思路之一。

思路决定出路，要寻找医改的出路必须改变思路。新医改提出，为了提高人民群众的健康水平，就必须"深化医药（或医疗）卫生体制改革"。试问，仅仅依靠深化医药卫生体制改革和加强"防病治病"的医疗卫生手段是否就能保障和提高人们的健康水平呢？现行的医生、医院、医药或医疗等"救死扶伤，治病救人"的理念对于保障或保卫人们的健康尚且还行，但是要做到提高人们的健康水平就显得力不从心了。换句话说，要保住人们的健康和生命，通过防病治病或是消除疾病是勉强可以做到的，但要提高人们的"健康水平"或增进健康能力仅靠防病治病或消灭"疾病"这一条"医疗卫生"的途径是做不到的。所以我们不能只强调医疗卫生的概念，只知道用"防病治病"或"医疗卫生"的方式来捍卫我们的健康，而忽视了用"保健强健"或"医养强生"的方式来帮助、建设我们的健康，促进、强大我们的健康。应该说后者才是真正能够提高我们自身的"健康能力"和"健康水平"的最佳方式和方法。健康是本，疾病是标，急则治标，缓则治本，所以平常我们就应该注重"健康"这个本的治理和建设提高。

另外，我们在谈论健康问题时也不能总是拿疾病来说事，也不能为了健康而总是想着去对抗和消灭其对立面的敌人——疾病！其实，疾病只是健康出现问题时的一种表象而已，且医学不能只专注于疾病问题，而更应该专注于促进健康的成长才对。战胜敌人（疾病）的最好办法就是强大自我（健康）。因此，医改也不能总是想着改进防病治病的医疗卫生体系。事实也证明，仅仅局限在为了防病治病的医疗卫生体制上的改革，或者说医学只是局限在以针对"疾病"而战的"保卫生命"的观念上，那医改的结果就只能是在不断地扩大和改进与疾病抗战的规模和形式，因而也就永远走不出"医疗战争"的困局或纠缠。为此，我们必须跳出医疗卫生体制改革的局限，寻找新的健康途径和医改路向，尝试从健康学或医理养生的角度去思考并进行医改。

二、战略决定方略 转变思想和方向

虽然我国早已提出把医疗卫生工作的重心（战略）前移，即把治病战略前移为防病战略，但这种前移还是没有脱离疾病这条战线，防病治病的落脚点都还是在疾病上，即便是治未病，也没能摆脱疾病的思维模式或指导思想。而"大医改"则是战略思想的大转移，即把"与疾病作斗争为纲"转移到"以健康建设为中心"的健康学思想战略。既然医学或医改的目的是为了人类健康，那就应该把工作重心落在健康上，而不是疾病上。所以我们应该彻底地转变指导思想和思维观念。即应把疾病医学转移到健康医学甚至是健康学的发展方向上，把工作重心放在保护健康、建设健康和促进健康的主业上，这是个战略大转移问题，而不仅仅是战略的前移。

　　也就是说，"大医改"首先要在战略思想或方向上有大的转变。30多年前的那场关系到我们国家命运和社会健康发展的改革，首先就是从指导思想或战略思路上进行改革或转变的。从"实践是检验真理的唯一标准"的大讨论、思想大解放的转变，到把"以阶级斗争为纲"转移到"以经济建设为中心"的改革战略思想的确立，最终取得了举世瞩目的成就。同样，今天这场关系到我们每个人的生命和身心健康的医改，是否也应该先从思想的转变上入手呢？是否也应该来一场思想的大解放、大讨论，转变一下人们对待疾病和健康固有的思维模式呢？如果我们能在思想上达成某种改变或共识，跳出被疾病这个"敌人"牵着走的医学或医疗卫生模式，不再一味地和疾病抗争或纠缠，不再只想到防病治病的医疗卫生方式，摒弃过去长期以来从疾病的角度出发，旨在通过防病治病这种单一的、粗暴的武力干预、镇压或消除等方式来解决健康问题或保卫健康和生命的思路和方法，那我们的医改思路或寻求健康的方式方法就将是别有洞天了。

　　同时，我们也应像30多年前的改革开放一样，确立以经济建设为中心而施行"百万大裁军"，使军队上的一部分优秀人才转业到地方，参与到地方的经济建设上。在今天的医改中，我们也应施行医疗战线的"大裁军"，让一部分优秀的"白衣战士"转业到医理养生事业上来，成为建设健康的"蓝衣工士"，让他们发挥"上工治未病"和"扶正祛邪"的技能和优势。因为"治未病"、"扶正"的医理养生思想和作为，可以达到"未病先防,欲病杜渐,已病防变,能从根救起"

的"保健愈病"功效。而现行的医疗卫生体制却一味地执行"敌视疾病，寻找疾病，征服疾病和消灭疾病"的"左"倾思想和斗争策略，这种"斗争"或"抗争"的方略怎么能不使机体更加混乱、更加不平衡（不平衡就是疾病）呢？在阶级斗争年年讲、月月讲、天天讲的时候，国家怎么也富强不起来。而且只要是战争年代，军费的开支肯定居高不下。所以现行医疗体制的这种对抗或战争思想——防病治病的医疗卫生模式必然会带来一系列的医疗危机和医疗费用居高不下的结果。因此，早就到了该调整我们医改战略思想和目标方向的时候了。我们应摒弃全面抗击疾病的"左"倾思想，回到建设促进健康的致中和、中立、和谐的思想上来。

"大医改"确立医学或健康学的主攻方向是强壮健康，而不是防治疾病，此主攻方略是从健康本身入手，直接去保护健康、建设健康和促进健康——此即为保健强健的医养健康之策。这种获得健康和增进健康的"医养强生思路"和目标方向与生物医学通过防病治病来维系健康的"医疗卫生思路"和目标方向有着很大的不同。

第一，医养强生不是首选以"斗争"或"抗争"的策略，不是把首要目标定位在对抗疾病或消灭疾病上，即不是用药疗、手术、放疗或化疗等方式去抗击疾病、消除疾病，而是直接从健康自身的角度入手，采取"无问其病，以平为期"的和谐、和平的解决问题思路，即以营养、调养、保养和修养（修复）健康的医养强生方式去获取健康利益的最大化。

第二，医养强生是致力于自身健康能力的建设和促进提高，使身体不断修复强壮，这样疾病就不容易侵袭，这也正是中国传统医学的"正气存内，邪不可干"的预防之道。同时，即便是已有病邪侵犯，也首先采用祖国医学"扶正祛邪"的策略去达成健康的目标，因为只要我们自有的健康机制和能力得以恢复和具足，病邪也就会自行消退，此亦即祖国医学所谓的"正气复得，邪必自去"。

第三，医养强生（保健强健养生）不仅可以达到防病祛病或不生病的目的，也是最好的预防疾病的方式，且更主要的是，健康得以建设强壮后可以使身体更加充满生机和活力，身心更加和谐与幸福快乐，生活和生命质量得以提高，生命也会因精力充沛而更加精彩，也更有益于延年益寿。而如果只是通过防病治病的医疗方式去对抗、镇压或杀戮疾病来维系人类的健康，则只能是被动而痛苦的，且生活质量也是低劣的。由此可知，保健强健的医养强生之道远比防病治病的医疗卫生之路更具价值、更有意义。因此，医学和医改的目标方向应该调转到保健强健的医养健康事业上，而不应该再是防病治病的医疗健康模式。

三、格局决定结局　大视野之大医改

百川健康科学研究院十多年来的研究认为，"疾病是一种感觉和症象，健康是一种状态和机能，生命是一种过程和显现。"故此，我们进一步认为，"生命基于和谐、健康源于保养、疾病在于和解。"所以我们的健康之道应该是"理解善待疾病、建设促进健康、和谐成就生命"这样的一种理念或准则。由此可见，长期以来我们以与疾病作斗争和抗争为纲的医疗卫生模式是一种不利于健康成长壮大的方式，也是一种不和谐的方式，它给我们机体带来的不是福音，有时甚至是灾难。也因此，现代医学技术越发展，医疗体制改革越深入，离"健康"的目标则越遥远。

当此之时，我们也一直在质疑"医改的战略思路"与"医学的发展格局和目标方向"是否正确？但是世界各国的医改似乎在整个大的战略思路和医学发展的大格局上从来就没有考虑过要有所改变，总是想把疾病医学模式进行不断地改革或改良，且其"与疾病作斗争为纲"的战略指导思想也从来没有改变过，即以"防病治病"的医疗卫生方式来达到保卫"健康"和"生命"的这种指导思想似乎永远都没有改变。而整个医学似乎都是在围绕着生物医学模式作研究，虽然也提出了要建立"生物—社会—心理"的医学模式，但这种模式一直没有建立起来，即便建立起来也仍然逃不出以生物属性为主要理念，以疾病为目标的医学范式。

虽然防治疾病也是为了保卫健康和生命（卫生），但这绝不是医学为了获得或达到健康的主要方式和最佳手段。换言之，现代医学的医疗、医药、医院和

医生及医保（经济）虽然可以通过不断地变革或革新来提高对疾病的防御或治愈能力，但是它对于健康的贡献率只有8%，甚至可能还会更低。而另外90%以上的对健康最有效的方式或发展空间肯定是在医疗治病以外，比如：保健强健养生、修心养性厚生等，这些方式有可能更有助于健康的获得和提升。

遗憾的是，现代医学科学仍一如既往地把主要的研究目标和方向放在关注疾病和研究疾病上，并旨在发展医疗卫生事业，而从未很好地去关注和研究我们机体本应有的健康能力和机制，也从不相信并依靠患者自身的健康能力去平息疾病，只相信由其发展出来的医疗、医药的威力和作用，因而也就没能努力地去发展健康医学或健康学以及医理养生或医养强生事业。整个现代医学实质就是一种十足的疾病医学模式，只讲医疗治病而"卫生"了。且这种疾病医学格局上的缺陷和健康发展道路方向上的错误是全球性的。大家请看，有"世界卫生组织"（其实应是世界健康组织）却没有"世界养生组织"，各国有卫生部却没有养生部。无论是世界卫生组织，还是各国的卫生部门都只是在做医疗、医药和医保这些为保卫生命而战的工作，都只在不断地在迎战疾病并企图全部消灭疾病。应该说，这样的一种医学模式一直沿用的是军事对抗战略思想来保卫生命和健康的模式。也因此，这种以"斗争哲学"为指导，以"保卫生命"为目标的疾病医学模式所带来的必然是一场无休无止的抗击疾病的"战争"。

其实，健康主要是指每个人自身所拥有的抗御病邪恢复健康的能力（即正气）和能自我调节的平衡机制，因此，健康不能依靠防病治病这一对抗模式的医疗卫生去获得或提升，必须有赖于比较平稳和坚持不懈的保养、建设、促进和提高，生命也需要在和谐的环境下才能健康演进而长寿。可见，健康的维护和恢复是一个不间断的长期保健养护的过程（当然，"健康"包括哪些要素，获得健康的主要途径有哪些，怎样的方式和方法才能有利于建设好我们的健康并提升我们的健康能力？这是我们未来大医学或健康学应该着力去探究和发展的），医院、医药和医生只能是外在的帮衬力量。因此，把人类的健康完全寄托在医院、医药和医生所做的医疗过程上是不太妥当的。也足见生物医学（西医）只用医疗卫生来保障健康是远远不够的，还必定有其他的生态医学模式（如：中医）和生灵医学模式（如：上医）及其他方式和方法来共同为健康服务。

总之，我个人认为：目前全球性的医疗危机及其医改难题，其根源在于生物医学"努力找病，除恶不尽"的"左"倾诊疗指导思想，继而建立了一套以针对"疾病"作抗争的态势和开销庞大的医疗卫生体系。要想摆脱这场旷日持久的医疗危机，走出医改困局，我们必须要转变思想，转变长期以来"与疾病作斗争"的战略思想；同时，还应调整方向，并从大处着眼，从更大的范围去探寻更全面、更符合健康之道的医改之路，即着眼于"大医学模式、大医教体系、大医政管理和大健康保障"的系统改革。

同时，我一直早就在呼吁，医疗卫生体系是独撑不起整个人类的健康大业的，我们需要的是一个更完善的大健康保障体系，即：西医防病治病卫生、中医保健强健养生、上医修心炼性厚生，此"三生"（卫生、养生和厚生）并举的大医学格局，以及生存环境保护监测体系、社会法制规范和谐体系、食品药品监管体系等构成的多种体系化的运行模式。只有这样的"大视野"和"大医改"才有可能真正化解这场全球性的医疗危机和医改难题，也只有这样的大医学格局、大健康观念才能保障人类健康长寿目标的真正实现。

一百多年来，中华民族沐浴过了"欧风"和"美雨"，也尝尽了"日流"和"韩潮"，通过艰苦卓绝的奋斗而赢得了民族的独立，继而又经历了30多年的改革开放，在科技和经济上迅速崛起。如今中国已是海纳百川，有容乃大。现在正是建设创新型国家，实现中华民族伟大复兴的时候，世界也正需要中国在现代科学技术和传统文化艺术的整合创新方面有所突破和贡献，并再次成为世界的"王道"领导者和楷模。我们有理由也有能力创建一个真正维护和提升健康的体系，给世界一个全民健康事业的模板。

我们有《黄帝内经》及传统养生文化之根基，又有了现代的科学和卫生手段。且在医学模式上积累了各种医学资源和人才优势，我们不仅拥有了现代西方生物医学技术，也有作为中国传统文化的杰出代表——中医（中医正在振兴并发挥着巨大的健康作用），还有道医（上医）和佛医（禅医）也在民间发挥着其应有的作用。中国的道医和佛医（上医）、中国传统医学（中医）与现代生物医学

（西医）的整合创新形成完整之大医学或健康学是必然的，目前在中国形成的脊柱健康学（含脊柱医学）就是此大医学或健康学的一个范例。这些都为"用中国式办法解决好'医改'这个世界性难题"创造了必要条件，也为中国式大医改和健康发展模式提供了全新的思路。

中　篇

大医改之理论篇

本篇旨在阐述能支撑"大医改"的一些思想理论和技术要素，包括健康学理论、中华传统文化（含中医学）和脊柱健康学理论（现代大医学范式），并将西医卫生、中医养生和上医厚生这"三医"和"三生"做了比较解析和职责定位；强调健康靠自己、责任也在自己，健康来源于自己的自觉、自主和自强，以及自求健康的生活法则等健康自治理论；并将医养健康与医疗健康，以及健康治理与疾病治疗进行比对，旨在看清它们对健康建设的价值几何，以此用来作为"大医改"的理论支撑。

I．大医改的理论基石——健康学

　　无论中医还是西医,也无论什么医学或医改,其最终目的都是为了人的健康,甚至可以说人类的一切生产和生活都是为了人的健康生存和发展服务的。而人的健康生存是离不开社会环境的健康发展和自然环境的健康演进,如果自然环境和社会环境不健康,人也很难健康生存。也就是说,人、社会和自然都需要健康平稳地发展。不过,人的身心健康是前置条件,因为只有人的身心健康了,社会才能和谐健康平稳地发展,自然界也就可以少一些破坏和污染。可见,人的身心健康、社会生活健康和自然生态健康三者是高度统一的。因此,健康学是服务于人的身心、社会和自然的一套学问知识体系。

　　人体系统是宇宙天地大系统的缩影,人体、社会和自然,以及其他一切有生命的复杂系统,其内在都存在着基本一样的自组织、自成长、自完善的健康发展机制和生生不息的活力或能力。为此,我们应从人的身心健康入手去探寻健康内在的本质规律和学科思想体系,即健康学首先就是要探究人体生命系统所拥有的自组织平衡机制和自强不息的生机活力,以及在与其他系统交互时的自适应状态的应激反应能力。

　　遗憾的是,长期以来人们的健康观是建立在疾病的概念上,或者说是建立在医学的基础上,且对于健康似乎仅仅只有一个描述性的概念,以致对健康的内在本质规律缺乏足够的认识和探究。为此,我们的当务之急就是要创建一套系统的"健康学"理论体系,加大"健康学"的基础研究和人才培养,努力开发相应的健康调养技术和工程技术应用及实践方法的一些实质内涵,给健康建设和健康管理更充实的内容。只有这样才有可能破解医改这一世界性难题。

一、有关健康的概念和内涵

1978 年 WHO 在阿拉木图的宣言中，提出健康的概念是：没病并非健康，健康乃是身体上、心理上和社会适应上的完满状态，而不仅仅是没有疾病或不虚弱。在这个被医学界或医疗界广泛认同的概念中，首先着重的是用疾病作为参照物来进行考量或定义健康，那"没有病"或"没有痛"是否就是健康呢？"不虚弱"或"有伤残"就一定是不健康吗？之后，根据这个定义又提出了健康的 10 条标准。这 10 条标准是：1.充沛的精力，能从容不迫地担负日常生活和繁重的工作而不感到过分紧张和疲劳；2.处世乐观，态度积极，乐于承担责任，事无大小，不挑剔；3.善于休息，睡眠好；4.应变能力强，能适应外界环境中的各种变化；5.能够抵御一般感冒和传染病；6.体重适当，身体匀称，站立时头、肩位置协调；7.眼睛明亮，反应敏捷，眼睑不发炎；8.牙齿清洁，无龋齿，不疼痛，牙龈颜色正常，无出血现象；9.头发有光泽，无头屑；10.肌肉丰满，皮肤有弹性。依照这 10 条标准，全世界 95% 的人都不在健康状态的范围之列。如此看来，WHO 确立的这个健康概念和标准只针对 5% 的人，那这个概念和标准又有何意义呢？首先这个标准是用疾病来定义健康，如同是说别人不好，以此来证明自己很棒，这当然不足信，也不足取。第二，人吃五谷，孰能无病呢？生、老、病、死是每个人的必然生命历程，谁敢说自己一生中就没有一点小病小痛或一些虚弱残疾呢？第三，这个标准在有意无意地强化或强调"疾病"的权重和作用因素，形成固化的"疾病思维"，使得生物医学或整个人类的健康事业几乎完全倒向了疾病这个领域，从而把整个医学进一步推向了与疾病抗争的不归之路，以至于"健康"的本来面目就更是看不见了。

其实，健康是每个人都在追求的目标，而每个人的健康目标都会因为其种族、宗教、经济、文化、教育和家庭等不同因素影响而各有不同，因而其各自的概念也有所不同。如从中华传统文化来理解，健康是"身强为健，心怡乃康"，即是指身体的强壮和心情愉悦和谐的状态。《易经》开篇："天行健，君子以自强不息。"意思是天在强有力地运转不停，君子也应自强而不停息，以此，才可以适应天地而生存。可见，"健"的含义是使之强壮、有活力或变动不居的意思。而"康"就是指心的"宁静"或"康宁"。如果我们心不静，健康就会出问题；在古英语中，健康（health）也有强壮、结实和完整之意，而并没有以是否有病或没病来界定。应该说，健康是因人而异的，不存在一个统一的标准，也不存在有没有疾病之论断一说。我们可能经常听到有人对朋友的早逝而感叹："他很健康，从未见过他患病！"其实，他的病根早就埋下了，只是在发病之前一直没有任何征兆，等到病症出现时可能为时已晚了。这也反过来说明，没有病症并不等于就一定很健康。

可见，无论在什么情况下，用疾病来界定健康都是不准确的。正确的健康概念应该是不以疾病为准绳，以健康本身的一些要素是否具备及其是否相互协调平衡为准则。如用描述性的界定，健康是一种相对的平衡、和谐及有序的通顺状态。简言之，平衡就是健康。但平衡不等于平均或平等，而是相当于黄金分割 0.618 的比例关系。如果这种平衡被打破了，即不平衡、不和或不通时，机体就会表现出一些症象或一种不适的感觉，这些症象或不适的感觉每个人随时都会出现一些，这也就是所谓的疾病。可见，疾病的发生或出现是生命过程中很自然的一件事情，它有时只是个暂时现象或是健康出现问题的表象而已。所以不一定非要以有没有疾病作为参照来定义健康。也就是说，健康应以自身的各种状态是否平衡和自我是否还有能力或活力恢复平衡作为考量，而不应该把有病没病作为主要的判断依据。

到了 1989 年，WHO 对健康的定义又作了进一步的改进，把道德健康也纳入到了健康的概念之中，提出了 21 世纪的健康新概念，即健康不仅是没有疾病，而且包括躯体健康、心理健康、社会适应良好和道德健康四个方面。但这个概念还是不够深入和完整。因为躯体、精神和社会的完满和谐状态以及道德高尚，这些只是健康内涵的外在表现而已，是个描述性的概念，存在很大的缺陷。人体保持这种和谐平衡的状态是靠谁来维系的？肯定不是靠外在的力量，而是靠人体自身来保持这种平衡状态，即所谓的自组织平衡机制。此外，人体自我适应各种变化的应激反应能力，这些有待健康学进一步研究和分析。

百川健康科学研究院多年来通过对健康学的研究认为，健康不仅是指身体、心理和社会完满和谐的平衡状态，及至道德健康等，更是指机体自身所拥有的一系列自组织调节平衡机制，还有自强不息的生机活力和自应激适应的能力。即健康除了表现出平衡状态外，还应包括生命自身的健康机制以及生机活力和创造力是否尚存，这是健康概念的核心或根本。真正"健康的人生"应是能自我调节平衡身心状态，使之充满活力与创造力，并不断向前扩展自己的世界。健康是指机体所拥有的各种自我调节平衡或自控自愈的能力，使之能保持一种相对的平衡、和谐及有序的通顺状态。简言之，能自组织平衡或自适应状态并生生不息就是健康。

如果这种动态平衡被打破了，不平衡、不和或不通时，机体就表现出来一些症象或者一种不适的感觉，比如今天累了，不舒服了（这些现象有时也会被当作疾病），可见，疾病的发生或者出现是生命过程中很自然的一件事情，它有时只是健康出现故障的表象，或是健康问题的报警或者预警。比如疼痛，就是一个预警，非要止痛或镇痛吗？如果用麻醉的方法（封闭），不让你痛，就掩盖了引发疼痛的真正原因。所以治病有时就是在治标，只是处理健康出现问题时的表象。

再者，健康不能仅仅强调生存方式和生活方式等外因，也不能仅仅依靠所谓的医疗卫生方式去镇压和保卫健康，而应深入认识自组织健康调节的平衡机制是否健全，不健全我们能不能帮助它完善健全，还有自强不息的活力及应激适应的能力具不具备，不具备我们有没有办法帮它提升一点，这可能是健康学应努力的方向，而不是只被动地不让你受外来的欺负就足够了。故而注重建设提升健康的素质，远比预防治疗疾病更加重要，更有价值。

总之，对健康的认识和研究不能只关注所谓的平衡状态，也不能只注重影响健康的外在因素上，必须深入地研究和分析清楚健康自身内在的本质规律，即内在的自主机能及其发展的演化规律，找到能协调健康机制、恢复健康能力和提升健康水平的最佳方式和方法，这样才能形成一套完善的健康学，才能从根本上解决人类的健康问题，提高人类的健康水平。

二、健康学的基本思想理论和科学技术体系

健康学是研究健康的学问，是针对健康自身的规律、机制及其实现途径等进行研究的知识体系，其终极目标是要彻底揭示健康的本质规律，提高人类的健康水平。

健康学体系包括健康医学、健康科学和健康技术等学科，其基本框架可以概括为以下七个方面的内容：

1. **健康学科理论的基本思想**。健康学科理论首先包括系统论、控制论和信息论。人体是一个高度自主开放的复杂系统，健康学亦将是一个复杂的系统工程，离不开生命信息的调节控制；其次，健康学科理论包括生成论、适应论和平衡论。生成论也叫生机论，中医所谓的气机就是生命之机。适应论是指生命本有的应激适应现象。平衡论是指帮助身体重新调整，使之恢复到一种平衡状态；第三，健康学科理论还包括强健论、生命力和健康力。强健论，顾名思义就是强大健康，这是预防疾病的最佳办法。同时我们应深刻认识并充分利用生命力（活力论）和健康力，遵循新陈代谢的规律，掌握阴阳五行律和天人合一律等理论思想观点。总之，健康涉及系统的平衡，有效的反馈控制，还有局部与局部，局部与整体的协同，自组织和有序态的维持，以及与外环境的应激适应等。另外，从现代横断学科角度阐述健康的机制也是健康学的重要内容。

2. **自我健康机制和能力**。自我健康机制和能力包括自强机能、自稳机能和自愈机能。

自强机能：包括自我抵抗和免疫能力，自我清障和排异能力，自我监测和防御能力及自我固摄和保护能力。

自稳机能：包括自我应激和适应能力，自我调节和控制能力，自我组织和平衡能力及自我吸收和排泄能力。

自愈机能：包括自修复和更新能力，自我耐受和代偿能力，再生和复制能力及应变和共生能力。

3. 健康机能状态或指标。健康机能状态或指标包括形体结构的平衡状态；经络气血的活动状态，细胞活力和再生能力的大小，以及脏腑功能的活力状态；机体的信息通讯的通顺状态和信息的反应速度（包括大脑的思维、心智情感和心性机能）；人体正常的基本健康指标（即基本的生理指标）和病理病机状态指标（包括风、寒、暑、湿、火、热及其虚实问题和发生发展机制）；人体的整体机能指标（包括个人的德能、智能和体能状态）和生存环境状态指标（包括自然环境和人文环境等）。

4. 健康的测量评估技术。健康的测量评估技术，包括借助现代科学技术或仪器设备对生命健康基本指标进行测量和评估辨识；应用传统中医（或内经）的望闻问切四诊和八纲辨证，得到一些生命健康的动态评估指标；运用体质测量辨识；代谢系统的测量评估；此外还有脊柱形体结构测量评估技术，脏腑功能测量评估技术以及基因量子信息检测技术等，这些都是未来健康学要发展的测量评估技术和智能分析系统。

5. 健康的调养技术。健康的调养技术，包括排异健康技术，因为人的机体有排异功能，当自我排异功能不足时，就需要借助外在的排异健康技术，如汗法、吐法、下法和消法，及活血化瘀、软坚散结等；经络健康技术，经络的疏通、调控及分流，可借助砭法、灸法、罐法、手法、针法、枪法、敷法等调节气血的外治法和温法、和法、清法、补法等食养技术，以及导引、行气等气血调理法；营养健康技术，包括营养素、营养餐、营养酒水、营养食品等；运动健康技术，包括散步、跑步、旅游、唱歌、游泳、爬山等。睡眠健康技术，包括催眠术、睡眠床、情绪调节等。脊柱健康技术，包括理筋、正骨、通经理气；脏腑健康技术，包括脏腑的调和、膳食的调补，以及大小便的调通。心性健康技术，包括心养、学养、禅修、瑜伽、炁功和太极等意气法等。

6. 自我健康生活法则。健康生活法则是获得健康的源泉和维护健康的真正主体，包括形、气、神三个方面的内涵。形即保持形体结构的平正，包括正确的姿势、适度的运动和适量刺激；气即维持充沛平和的气力，包括合理的饮食、正常的呼吸，良好的睡眠；神即秉持神志性情的通畅，包括清醒的头脑、舒畅的心情和美满的性爱。

7. 健康学的应用价值。健康学旨在维护和提升健康，其应用包括亚健康的恢复、慢病的康复、优生优育及老年病的防控等。此外，健康学在美容养颜领域也具有潜在的需求及广泛的市场应用前景。

三、健康学的专业分科和交叉学科

健康学是以健康为研究对象和目标，是在现有的各种医药学、运动学、环境学和食物学等学科基础上创建的，包括健康医学或健康科学、健康技术和健康产品等，并进而形成脊柱健康学、脏腑健康学和心性健康学三个健康专业学科体系，亦可以划分为生活健康学、环境健康学、社会健康学、运动健康学和生殖健康学等。同时，健康学还将进行跨学科、跨领域的研究，如与经济、文化、社会、传媒和自然科学等学科结合，可发展并创立健康经济学、健康传播学、健康管理学、健康伦理学、健康工程学等新兴学科。

1. 健康学的专业分科

（1）脊柱健康学，含脊柱医学。百川健康科学研究院一直致力于脊柱健康学的研究和构建。脊柱是人体的顶梁柱，人类在 200 万年以前当是爬行的时候是横梁——脊梁，当直立起来后就是脊柱，由梁到柱是人类进化的一次重大革命，但是这场革命在近百年来，尤其是这最近 50 来年，人类又迅速地要适应另一种生活方式的变化，那就是汽车、电脑和手机等。让我们直立起来的脊柱不得不弯下来了，坐下来了，现在出行不是坐车就是开车，工作也大多是坐在电脑前，还低头看手机。也就是说，汽车、电脑和手机，让我们刚刚直立起来的脊柱又开始"坐劳"了；还有空调和冷饮让本已劳损的脊柱又雪上加霜，因为有了劳损，寒湿就容易侵犯劳损的组织。苍蝇不叮无缝的蛋，而且是内外寒同时夹击。

更甚的是如今的信息爆炸和竞争压力，让本已千疮百孔的脊柱不堪重负而崩溃了。我们想想是什么原因造成堵车？是车的保有量太大，而不是道路的宽窄问题。脊柱也会因为信息量大和压力大而出现问题的，即脊柱在传递信息的过程中，如果信息量过大，或对很多问题太计较、太纠结、太焦虑，信息就紊乱了或影响其他的信息处理。所以这个时代是大量制造脊柱疾病的时代。而脊柱健康在人体整个健康中占又有非常重要的基础性的地位，因为脊柱是人体生命和健康的支柱和立柱系统。整个立柱系统是以脊椎为中轴，以骨盆为底座，以双下肢为支撑点，双上肢为平衡两翼，以头颅为信息控制中心，以神经和经络为传导，以肌肉为动力，以韧带等软组织为保护的立柱状框架系统。脊柱健康学是以人体整个脊柱架构系统的健康和疾病作为研究对象，而脊柱健康又是我们最容易认识到的，也是最容易去维护和建设提高的。因此，脊柱健康学应率先发展起来。

（2）脏腑健康学，包含脏腑医学。是以五脏六腑和气血经络及功能为研究对象的一门健康学问体系，也就是所谓的中医学，真正的传统中医学讲的是五脏六腑，阴阳五行，气血经络和五运六气等。打个比方说，脊柱就好比是一个国家的疆界和版图框架，脏腑就如同是一个国家的内政管理的五大部委，脏腑和脊柱正好构成了生命体内外表里关系模型。五脏对应五行，其中，脾胃就是生产建设部，肝胆就是公安武装部，负责搞治安的，肾和膀胱是水利部，肺和大肠相当于是发改委，管分配的，心和小肠就相当于中央和国务院。这五大部委之间联合起来做什么呢？就是源源不断地为生命这个大厦或整个生命的演化历程提供能量（即生命之气）的，也就是生命内在的能量供给系统，如果没有了生命之气，生命也就完结了。这五脏六腑作为人体生命的内政系统，他们遵循的是中国传统的阴阳五行的哲学思想和气机升降理论，假如脾胃不好，一般会是肝有问题，中医叫"肝气犯脾胃"，也就是治安管理系统管得太紧了，太过了，自然就影响到生产。如果五脏六腑的功能越来越协调和生产能力强大，那能量就充足，整个身体也就越来越强大，我们也就可以健康长寿。总之，脏腑系统是可以独立成一套健康学体系的，其《黄帝内经》或中医学已为此准备了条件。

（3）心性健康学，包含心性医学。是以人的心理、灵魂、秉性、两性生活以及精神层面的健康和疾病问题为研究对象的一门学问知识体系。人的心理、精神、意念、灵魂、自性和性情等生命现象的最本质特征是信息，由它负责指挥和主宰整个生命体。所以心性医学也叫信息医学，包括中国传统医学的上医，也就是道家医学、佛家医学和气功医学，以及现代医学所谓的心理医学、性医学、量子医学、神经医学和精神卫生医学等，这些都是生命的信息调控系统，是需要自强不息、健康有序地运行着，所以也应形成一套完善的心性健康学体系。

以上从形、气、神三个方面把人体心身健康进行了基本的划分，这样的划分不一定完备或合理，但可以作为健康学的三个基本专业学科。另外，我们还可以从另一个角度对健康学做如下的专业划分：

（1）生活健康学。随着社会的发展和人类文明的进步，人类追求健康的方式经历了几次战略转变，即由被动应对疾病转变到主动应对疾病与预防控制疾病。当今社会，人们对健康的关注点逐步由"预防疾病"转向"重视健康"，并开始主动追求健康。世界卫生组织曾对影响健康的因素进行过如下总结：健康 = 60％生活方式 + 15％遗传因素 + 10％社会因素 + 8％医疗因素 + 7％气候因素。也就是说，健康的主动权是掌握在自己手中的，追求健康，首先要培养健康的生活方式，健康生活源自日常生活的每个细节。因为生活中每分每秒要么是损害和消耗健康，要么是保护健康和成长健康。因此，生活是一门艺术，生活更是一套健康学问。生活健康学必将成为整个健康学的核心或主体。

（2）环境健康学。环境与健康的关系非常密切，且人是有很大适应能力的。随着人们居住条件的改善和卫生意识的加强，"干净"二字被提到一个无以复加的高度，爱子心切的父母更是全心投入为孩子打造洁净的居住环境。但调查显示，过度干净可导致人类生存能力和环境适应能力的减弱，从而极易导致过敏、哮喘等病症的发生。英国牛津约翰·拉德克利夫医院心理和儿科部主任约翰·理查说："人是伴随着病菌和病毒等病原体长大的，病原体会让人生病，但它同时也有助于人体自然防御系统的健康发展。"人类的生长需要良好的生活环境，但是好环境不等于是无菌的环境，要想增强免疫力，除了注意营养，加强身体锻炼以外，让身体适当与细菌接触，使之形成战胜细菌的免疫力也是必不可少的。人只有和自然及所生存的环境融为一体，才是最健康的。所以环境健康学或健康环境学很值得研究。

（3）社会健康学。社会与健康也是密切相关的，社会的政治生态、经济生态、制度文化、人文情怀，以及人与人之间的关系等都是影响人的身心健康重要因素，如果社会不和谐，人心叵测或明争暗斗，甚至战火不断，那人们的身心也很难健康。所以国家和社会也需要持久有序、平稳地健康发展，社会健康和人的身心健康是相辅相成的，其健康的原理或规律是一致的，故有大医治国，中医治人之说。也就是说治国和治人是一个道理。可见，社会健康学是一个更复杂的系统工程。

（4）运动健康学。生命在于运动，但运动有个度的问题。现在的体育运动多为竞技运动，对健康有一定损害，所以现在有运动医学。我们倡导全民健康运动，而不是竞技体育运动。此外，也有观点认为，生命在于脑的运动，身体相对静止，当然，身体的细胞是在运动，是意识或意念在指挥着细胞和气血在不停地有序运动着。这有待于运动健康学进一步探讨和研究。

（5）生殖健康学。生殖健康是人类繁衍昌盛的根基。生殖健康学应从人口学、遗传学等方面去研究，包括优生优育、性学研究、妇婴保健和房事养生等。

2. 健康学可形成的交叉学科

健康学还可以延伸或交叉研究形成一些新学科。

（1）健康经济学，包括健康产业的发展和健康服务等问题，这是发展健康产业的理论基石。当然，经济发展的本身在很大程度上也需要追求健康的平稳发展。

（2）健康传播学，旨在传播正确的健康观念、健康行为和健康文化，也包括传播工具的创新和传播内容的创意等。这是重塑健康观念的前提。

（3）健康管理学，包括健康体检、健康指导和健康大数据的分析管理等。

（4）健康伦理学，健康学和伦理学的交叉学科。当今的医学科学发展对伦理学提出了很大的挑战，比如：辅助生殖、克隆、转基因、器官移植和安乐死等都涉及伦理和人类的健康繁衍，也关系社会的健康和谐发展。健康伦理学必将成为一门相对独立的学科。

（5）健康工程学，是健康科学和健康工程的系统化，包括健康设备工程、健康智慧工程和健康互联网工程等，有些大型的社会活动也可归入健康工程，包括健康传播未来也是需要工程化的系统推进。

四、健康学是"大医改"的理论基石

从健康学的角度来看，健康不仅是指身心所处的一种平衡状态，而且还是指机体本身所拥有的一种自组织平衡机制和自协和运行机制，以及自应激适应能力和自我痊愈疾病或自我康复的生机活力。这种自主机制和生机活力主要是指生命体在营养活性物质的供给而不断进行的新陈代谢过程，以及生命所表现出的一系列活动及应对各种环境变化时所作出的反应或应变能力。在此，我们可将这些统称为生命活力或健康机能。

机体的这种充满智慧的健康机制和强大的生机活力是我们战胜或平衡疾病的法宝，为此，我们应该积极地去为机体提供一些必要的条件和帮助，保护和促进自身的活力得以正常发挥和运行，并充分信任、更多地依靠和利用它，从而成就我们自身的这种健康机制和生机活力去战胜或调和疾病，而不是一味地依赖外在的医生和医药来控制镇压疾病而保卫健康和生命。

另外，这种生机活力和健康机能的拥有和保持是不能仅仅指望其对立面——疾病的倒下或消亡来保全，而是要靠自己不断成长和一些调理保养手段去帮助它、建设它、促进它。同时，我们也不能总是站在防治疾病的立场观点来看待健康或解决健康问题，而应从健康本身的角度出发去寻求健康之道，并以健康为中心来发展人类的健康学。即健康应以阴阳平衡为根本原则，不应完全在乎疾病是否消除。机体有病症的存在是正常的，疾病是健康的一面镜子，健康能力正是依靠疾病而成长，它们相互依存，相互转化，和谐演进。因此，健康学的目标和目的就是维护机体的平衡或和谐。

目前，正在兴起的健康管理学可以说是全球性的"医疗危机"和"医改难题"催生出来的产物，人们寄希望于"健康管理"来取代一些大规模的"疾病诊治"，以减轻医疗卫生的压力。其实，健康管理学只应是健康学的一个分支部分，它和健康科学、健康工程学等一样都是健康学的一种具体实践应用。健康管理这一提法虽然很好，但是如果没有健康学的思想理论作指导，没有健康科学的辨识健康和建设健康的一些技术手段和方法及应用实践，那么健康管理就只是在开空头支票。因为没有这些生产要素、技术指标和实践操作过程，那你管理什么呢？还不是只在管理疾病。所以我们当前的主要任务是应把大量的人力、物力和财力集中投入到健康学这一新学科的理论研究和广泛的实践探索中，而不是简单的强制管理。

总之，医改要想取得成功，就必须跳出医学和医疗的藩篱，在"健康"上做文章。重新认识并理解健康概念的内涵，教育或改变人们固有的偏执于疾病的健康观念，引导大众树立"平衡就是健康"的正确理念，注重心态的调适，保持充沛的精力和活力去创造生活和享受生活，使身心得到健康的发展和演进。此外，"大医改"还应加大对健康学科理论和技术方法的研究和实践，精确掌握健康内在的自组织平衡机制、自应激适应能力和自强不息的生机活力，从而找到帮助机体维护健康、康复疾病和提升健康水平的方式和方法。如此才可以跳出医学和医疗防病治病、再造新病的怪圈和陷阱。

当医学和医改把其主要的目标和方向真正转移到了"健康"上，并有了一套完善的健康学科理论和应用技术方法，那医改就有了一把开启成功之门的钥匙。健康学的建立必将极大地促进全民健康事业的发展，破解医改难题，减少人们的病痛，提高人类自身的康复能力和健康水准，实现人类的健康梦想。

Ⅱ．指导大医改的中国式健康文化

中国式办法的医改，自然就应该有中国式的思维和中国特色的健康文化或理论作支撑。其中，中华传统文化、中医学理论和脊柱健康学等思想文化和健康理论无疑可以为中国式的"大医改"夯实基础。

一、中华传统文化为中国式"大医改"奠定了思想基础

中国人的祖先从远古时代起，就用易学（易经）思想的符号图式（先是河图洛书，后是阴阳八卦）体系完整地说明了神鬼之可信可不信。其认知工具"中国方"（这是李定先生命名为"中国方"，古之所谓"方明"）十分清晰地展现了中华文明的文化含义及全部结构（见下图）。

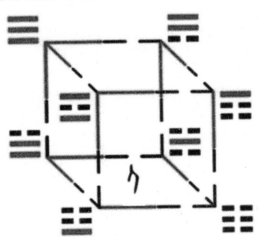

　　这是一个至大无外、至小无内的抽象立方体。它是中国人安身立命于其中的宇宙天地自然环境。所以人必定就在她（他）的生存环境之中——人在方内。方内万物可感可知可用，无可置疑。这个方的建立，源自人身的前后、左右、上下这三个维度、六个面构成的"六合"空间。因此这个方具有人之生存所需的最为基本、也最为强大的实用尺度：点、线、面、体——无极而太极，太极生两仪，两仪生四象，四象四柱为六合，四象生八卦；卦者挂也，八卦就挂在八个角上。

　　因此，以天地自然为本勘定人的时空位置，这就是中国人的文化思维和生存法则，是中国人之理性所在，人在方内，格物致知，无需像西方人那样假手神灵，测知世间万物。对于六合之外的神灵世界，若隐若现，中国人知其不能证有也不能证无，所以"存而不论"。这也就是中华文明所特有的人性原点或人之理性。人是天地之子，在六合之内，无法逃出天地之外，人必须适应天地自然的变化才能生存，所以中国文化的"天人合一"和"天人相应"讲的就是这个理。

　　相反，西方人非要把自己置身在方内，或者是把眼睛和心智硬要挤到六合之外，用神的目光打量人体和观察整个世界，这叫作神之理性。其实，西方所谓的"科学"仍无出其六合以内，是非理性的。所以盖伦就是非理性地去解剖人体，不等病人自然痊愈，主观人为地去替病人消除病症或干预生命，他的后继者亦如此越俎代庖、大包大揽地替病人治愈疾病。

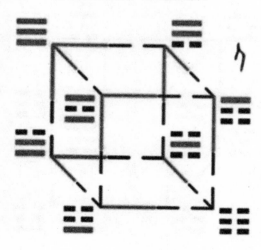

当然，西方的这种文化思维也是有可取之处的。众所周知，整个世界是在发展变化的，也就是我们常说的"恒动不居"。如果你要认识它，就一定要让它相对静止下来，才能把握住它。西方人，应该说是从柏拉图开始，就使用了一种思想方法，他们用人的思维方式，让这个世界静止下来，定格下来。然后再加以认识，从而形成"科学知识"和"科学技术"。

另外，西方现代文明还承继了基督—神教的文化基因。追求救赎的自我冲动，在"异教"面前的极度自卑及危机意识，造就出一种特殊的文化品格——强烈的排他性与征服性。也就是非此即彼的二元对抗思维，绝对斗争的丛林哲学，使其不能容忍多元文化共存。他们根本无法理解，文明的最高境界是"和谐"。对待人类赖以生存的大自然，西方现代文明同样采取任意宰割的征服主义态度，对待身体上的疾病和病症也是施以强大的医疗和医药予以镇压和控制。但"哪里有压迫，哪里就有反抗"。病菌和病毒在对抗医疗的强制压迫下已是越来越坚强，越来越兴旺发达，正可谓是：道高一尺，魔高一丈。如今的很多慢性病，尤其是癌症已是如此地猖獗和顽强，这不能不说是被"医疗"和"医药"给逼出来的。

《黄帝内经》正是依据《易经》所言天地自然这个大系统的变化规律，进而探讨人体这个小系统如何适应这个大系统的变化，如何才能做到"天人相应"和"天人合一"，才能不生病，或生病了怎样才能自我康复，才最终实现健康长寿。这也就是机体自身能够维持健康平衡状态的内在本质规律之所在，也因此，源于《黄帝内经》的中医学是有巨大生命力的。

《黄帝内经》主张不治已病，而治未病，同时主张养生、摄生、益寿、延年。《黄帝内经》可以说是健康学的圣经，它在很多地方都是在谈怎么调养健康、如何顺应自然。它认为人和自然息息相关：我们一天三顿饭，为什么不少吃一顿或者只吃午餐；为什么要冬吃萝卜夏吃姜；为什么早上几点要起床，晚上几点必须睡觉（不能熬夜）……这些都是自然规律所决定的，它就是在教你一些很简单的生存和生活道理。如果违背了这些天地时序或者自然规律，你的身体慢慢就会变得不健康。健康学就是要去研究探索健康的一些基本要素和发展演变规律及调养康复的技术方法和健康成长的途径等。

近代以前的文明是"道器合一"，这是因为古人囿于自身环境，天人关系是直接的生命攸关。在此情况下，人智人为、知识知性都只能是在"道"之下被开发、被利用，而不能独立形成于其他任何时空之中；否则寸步难行，动辄万劫不复。而近现代的科技文明是"唯器无道"。这是因为近现代西方的科学文明，虽在物质和科技等方面有巨大飞跃，但在智慧与和谐等方面则是倒退的。因为现代人对大自然是"予取予求、我行我素"，或"大有作为、大展宏图"，这的确是充分绽放人的潜能或才智，也致使"人与人、人与自然愈益冲突"。虽暂获暴利，但这并非智慧，至少在表面上不合"道"或"道的智慧"。智慧是什么？是历史上的稳健进步、动态平衡，在维护"人与人、人与自然之和谐"的前提下的可持续性，从而保证了"从量变到质变"的发展规律，这就是"道"！

中华优秀传统文化讲求的是阴阳合道，五行合规，千百年来其化育着中国人的生活、规范着中国社会，同时还为中国人提供了高远的理想。比如，"大同社会"的观念，体现了中华传统文化崇尚和谐公正的价值取向；"协和万邦"的观念，与我们今天所说的人类命运共同体思想息息相通。中华传统文化的瑰宝在于其文化理想与道德理想，在于其大同思想与整体主义；在于其自强不息与"苟日新、日日新、又日新"的精神。

近代中国落后挨打、丧权辱国、割地赔款的屈辱，前所未有地打击了中华民族的文化自信与文化尊严。五四运动带来了马克思主义的中国化、西方科学的中国化，表现了中华文化自我调整、自我更新、迎头赶上的愿望与能力。随着中国经济的快速发展，其国际地位大大提高。与此相适应，中国文化视野不断拓展，文化自信不断增强。如今已是"大道回归"，那么中华传统文化的复兴必将给中国式"大医改"和健康学奠定理论指导思想。

二、中医文化的复兴定能为中国式办法的"大医改"破题

中医学是以《黄帝内经》为母体衍生出来的用于防病治病的传统医学体系，

其《内经》可以称为内经学，是身体内在这个世界治理的经典学问，它除了防病治病的医疗卫生知识之外，还有维护健康和提升健康的养生学知识，人与天地自然及社会合而为一的生存哲学，以及延年益寿的生活艺术或生命科学等。可以说《内经》的精髓九成都是讲养生和防病，所以它不只是一部医病的医学，还包括"医人，医国，医世，医社会"的学问。

《黄帝内经》中说："病已成而药之，譬如渴而凿井，斗而铸兵，不亦晚乎？"意思是说病了以后再吃药，已然是"半生半死"不得已而为之的"末道"。不过这个说法太过理想化，"人吃五谷，孰能无病"，再说，往往是生病了，人们才会想到要去治病和保健。因而吃药治病成为人们的必然追求。所以自汉末以来，有关疾病的理论和防病治病的方式方法开始从《黄帝内经》演化独立出来，及至清末民初已蔚然成为防病治病的中医学体系，以此与西医西药学体系竞争或抗争近百年，进而发展成现代中医药学体系，也越来越偏离了《内经》的主导思想。如今，随着中华传统文化的复兴，中医复兴必将复归《内经》思维，并开启医养强生模式的健康发展道路。

其实，传统中医学可以说是健康学的基本雏形，中医学的阴阳互根互用，五行生克制化的哲学指导思想就是一种平衡论的思想，其阴阳五行学说旨在说明机体各健康要素之间的关系和机制；它的脏腑气血（液）理论就是应用阴阳五行学说来说明它们之间的平衡协作关系，阐述人体生命所需能量的生产和供给的来源和协同原理；其经络气血和信息传导系统也是调整平衡或恢复健康的通道，是在告诉你生命和健康的信息及能量的网络调节和控制机枢。它以理法方药的医学实践也都是以平衡为原则去处理问题。总之，蕴含《内经》思想的传统中医学不是以对抗治病来解决问题，而是以平衡和谐来获得健康。因此，复兴以后的中医学不再是疾病学，而是健康学，是"无问其病，以平为期"的养生学、健康学。

我们有理由相信，中医养生学必定能为中国医改的突破提供崭新的思维模式。这是因为：第一，中医养生学是最具有中国传统文化特色的健康理念。中医文化是中华文化的杰出代表。在中国式办法的医改和健康发展道路的进程中，中医的文化思想和地位作用是毋庸置疑的；第二，从我国一路走来的历史可以看出，中医学的发展和国人的健康紧密相连，并伴随着我国健康发展道路的始终。且中医的文化，中医的实践，符合中国的实际。我们什么时候重视中医、中医药普及得好，国人的基本健康状况就好，什么时候中医药式微，就会出现国人健康水平的下滑，这也是中国社会的一个客观现象。

西方国家由于医学资源或健康服务方式比较单一，一般只有西医医疗方式，而不存在中医医养方式或医理养生方式。因而他们也就不存在"三分治七分养"的可能，由西医思想理论决定的医疗方式或管理措施，只能完全是对抗疾病的治疗、药疗、放疗、化疗和手术等医疗卫生方式了，而医疗卫生之治病防病的结果是再添新病，形成恶性循环，根本就不可能解决广大人民群众"看病贵、看病难"的民生问题。而由中医文化理念决定的是医理养生方式或保健养生方式，主要是面对健康的调养、保养、营养和修养等养生或强生服务模式，养可以占到七成。因而中医养生可以非常容易地打造出引人入胜的对健康具有调理、保养和不断提升的医养服务供给模式，这样不仅可以缩减医疗对抗、降低医疗费用，还能为中国老百姓带来更有价值的健康提升和更好的生活质量。因此，唯有中医养生学才有可能在医改这个世界性难题上发挥其颠覆性的潜力，找到一种中国式办法的医改新思路。

三、脊柱健康学已为"大医改"准备了健康学发展范式

近一二十年来，在中国孕育诞生出了脊柱健康学。脊柱健康学是在传统中医的正骨整脊、针灸推拿和按摩指压，以及现代颈肩腰腿痛学、脊骨神经医学、生物力学（或生命活力学）和生物信息学等基础上发展而来的一门新兴学科。它是包括中医、西医和上医的思想理论在内的，或者说是三种医学模式共同组合在一起的大医学之典范。这也只有中国才有条件和优势来创建这种大医学模式和健康学范本，其中的核心思想或灵魂就是《内经》学术思想或中国文化。

在理论构建上，脊柱健康学是以"物质、能量和信息"三元论哲学思想为

指导原则，即从"形、气、神"三种角度，亦即从形体的物质结构、气液的能量活力和信息的系统控制三个角度去认识脊柱，进而去研究脊柱与疾病、脊柱与健康和脊柱与生命的内在关系。尤其是以现代信息论、系统论和控制论打造了脊柱这个大的系统思想概念，构建了一个以平衡为原则，以健康为中心的生态医学模式和健康学的基本理论体系。

在实践应用中，脊柱健康学是以脊柱的"形平"、"气和"、"神通"作为整体目标，不仅要考虑脊柱的形体结构正不正或组织坏死阻塞异变问题，还要考虑气血（液）的营养活力是否充足或过剩滞留泛滥问题，更要考虑其信息通讯故障和信号编码出错或紊乱问题，也就是要从身体的形体结构稳定、行动的气血活力状态和精神心灵情志反应等方面全方位思考健康。

在具体操作上，不再仅仅是整脊或脊柱矫正的问题，亦不再只是解决脊柱生物力学的不正问题，还要着手解决好脊柱周围软组织紧与松以及劳损变性问题，同时，更要解决脊柱的信息通讯所面临的压力、不通畅和通讯指挥系统的故障等问题。其最终目的就是要调整好脊柱的形体结构、气血活力和信息通讯三方面的整体平衡或通顺状态，只要脊柱的各种状态正常或通过调节使其恢复平衡状态，其相关的病症或健康问题也就不复存在了。

脊柱健康学作为一种"大医学"或"健康学"模式的先进典范，目前已显示出广阔的发展前景。现代信息技术、计算机技术和生物技术等高新科技已为脊柱信息调控平衡方法提供了更广阔研究的新平台。脊柱健康学可以说是中国传统中医文化和现代高新科学技术的完美结合。

在脊柱健康学理论的指导下，脊柱健康测评辨识技术和脊柱健康调理保养技术正在形成庞大的医养健康服务模式；而脊柱疾病检查诊断技术和脊柱疾病治疗康复技术也已形成完整的医疗健康服务模式；它们将与脊柱运动健康服务模式等共同打造出一个产业集群，为这个特定时代最为高发的颈肩腰腿疼痛和海量相关慢性疾病提供很好的解决方案和路径。也为中国式的"大医改"、大医学和大健康提供全新的思路和范例。

总而言之，我国已具备了中国式的"大医改、大医学、大健康"的思想理论基础和实施条件。因为我们有中华传统文化的"大道"思想和整体思维及传统生态医学（中医）和现代生物医学（西医）的相融相济；更有我们创立的脊柱健康学这样的学科理论思想的健康学范式。同时，我们还有数千年来祖辈传承下来的养生学知识和理论体系，以及各种宗教生灵医学（如佛医、道医等上医）在大中华文化的包容中也是枝繁叶茂；加之，我们又有了健康中国大的战略构想，以及建设"健康中国"发展纲要和政策的保障。因此，我们完全可以通过"大医改"为世界人民创建和贡献一个完备的健康学模板和大健康保障体系。只有这样的"大医改"思路、大医学（健康学）模式和大健康保障体系才能引领世界各国走出医改的困境，才能保障人民的健康永续和生命的和谐演进，此乃民生之大幸，人类之福祉。

Ⅲ. 西医、中医和上医　不一样解析

医分三支——上医、中医和下医。上医也就是古时的巫医或现在所谓的神医，是调摄精神的生命医学或生灵医学，属神学体系的范畴；中医是通过调养以求中、求和、求平衡的健康医学或生态医学，属中国传统文化的儒学或易学体系的范畴；下医就是治形体之病的疾病医学或生物医学，也就是现在的西医，它属科学体系之范畴。

一、中医与西医的再比较思考

近百年来，关于中医和西医的比较已是无数学者都在思考和争论的事情，但这类思考或比较似乎都是一些对立性的，把中医和西医设立成两种不同的医学科学。其实，中医和西医不是两个不同的医学，而是整个医学的两个不同部分（当然还有上医部分），且分属于两个不同的学科范畴。中医是"无问其病，以平为期"的保健强健之"儒学"或"和学"，而西医则是"努力找病，除恶务尽"的防病治病之"科学"。这里一个是"以和为贵"的阴阳论思想，一个是"以抗为主"的斗争论思想。也就是说，它们一个是"和学"的范畴；一个是"科学"的范畴；而上医则是"神学"的范畴。也可以说传统中医学是以强健为本的健康学，现代西医学则是以治病为目标的疾病学；中医是执其两端而取其"中"的调和之理学，而西医则是偏执于"左"倾的对抗伐病之科学。换句话说，中医是遵循自然规律，与天合一或顺天而为，而西医是违背自然规律，积极对抗或逆天而行。这恐怕是中、西医两者之间最大的区别。遗憾的是中、西医之间为了"科学"的头衔和"治病"的效果却争论了一百多年，中、西医的"结合"发展也因此误入了"科学治病"的歧途，这实属是一场闹剧。

另外，中医依据中华文化的阴阳五行思想，构建的是五脏六腑系统的五行关系模型；而西医依据解剖生理学，构建的是各个系统的器官、组织和细胞模型；在临床检查辨别分析上，中医是辨证论治，西医是按病论治；在处理问题上，中医是以调养、保养、营养健康，或与疾病修和修好为理念的医养强生事业，而西医则是以抗击、惩治或征服疾病为宗旨的医疗卫生事业。换句话说，中医采用的是调理、调和等方式，依靠的是机体自身内在的健康机制和生机能力，从而达到一种自律自治——内治；西医采取的是攻伐、替代等方式，依靠的是药力或手术等外在的制约力量，以期达到他律他治——外治。中医治病的"治"是"文治"，西医治病的"治"是"武治"。所以中医的优势不在于医疗卫生（抗病）上，而在于医养强生（扶正祛邪、和病或强健）上；西医的优势倒是在医疗卫生上，但西医既在治病又在致病，因为它在抗击疾病的同时也在损害我们的健康指数和生命活力，并为下一个新的疾病埋下祸根。

再者，中医和西医的理论体系之不同，是因为它们认识对象、认知角度和思维方法的不一样。中医的主要认知对象是"健康"，西医的主要认知对象是"疾病"。中医确立的是"阴阳论"的平衡思想；西医则执行的是"因果论"的战争思想。中医强调"气"的象变功能，重在调和"阴阳二气"的平衡，兼顾左右的"形"与"神"；西医则注重"形"的结构功能，重在整修"形体"的平衡，继而兼顾向上的"气"和"神"。

中医与西医之不同其实是职责目标或服务对象的不同，是指导思想和解决问题的理念不同。而长期以来，我们对中医却有着太深的误解或误读，一直都把它当作一门治病的科学来看待。

	哲学思想原则	认识论基础	方法论	所得出的结果
西医科学 /下医	唯物辩证法对立统一论	元子论 /细胞论	客观观察，逻辑推理实验验证（验证）	因果关系因果决定论
中医理学 /中医	唯象辩证法阴阳五行说	元气论 /象数论	取象比类，思辨推演实践检验（实证）	阴阳关系阴阳平衡论
神医德学 /上医	唯心辩证法天人合一论	元神论 /信息论	主观臆测，虚静心悟内视证验（论证）	神明关系神明调控论

	注重什么	意在什么	偏执什么	思维模式
西医	重生理指标讲求真实	伐病、眼见为实（传真）	疾病唯物论	形象思维
中医	重平衡状态讲求实效	和气、言情达意（传情）	健康唯象论	抽象思维
上医	重生存过程讲求意想	调神、心领神会（传神）	生命唯心论	意象思维

二、中医 ≠ 中国传统医学

我们这里所说的中医的概念与大家理解的中医可能不是完全一致的。我说的这个"中医"概念是一个严格意义上的小中医概念，而并非是中国传统医学简称的那个"中医"。是指以儒家思想为基础，以求中、求和、求平衡为目标的中庸、中和之医学，也就是"上医、中医、下医"之中的那个"中医"；或者也可以说是"儒医"或"汉医"。

其实，中医这个概念的产生是很早的，在《黄帝内经》中就有上工、中工和下工的记载。药王孙思邈在《千金要方》中也提出了"上医、中医和下医"。所以古之"中医"本应该是指居中的、中和的那个医学。

今之"中医"称谓，始于清末民初。其时，将外来的教育称为西学，将自己的教育则称为国学；将外来的医学称为西医，将自己的医学称为国医。后来又将国医改称为中医，现在中医和国医二词是通用的。以至于《现代汉语词典》对"中医"的解释是："中国固有的医学。"

事实也是这样的，现在人们大脑中的"中医"的概念似乎已不由分说地是指中国的传统医学，甚至有人干脆说"中医"就是"中国传统医学"、"中国医学"或"中华医学"的简称，是相对于"西医"而言的一种医学。中医和西医就因为有这样的误解，进而开始了长达一百多年的对立与争论。

其实，"中"和"西"不是一个相对范畴的概念，中医和西医在本质上是不存在对立关系的。"东"和"西"则应是一对相对范畴的概念，而"中"则是居东和西，或上和下两者之间的。所以"中医"是不会去对立什么别的医学。

中医的"中"虽然与中国的"中"是同一个字，也是同一个意思，但"中医"绝对不应视作是中国这个地域范畴里的传统医学的简称。即"中医"不应该是一种地理（空间单元）意义上的中医概念，而应该是一种文化意义上的中医概念。而现在人们意识中的中医概念则是阴差阳错的。

中医应该是指"上医、中医、下医"中间的那个"中医"，这样的理解或界定中医也应该是最准确的；亦是指"神医、中医、西医"或"左医、中医和右医"之中的那个"中医"，也就是永远居中、求中庸、中和或中立平衡的那个医学。中医是以儒家思想为指针，故中医又可称之为"儒医"。

再说，医学也本不应该有国界的，所以中医是不应该作为以中国为范围的医学。即中医不应是一个地域概念的医学。当然，中医是可以视作为中国传统医学的代称，因为中医在中国传统医学中是居主导地位的，它是中国传统医学的主体或代表。

应该说，中国传统医学是一个大一统的大医学概念，它除了中医之外，还应包括治神的上医和治病（形）的下医。由于中国传统医学受中国传统主体文化——儒家的"中庸"思想影响，故中国传统医学的主体是中医，即以注重调节阴阳二气的平衡为原则的中和、中庸、中立之医学也。

也正因为是这样，使我们把"中医"和"中国传统医学"这两个不同的概念总是混为一谈，以至于闹出很多与西医是是非非的争论来。因为中国传统医学也有治病的部分，即下医。中西医之争的焦点本就是中国传统医学与西方现代医学谁能防治疾病的那一部分。但遗憾的是，中国传统医学中防病治病的下医被隐去了，以致被转化成为"中医"与"西医"之争。因为概念被转换或偷换了，所以争论就一直不休。

中医（儒医）虽然完全可以代表中国的传统医学，但肯定是不能完全代替中国传统医学。我们更不能把中医完全理解为"中国医学"和"中华医学"，因为中国医学既包括传统医学，又包括现代的所谓的西医（即现代医学科学）。

我们要发展和振兴中医，就必须回归到中医自身的"儒学"、"易学"、"理学"或"和学"的语境体系上来。因为中医就是"中"医，中医旨在寻求中和平衡之"健康"上，而不在对抗杀伐于疾病上。换句话说，中医重在保健强健（扶正）养生上，而不像西医那样去防病治病（祛邪）而卫生。中医将随着中国传统文化（易学、儒学或理学）的复兴而得以正确地认识和真正地发展起来。

三、西医 ≠ 西方之医学

西医也不应该指称为西方之医学，它只应是西方现代医学或医学科学的代称。公元前的西方医学与东方医学一样，也是一个大一统的医学概念，其理论体系也与我们中国传统医学（准确地说是《黄帝内经》）相似，这从希波克拉底的医学思想就可以得以印证，在临床上也包括防病治病的下医、保健强健的中医和调神修为的上医。所以西医这个称谓也是很不恰当的，应该说是现代西医才更确切些。

到了 16 世纪以后，西方医学由于得益于近现代"科学"的迅速发展而迅猛发展，进而被称为医学科学的代表，成为现代医学的霸主。它以科学的强势思维，以一种抗击疾病的战争方式去挽救我们的生命，保护我们的健康，但患者付出的代价也是巨大的，而收效却是甚微的。

人们早已发现，现代医学科学——西医是有很大的局限性和破坏性的，也可以说是一个极左倾之医学，所以它肯定不是人类整个医学的全部。它的局限性也正在于其完全执"科学"之一域，凭借"科学"的强大，以惩治和消灭疾病来维护健康，这只能是很被动地在围绕着疾病打转转，一味地"找病治病，除恶务尽"，这只是一厢情愿的事。因为消灭了疾病并不等于就一定拥有了健康，有时甚至把健康也给消灭了。

同时，西医的破坏性也是显而易见的。其科学的"竞争"的理念，致使其旨在努力地"找病治病"，又"再造新病"。即它给机体和健康造成了更多的不和谐的因素，带来了很多的副作用，也引发了一些医疗事故和医患矛盾，因而也早已遭到了人们的质疑。

西医似乎是为了治病而治病的，它强硬或者说霸道地惩治疾病，虽然可以横扫一切"疾病"，但是，它对健康的贡献其实只有 8%，相反还可能会给健康带来潜在的危害，给人类带来无法遏制的全球性的医疗危机。这场危机的根源应该说就是由于"医学科学"与"疾病"无休止的这场斗争或战争的必然结果。

现代医学西医（尤其是 20 世纪的医学）其大方向肯定是错了，它的目标是旨在努力地寻找疾病和消灭疾病。但找病治病不应是医学的目的，而只应是维护健康或帮忙纠错的一种手段，但也绝不是最佳手段（维持健康的主要手段是在建设健康上，而不是一味地防治疾病）。因其方向性错误，所以现代医学科学

（西医）离人们健康的目标也就越来越远了。

四、一分为二说巫医

科学和神学是人类文明或文化之两端，也可以说是唯物论和唯心论这两大阵营的文化代表。在当今这个唯物论独霸，科学独尊的时代，神学早已被边缘化了。而与之相对应的"巫医"或"神医"（也就是上医）则更是没有了应有的位置，甚至把它与"迷信"画上了等号，并把它完全抛弃掉。不过，巫医在道家或道教里还是得到了些传承。

事实上，我们应该一分为二来重新看待巫医或神医。在上古时代，巫医多是指有一定知识的僧医、占卜者、神汉、巫婆或祭司一类的人物，这些巫医们在当时都是掌握史前医药学知识最多的人，是可以和天地沟通的人，也就是懂得天地自然规律，能做到天人合一的人。再说，"医"源于"巫"一说，似乎已成为了医史的铁证。

巫医，在上古时代应该是占为人类医学的主体，在经历了千百年的发展历程中，掺入了一些迷信或不合理的东西是不可避免的，也是可以理解的，不应被全部抛弃。而现代的生物医学也不过一二百年，不也是掺入了很多不合理或叫人盲信的东西吗？巫医或者说是上医，它不仅在古代曾为人类的健康作出了巨大的贡献，而且现在在民间或者是在医学的边缘也仍在发挥着现代医学科学不可替代的重要作用。因此，巫医或神灵医学模式还是有着很多合理的内核，它也是整个医学不可分割的一部分。

其实，现代医学所说的精神卫生、心理医学、神经医学和生命医学，以及传统医学所谓的针灸医学、推拿医学和气功医学，甚至各种宗教医学（如：佛医、道医、禅医等），他们都属于"神医"学或"巫医"学（即上医学）的范畴，也可以说都是"神学"的范畴。在此，我们也可以把它们统称为"信息医学"或"心性医学"和"生灵医学"。

五、中医＋西医＋上医＝大医 大医撑起大健康

中医和西医不是两个不同的医学，而是整个大医学的两个不同部分（当然还有一个上医部分），因此，中医和西医不应是"结合"的问题，而应是一种"组合"的模式。即中医＋西医＋上医（神医）组合起来就是一个完整的大医学体系。也就是说：无论是中医还是西医都不是医学的全部，都只是整个医学的一部分，都是有局限性的。它们各自处在一个相应的位置上，一个是凝聚华夏两千年儒家和谐文化精髓而来的中庸、中立、中和之医学，是旨在保健强健的传统生态医学；一个是借助西方科学强势文化去讨伐、征服或控制疾病的现代生物医学。

中医的主体思想是以讲中庸、讲理性，以"平衡、和谐"为原则的医学理学；而西医的主体思想是以讲征服、讲控制，以"诊病、治病"为原则的医学科学；神医或巫医的主体思想是讲调心性、求"神佑"的医学德学或神学。可见，中医是兼顾两端的治病科学和调神心学而取其"中"用之于"人"的"健康学"。

中医医生被称其为大夫或郎中，应该是很准确的称谓，大夫和郎中就是一文官的称呼，他们如同是建设和管理国家的工人，西医医生则被喻为白衣战士，也很确切，即是指抗击疾病的战士、勇士，如同是保卫和巩固国防的军人。至于上医（或巫医）就相当于是引领思想的文人和统领国家的官人，也就是领导者。工人、军人和官人都是国家所必需的人才，只是其分工不同而已。也就是说，中医就是从事人体"健康建设"的"工士"或"工程师"，西医就是从事"防治疾病"、保卫生命的"战士"或"将军"。上医就是能够调控生命信息（神）或指挥调动机体一切，达到调和心性的"绅士"或"统帅"。

中医、西医和上医各自的研究对象和目标也是不一样的。其中，中医的主要认知对象是"健康"，其目标就是建设健康，且它是"无问其病，以平为期"；西医的主要认知对象是"疾病"，其目标当然就是防治疾病；而上医呢，它的主要认知对象是"性命"，其目标是调摄心性，修炼性命；所以说：西医是通过防病治病来保卫生命——卫生；中医则是以保护健康和建设强壮健康来养护生命——强生；上医是通过修炼性命或调理心神来厚泽生命——厚生。可见，

西医、中医、神医（或上医）正好是左、中、右或下、中、上三种位置上的医学；即左倾、中立、右倾的三种医学范式；亦如同一支球队的前锋、中锋和后卫，西医就像是前锋，中医是球队的核心——中锋，神医就相当于后卫，它们联合起来就可以组成一支完整的球队了。

但是近百年来，我们却一直要求中医要科学化或现代化，用科学来改造中医，这就如同要把"工人"改造为"军人"一样，其结果是中医很难担当使用科学武器的"军人"，充其量也只能是当一个运送弹药的"民兵"，所以现代化或科学化了的中医已不再是真正的中医，也的确有点伪科学之嫌。现代西医虽然很发达，但仍然是一个跛足的医学，或只是一时独大的医学科学或疾病医学。因而生物医学不是一个大医学的概念，因为其中的中医理学（健康医学）和神医德学（生命医学）没有得到应有的发展，且大大的落后于治病的下医（西医）。我们的健康需要一个由"三元论"思维模式指导下的完整的大医学格局来保障。请看下面的大医学组合模式图。

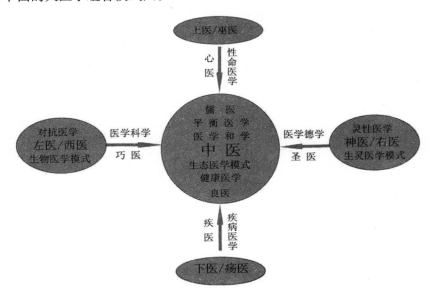

应该说，在我国把"西医、中医、上医"组合起来，创立一个完整的大医学模式是最有可能的。其实，中国传统医学本身就是由上医、中医和下医共同组成的大一统医学，只是中国的传统医学中治病的"下医"部分没有像现在治

病的医学科学（西医）这么发达而已，而上医部分也在其发展中被抛弃或游离了出去。现在，我们中国医学的科学化或治病的部分已经很丰富了，也就是西医学；而我国医学的主体部分——中医学也还尚存，这是我国独有的瑰宝，且已继承发扬得比较好，只是还需努力提高和完善而已；再需要努力发展的是上医学（或信息医学），上医或神医这一部分在我国也是相当丰富的，因为我国是个多宗教聚集的国家，各宗教医学也很发达，尤其是我们本土的道教所孕育的道医为我们大医学中的上医准备好了基础和实践要领。总之，把它们组合起来就可以成为一个比较先进而完善的大医学，这正是我们大医改要去努力改变或要做的事情，也是能够走向成功的根本保证。而这种大医学模式只有我国有这个条件和优势来创建，这也将是我们可以贡献给人类和世界最宝贵的健康财富。

附：百川依据学科思想对医学模式的传统划分

1. 生物医学模式——下医、西医、科医、左医、对抗医学、物质医学或疾病医学，医科 / 治病，其指导思想是科学或力学。

2. 生态医学模式——中医、国医、和医、中医、平衡医学、能量医学或健康医学，医理 / 保健，其指导思想是儒学或理学。

3. 生灵医学模式——上医、巫医、神医、右医、调控医学、信息医学或性命医学，医德 / 修性，其指导思想是神学或德学。

注1：一般常规划分法：基础理论医学、临床治病医学和预防保健医学。其实，这只是针对"疾病"而言的分类。

注2：上医、中医和下医的分类是根据解决问题的对象和思维模式来分的，其中，上医是采用唯心论对生命的精神和灵魂进行调控或安顿；中医是采用维和论对健康的平衡状态和持续过程进行调节；而下医则是采用唯物论对疾病的病菌和病灶进行抑制、对抗或清除。

注3：对医学模式的划分、理解认识，也是指导我们"大医改"的理论基础。

Ⅳ．卫生、养生和厚生 共筑大健康

卫生是为了健康，养生和厚生也都是为了健康。因而医改也就不仅仅是只对防病治病的医疗卫生体制改革，还应该对建设健康的保健强健之医理养生以及优化生命的修心炼性之医德厚生进行更加全面的认识、改革和提升。也因此，我们有必要对"卫生、养生和厚生"进行比较系统地理解并明确其职能定位。为此，笔者拟将从疾病学、健康学和生命学的角度或西医、中医和上医相对应的卫生、养生和厚生进行一些比较性的思考和分析定位，以期作为"大医改"的理论指导之一，并希望能对我国百年来的中西医之争乃至世界各国医疗危机及医改难题的化解能有一些启示。

一、医疗卫生、医理养生和医德厚生之解读

在我国有中、西医两种医学的划分，近百年来，人们一直想把两者合而为一，以此想创造一个新的医学。其实它们分属于两个事业领域，一个是医养强生事业，一个是医疗卫生事业。西医秉承了西方文化"物竞天择，适者生存，不适者淘汰"的生存竞争法则，因而在面对疾病时，充满了"对抗和彻底征服疾病"的欲望，这很像"军事科学"的保家卫国，它的目的和任务就是救死扶伤，治病救人，保卫生命；中医则植根于东方文化"道法自然、阴阳互根、和谐共演"的生态平衡理念，它在面对疾病时，是"三分治，七分养"，"中病即止"，甚至是"无问其病，以平为期"，"不治已病而治未病"。其原则是"扶正祛邪"、

"疏导化瘀"、"调和阴阳"的平衡法则。因此，中医学如同经济学和管理学一样，是致力于机体的健康恢复、疏导建设和促进提高，以达到保养健康、调和疾病、养护生命之目的，即医养强生或医理养生，养生正是为身心的强大。"卫生"和"养生"在本质上和学科理论上都有很大的不同，除此，还有"厚生"，即医德厚生问题。

简单地说，医疗卫生是救死扶伤、治病救人的医学实践行为之一，所谓的"医疗"就是"疗病"，是针对"疾病"的各种治疗，包括药疗、刀疗、放疗、化疗或理疗等。而医养强生是维护、恢复和提升健康能力的最有效医学实践模式，所谓的"医养"是针对"健康"的养护提升，包括食养（含营养）、保养、调养、境养和修养，以及培养、滋养和濡养等。医德厚生是修心炼性、调摄精神的一种医学实践行为，所谓的"医德"是医治患者的"德行和德性"，是针对生命之"德"。诸如儒家修仁、义、礼、智、信五德；道家调神、魂、魄、意、志；佛家修"善"和戒：贪、嗔、痴、慢、疑。医德或修德是一种厚泽生命的方式。

应该说，我们每个人一生都志在学习和掌握三种知识和技能，即一个是"谋生"（包括卫生）的知识，一个是"养生或强生"的知识，另一个就是"厚生和创生"的知识。而谋生的知识在健康领域当然就是指"卫生"知识，可以说人们首先应该学会的就是"谋生"和"卫生"的知识，因为只有生存下来了，才有可能更好地养生和强生，才能厚生和创生。到目前为止，人类对于"谋生"和"卫生"知识的学习和研究应该说已经达到了相当高的程度，上至天际、下至海底都有所探究其生存的可能，其中的"卫生"知识也是相当的丰富，甚至已达到了微观的分子、粒子水平。因此可以说，人类的谋生（包括卫生）知识和手段已让生命的生存及其活动的空间和时间都得以较大的拓展和延伸了。

由于人类首先是为了生存，所以谋生的知识和技能得以优先学习和掌握，而对于养生和强生知识的学习和掌握则相对滞后些，且目前也相当的匮乏。尽管我们的祖先用了几千年的积累给我们留下了中医养生方面的很多知识，但是在 20 世纪或更早时候，由于西方的坚船利炮夹带着西医的强大冲击，使卫生知识成为强势文化，以至于我们几乎完全放弃了对"养生"知识的进一步探求，转而去一味地追求谋生及卫生的知识与技能，并用西医的医疗卫生知识和标准化来研究和发展"中医"的保健强健养生（强生），并用来评判"中医"的防病治病能力，继而发现中医既不能知病治病，也不能救死扶伤，故而不能充当保卫生命的"白衣战士"，于是就要将中医废止。现在我们似乎已经明白，中国传统医学中的"中医"的确不能像西方生物医学科学那样勇猛地"抗病制病"，不应属于医疗卫生行业中的战将，而应回归到医理养生的行业中，当它的健康工程师、养护管理者或建设健康的"蓝衣工士"。至于厚生或创生的知识和技能则是上医，或生命学或性命学要探究的内容和目标，在此暂就不深入地赘述。

百余年来，我们一直向西方学习，学习它的先进科学技术和竞技文化。从"中学为体，西学为用"到"西学为主，保存中学"，再到"全盘西化"，最后又回到"中西并重"，这也就是所谓的"西学东渐"和"中西合璧"的过程。我国的医疗卫生体系的建立和发展也就是我们学习西医的结果。可见，"医疗卫生"一词应该说是随着西医（或科学）进入中国后衍生或演绎出来的词语，其意思就是通过现代医疗手段来发现疾病、征服疾病和消灭疾病，从而达到保卫生命之目的。也可以说，"卫生"一词是随着西方的洋枪洋炮一起进入我国的一个概念，因此，它带有很浓郁的斗争思维、竞争理念、军事学思想和战争的气味。当然，卫生学还包括生活和环境卫生知识等内容。

随着生物医学科学（西医）的突飞猛进，医疗卫生事业得以大力发展和倡导，并进而成为主导人类健康事业的主体，甚至成为唯一主导健康事业的手段，以至于"卫生"一词几乎成了"健康"的代名词。就连"世界健康组织"（World Health Organization 简称 WHO，其中 Health 就是健康，本应译为世界健康组织）却非要把它翻译成"世界卫生组织"。也由此，人们将生命和健康的所有问题都寄托在生物医学科学和医疗卫生事业上。什么环境卫生、食品卫生、精神卫生……这些都在讲卫生，或都冠以"卫生"的名义。在我国，由于"健康"的一些问题都被"卫生"一词所遮蔽，就连几千年来创立的具有鲜明的中华养生思想和方法的"中医养生"也强行地改作了医疗卫生的一部分，其中：中医大夫或郎中也变成了白衣战士，中医医院也成了抗击疾病的战场，国家中医药管理局在过去也被列于卫生部之下，处于从属的地位。

医疗卫生无论从字面上的理解，还是就其实际内涵，都呈现出了医治疾病、保卫生命的要义。从我国乃至世界各国的医疗卫生事业的工作实质来看也是以"找病治病，保卫生命"为主题的工作目标，这也说明了人类的健康事业还只处在一种"谋生"和"卫生"的阶段，还只能是一种被动的"求生"、"求健康"的方式。这种阶段如同是"战时"状态一样，是用军事战略的思想为指导，以斗争和征战疾病的方式来保卫生命、保卫健康。其实，人类社会早已从战争的阴影里走了出来，踏上了"和平"的康庄大道。可是不知为什么，在对待自身身体这个"国家"的治理和建设时，却仍然采用这种"卫生"的战争方式来盲目解救，来对抗镇压或管理控制，真是悲哉！

如果把医疗卫生事业看作是人类为谋生而加以优先发展的初级阶段，那么医理养生事业则应是人类为健康长寿而应该积极追求和发展的中级阶段，而医德厚生事业就应是人类厚德长生、延年益寿的高级阶段了。可我们一直停留在初级的医疗卫生阶段，无论怎么说，也该要上升一个发展阶段了。

二、西医防病治病是以疾病为敌人的保卫生命之战

生物医学科学、医疗卫生体系以及我们所有的医务人员几乎都是围绕着疾病在打转转，被疾病牵着鼻子走，或者说是跟在疾病的屁股后面追追打打。这给人的感觉无疑就是医学、医院和医生的职责或目标就是在"找病治病"。我们已知道把"防病治病"当成了医学的目的或目标肯定是不准确的，但是我们还是逃不出这个圈子，这恐怕是这个特定历史时代的必然。因为我们所处的是一个唯物论独尊、科学主义独霸的时代，由科学主导了这个时代的整个文化形态，因此，我们的一切（包括身心健康）都是处在一个竞争的态势。同时，科学是一种强势文化或竞争文化，强者旨在攻取或在遭到外来的侵犯时通过激烈地反抗来保卫自己。

因此，医学科学就是旨在构筑医疗卫生这一防御保障和积极抗争体系。也

因此，生物医学科学（也称西医）就是本着以疾病为"敌人"的观念去编织医学的知识经纬，围绕与疾病作抗争的价值取向去构建医学的理论模块，其实验模型也是疾病模型，其医学语言则充满着对疾病的憎恶、排斥和恐惧（陆广莘语）。因而生物医学的实践问题和实效问题则被转换成了对疾病的认识问题和控制问题或治疗问题，进而形成了"努力找病、除恶务尽"的生物医学诊疗思想。围绕着生物医学的这种理论模块及其诊疗思想所构建起来的一个庞大的医疗卫生体系，也正是以"疾病"为中心，以消灭"疾病"为目的的"战时"医疗卫生体系。这个医疗卫生体系即由医疗、医院、医生、医药、医疗器械和医保等要素组成，即：

　　医疗是抗击"疾病"的战争；

　　医院是阻击"疾病"的战场；

　　医生是抗击"疾病"的战士；

　　医疗器械是"伐病"的武器；

　　医药是攻打"疾病"的弹药；

　　医保是保障"战争"的经费。

　　因此，生物医学科学"防病治病"的目标和方式就如同"军事科学"的"御敌杀敌"，前者是通过医疗手段惩治疾病来保卫生命（卫生），后者是用军事武装来保卫国家（卫国）。也因此，可以类比地说，"医学科学"就如同"军事科学"，"卫生部"就如同"国防部"或"武装（警察）部"，其医疗过程就如同是一场抗击"疾病"、保卫生命的"战争"。由此可见，生物医学科学（西医）防病治病、保卫生命的过程其实就是视"疾病"为敌人的一场生命保卫之战而已。

　　人们常说，发展医疗卫生事业是为了满足人民日益增长的健康需求。其实不然，这个命题有点欺世盗名。因为现代化的医疗手段以及医疗实践对人体的健康并没有直接地带来多大的好处；相反它在征服疾病的同时要借助或消耗机体自身的健康能力和要素，甚至还会大大地损伤或破坏机体的健康机制和能力，也因此还不同程度地缩减了人的自然寿命。我们知道：一个人的自然寿命是由父母双方的遗传基因在"构精"时设计好的，在其日后的生活过程中会因各种因素，尤其是生病和医疗过程，必然使其健康能力受损以致其寿命相应地缩短。也就是说，每生病一次或治疗一次，寿命就会相应的缩短一点，所以一般人很难达到自然而终的寿命。长命百岁的人是因为很少生病，即便是生病了也很少靠吃药打针而治愈，基本上是依靠自己的生活调理和其自身的健康能力而康复的。所以他们基本上能达到自然设计的寿命。经常生病而就医者，其生命的长度就会缩短，也可以说越治疗越短命。如果说医疗卫生对健康有一定贡献的话，那也只是间接的。即它是通过控制、制服或治愈疾病，以保卫生命的暂时安宁，从而使机体有机会或时间来恢复其健康机制、成长其健康能力。但是其人的自然寿命肯定还要缩短一些，这是肯定无疑的。医疗卫生的方法和手段并不可能对健康的提升和寿命的延长起到绝对增长的作用。

也许有人会说，生物医学科学使人类的平均寿命大大地延长了，这没错，这的确是事实，但它说的是"平均寿命"延长了，并不等于说是健康寿命延长了，更不要说使自然寿命延长了。这个"平均寿命"延长的计算方式是：由于生物医学科学凭借其"科学"的强大，像抗生素、抗病毒、抗癌药、手术切除或置换、放疗和化疗等先进的对抗方式，的确可以让一些急性病或重病者得以及时地挽救，暂时免于一死。尤其是一些儿童和老年人，由于自身的健康能力相对较弱，有了生物医学科学的帮助，大量患急性病的儿童和老年人就能得到现代化医疗卫生的救治，生命得以保存。在过去，由于缺乏这些先进的手段，致使大量的生命因生急病无治而夭折，这也正是生物医学科学对于人类健康和平均寿命延长的一大贡献；另外，一些创伤性疾病、急危重病人和重大传染性疾病，也是生物医学科学发挥作用的优势之所在，它强有力地挽救了这些人的生命，因而对整个人类的健康维护和生命存活率作出了贡献。所以现在人的平均寿命能达到七八十岁，这比过去的确是大大延长了。但是每个人的自然寿命并没有得以延长，其固有的自然寿命应是 100 或 120 岁，又有多少人达到呢？平均寿命的延长只是一个计算方法上的统计和说法而已，误导了健康事业的发展方向。

从理论上来说，生物医学（西医）的确能够救死扶伤，治病救人，使生命暂时得以保存下来。但这些医疗手段并非有益于每个人日后的健康长寿，更不能使人的绝对寿命得以保障和延长。百岁老人，长寿的原因是他们很少生病，即便是有些小病痛也很少接受现代化的医疗手段，而是依靠自己的健康能力或调节能力去平衡病症，抑或由中医大夫用中医药的医养手段为其进行必要的调理。当然，这也要消耗一定的健康指数，但比起动用现代化的、有很强的攻击性和杀伤力的医疗手段，尤其是过度地医疗手段所消耗的健康指数要少得多。所以他们的寿命能接近创生之初的设计年龄（即自然寿命）。

而那些经常患病又经常就医者，虽然占尽更多更好的现代医疗资源，却很难有高寿之人。然而遗憾的是，正是由于生物医学科学能治病救人，使人们的平均寿命得以延长，因而使大家"一叶障目，不见泰山"，认为现代医学技术先进，医学科学在人们的心目中也成为医学的全部，医疗卫生的效用也就这样被盲目地放大，成为健康事业的主体或全部。也以至于人们过分或过度地依赖现代医学、医生、医疗和医药，一些小病和慢性病也大都去寻求医疗卫生来镇压或消除。如此一来，小病治大，慢病治重，形成了恶性循环。

根据 WHO 的调查数据显示："在人类健康长寿因素的影响中，现代的这些医疗手段对健康和长寿的贡献只占 8%"，而其余 92% 的贡献率分别来自父母生育遗传因素（占 15%）、气候因素（占 7%）、社会因素（占 10%）、自我保健（养生）等（占 60%）。这就是说，凭借一流的现代化医疗设备、一流的医疗水平、100% 的努力，还有因针对疾病的对抗治疗而使机体付出的巨大的健康能力作为代价，最后对健康和长寿却只有 8% 的成效或贡献率，且这 8% 还只是间接的功劳，真可谓是得不偿失。由此看来，我们大力发展医疗卫生事业固然很重要，但它不是真正的为了提升健康、延年益寿，而只是为了治病救人，保卫生命。也因此医改应明确定位西医医疗卫生不应该成为主导人类生命与健康事业的主体，更不应该是全部或唯一。

三、中医保健强健是以建设健康为目的的养生强壮过程

我国传统文化是以儒家思想为主体的"中和文化"或"理性文化"，中国传

统医学与其一脉相承，其中医就是中国传统医学的主体。所以中医（即医学理学）旨在创建一个和谐的促进健康、平衡健康的医养强生体系；而德学是一种"右倾文化"或"无为文化"，旨在对心性或性命之修炼，故医学德学（上医）是旨在调控优育优生和医德修心炼性而厚泽生命。

中国传统医学中的"中医"就是本着不断地帮助健康、调理健康，并依靠人的自身健康能力来抵御或痊愈疾病、养护生命的方式和方法的一门学问。整个中国传统医学的理论体系也是从整体观念出发去研究和认识人体的疾病、健康和生命的。它认为健康即是"平衡"，疾病即是"不平衡"。健康时，"正气存内，邪不可干"；有病时，"邪之所凑，其气必虚"。也因此可知，有正气存内，并不等于说邪气不存在；同样，有邪气来袭，也不等于说正气就没有，只是其正气相对虚一些而已。所以中医还认为疾病是消灭不了的，也没必要完全消灭它，只治三分即可，七分留待自养。疾病和健康只要是处在一种相对的阴阳动态平衡中，即可视为正常的生命状态或健康状态。也就是说，它将疾病和健康看作是一个整体，是阴阳的两个方面，并不是将疾病当作完全独立的敌人，疾病和健康之间互相制约、消长和转变，构成了生命的自组织演化或和谐共演的过程。

中国传统中医的另一个特点是"辨证论治"，其辨证的结果不是什么"病"，而是对机体健康能力或平衡机制的一个分析与判断的"证"候或"证"型，是疾病和健康之间出现问题的症结。例如：辨证的结果是：肝肾阴虚、脾胃不和等证型；然后据此辨证判断再作出愈病或平衡之策，即补益肝肾、健脾和胃等策略。可见，中医平息疾病的方式讲求的是"扶正祛邪，补虚泻实"、"调和气血，平衡阴阳"或"不治已病而治未病"等保健强健或促进健康、致中和的思想。当然，中国传统中医学也有对疾病直接进行对抗镇压治疗的，这也就是中国传统中医学中所说的治病的"下医"，但下医也只治三成，而七成留待给"中医"或机体用自身的健康能力去调和解决。这即是我们常说的"三分治，七分养"的愈病学思想。可见，中国传统中医学不是以治病为主，更不是以化学药物或手术直接杀灭或摘除病症。即它不是以"对抗疗法"为主导的医学模式，它认为真正战胜疾病最终还是要依靠我们体内自身的愈病能力或健康调节能力。

也因此可知，它不是像现代西医那样用100％的努力去找病治病，也不是花巨大的代价去消灭病症，而是努力地保存和养护好自身的健康要素或调动自身的健康能力去平衡疾病，并协调建立一个和谐的体内环境。这种和谐、通畅的内在环境机制有助于我们自身抗病能力的恢复或调动。这就远比我们用外来的化学药物或手术直接制服病症要强得多。可见，中医医养强生是以健康为主要目标，而不是以疾病为目标的养护强壮过程。同时，中国传统医学的主体部分是"保健强健养生"的理论思想和方法，即"中医"部分不属于"科学"范畴，而是"和学"的范围，是健康学的主体，所以它是最应该得以更大的弘扬和发展的部分。

　　总之，中医不是医疗卫生事业中的一员，它是靠保护、建设和促进自身健康能力来抵御疾病和养护生命的，应成为医理养生或医养强生事业的主导者。由此看来，一百多年来的中、西医之争是一个闹剧，这其中也有中医自身的原因，他们希望自己也能加入到生物医学科学的行列中，如同在说"我也要当兵，做一名'白衣战士'，我也能'扛枪打仗'，消灭疾病"。现在看来，中医犯了一个方向性的错误。中医不是能征善战的战士或将军，而只能做一个出色的建设者、管理者或善于协调斡旋的外交使节，抑或说是善于做思想工作的调解员，或是一名懂得建设的能工巧匠。所以说，如果将西医"卫生部（或卫计委）"比喻成"国防部"的话，中医"养生部"就相当于是生产"建设部"。也因此，我们不仅要有"卫生部（或卫计委）"，还更应该有"养生部"。当然，它们都是为了同一个目的——人类的生命与健康长寿。

四、上医修心炼性是以性命双修为目标的明德厚生延寿

　　医学德学（上医）是对人性、心灵或心神及精神等领域的探索与研究，各种宗教的灵性医学和现代的心理医学应该说都在此方面有了比较深入的研究，只是还不像医学科学那么发达而已，也不像医学科学那样广受人们的重视和青睐。由于现代社会已暴露出来很多精神疾病问题以及机体内的信息故障问题，这些又是医学科学难以用药物和手术等竞争方式可以解决的，于是，心性医学

和心理医学就又开始重新受到人们的关注，并将得到某些发展。我相信它将对提升人类的生存或生命的质量，尤其是对人们的精神领域有着巨大的调适作用，这无疑将是医德厚生体系中的最为重要一环。

因此，上医医德厚生是修心炼性、调摄精神的一种医学实践行为，所谓的"医德"是医治患者的"德性和德行"等，是针对"生命"的德性予以修炼或指正，这可不是一般所认为的医德（指医务工作者的道德品质），当然，也包括医生的道德品质及自我修炼之德性和功力，因为只有医者的德性修好了，有功底了，才能去医治或影响患者的德行。医德或修德是一种厚泽生命的方式，故叫"医德厚生"，亦可称之为"厚生事业"。

当然，传统医学的中医（儒医）和现代医学的西医也有类似的上医医德厚生的方式和方法，只不过它们是从人的情志、心理和精神等表浅的信息反应现象上去予以调节和治理的，进而达到修正心性的目的。在此，我把这些统称为"信息调控方法"。它们虽然不是医德厚生方法的主要部分，但是，它们是我们目前医学界能操作和应用的技术和方法。为此，我们只能退而求其次，从医德的信息调控方法来简述医德厚生及性命双修的问题。

另外，优生优育也是厚积生命之德的根基，在我国也有一定的基础。我国的人口与计划生育工作已有多年的经验，优生优育工作早已深入到人们的思想观念中，只是由于医学德学或说是生命医学的这套思想和理论体系还尚未完全建立起来，致使其成效不是很明显。当然，现在生命科学的发展很迅速，尤其是基因工程学的完善，会给医德厚生事业带来巨大的变化，但也会给社会带来很多伦理上的问题，比如男女性别的优生选择、克隆人的问题等。这些恐怕都需要用伦理学、命理学、德学或神学的思想和理论去指导未来厚生学的发展。

再者，宗教医学和气功医学等是神灵医学或信息医学、医学德学的范畴，宗教医学（尤其是道教医学）和气功修炼在我国乃至世界都有着广泛的应用基础，因而可以作为修心炼性厚生体系的重要补充。各地的妇幼保健院（所）在我国是一个比较完善的系统，这也为优生优育体系打下了一个坚实的基础。如果有了先进完善的医学德学或生命医学作理论指导，其完全可以担负起上医医德厚生事业的一部分重要工作。

综上所述,疾病在于治疗,健康源于调养,生命基于和谐。医学科学(西医)已为人类创建了一套针对"疾病"的"医疗卫生体系",医学理学(中医)将会帮助人类创建一套完善的保护和增进健康能力的"医养强生体系"(或保健养生体系),而医学德学(上医)则指导人们筛选和保存健康长寿的基因或通过修心炼性而创立一套"医德厚生体系"。因此,新的健康观也就不再仅仅只是"医疗卫生"一枝独秀,还应有"医养强生"和"医德厚生"这些重要理念来主导人们新的健康观念。因为它们都是健康事业的组成部分,其中医养强生或保健强健养生还应是主力军。至此,厚生、养生和卫生三位一体的医学健康保障服务体系将会使人类更加健康、长寿和幸福。

附:百川依据生命组成对健康系统的全新划分

1. 脊柱健康系统——脊柱是人体生命和健康的支撑立柱系统。脊柱健康学提出是一个大脊柱概念和大健康模式,它是以脊椎为主轴,以骨盆为底座,以双下肢为支撑点,双上肢为平衡两翼,以头颅为信息控制中心的框架系统,故也可以称之为"脊肢健康学"或"基柱健康学",同时它也包含上医、中医和下医的思想理念和各种技术方法在内。

——物质架构系统

2. 脏腑健康系统——五脏六腑是人体生命气血能量的生产供给系统,其中,经络就是各种通路,脏腑相当于是国家的内政系统的五大部委,并遵行中国传统的阴阳五行的哲学思想和气机升降理论。因此,脏腑健康学可以独立成一套学科体系。脏腑和脊柱也正好构成生命体的内外表里关系模型,就好比脊柱(支柱)是一个国家的疆界和版图框架,脏腑是一个国家的内政生产管理机构,也正像中医所谓的表里关系。

——能量产供系统

　　3. 心性健康系统——人的心理、精神、意念、灵魂、自性和性情等是生命现象的最本质特征之一，是整个生命体的信息指挥或主宰。而信息主要是借助经络（包括气脉血管、筋膜神经和组织间隙体液等）来传导的，所以心性健康学涵盖心理健康、智慧健康和性格及性事健康，在医学上包括：中国传统医学的上医（巫医）、道家医学、佛家医学、气功医学、神灵医学或灵性医学，以及现代医学所谓的心理医学、量子医学、神经医学和精神卫生学等。

——信息调控系统

V. 健康要靠自己　责任也在自己

对于人的健康和寿命来说，生活方式和行为起主导作用。20 世纪 90 年代，世界卫生组织的一项全球调查表明，一个人的健康和寿命 60% 取决于自己，15% 取决于遗传，10% 取决于社会因素，8% 取决于医疗条件，7% 取决于气候环境的影响。从上面的百分比可以看出，除了 15% 的遗传因素是不可控的以外，其他的因素基本是可控的。可是，现在许多人却都有一个错误的观念，就是生病以后总是过分地依赖医院、医生和医药的作用，且越来越不肯相信自己能康复，只寄希望于现代医学帮他去消除疾病。且这一错误的观念在很多人那里根深蒂固。

其实，健康长寿，是因为顺应了自然；生病短命，是因为违背了自然。要想健康长寿不能靠别人，也不能靠药物，需要靠自己。健康之责任不在医生和医疗机构，而在于自己。也就是说自己要对自己的健康负责。这种健康观念和生活健康学思想理论体系的建立必将成为"大医改"最首要的理论支撑之一。

一、健康靠自愈，最好的医生是自己

1. 要坚信和依靠自己的自愈能力

我们应该坚信，我们的机体是一个自我平衡能力和自愈能力很强的智慧机体。在健康的时候不得病就是自我平衡能力在发挥能动作用；得病以后能痊愈，就是自我的痊愈能力在起作用，简称自愈能力，它们都是自我健康能力的有机组成部分。早在《汉书·艺文志》中就把中医药的本质功能归纳为："方技者，皆生生之具。"这里所说的"生生之具"，用现在的话说，就是为着人类生命的生存健康发展进化服务的方法、技术和工具。中医就是努力发现生命体自组织的功能、自演化的目标、自调节的动力等自我平衡能力或自愈能力，然后又努力发展它、依靠它和帮助它。所以说中医是"以健康建设为本"的一门医学。

这个自愈能力在于你的五脏六腑相互协同，在于你的阴阳气血间的相互作用和通畅化生能力。你的气血如不能畅通了，不能运化了，不能走动了，那身体怎么能好？如果你爱生气（气郁了）就木克土，脾胃的气机不能正常运行，就容易得胃病；你贪心，就会有很多思虑。思伤脾，你老想着如何去贪更多，为了满足私欲，连吃饭都忘了，最后连身体也都会坏的，这又是何苦呢？西方人说，癌症病人就有癌症性格。为什么？这就是习性造病。人的习性或心情才是你得病的根源。

有的癌症病人，当你明确地告诉他患有癌症后，他的心反而放下了，放下了也就看开了，看开了也就不再和癌症较劲、和癌症对抗了。他可能就不去过多地想它，或转身就去旅游了。等他游玩两三年回来再到医院检查，什么病都没了。现实中不是有很多这种例子吗？癌症是什么？癌症用俗话讲就是气血憋住了，不能正常运行了。那你选择用哪种方式散开，选择西医就是切掉；选择中医就是给你解散，即把你的元气固住，把经脉疏通开，让元气攻开你的瘀邪，将淤结的气血散开；散不掉，那就让它成形，让边缘清晰不扩散，这时开刀也不会扩散了。所以要相信自己的自愈力和自我健康智慧，要懂得自己调节和解，把淤滞破掉。

英国学者、保健运动先驱维农·科尔曼曾明确地告诉人们，人体是一个复杂而全面的系统，90%的疾病都能通过机体自身的防御机制和康复机制得到治愈。正因为如此，对于疾病来袭，我们首先应十分信任和尊重并充分运用机体自身的恢复机制（即自愈能力），只有在其不足以抵御疾病的入侵时，我们才需要求助于医疗技术的帮助。即便到了医院，我们也要成为一名"独立思考的医疗消费者"，学会适当地提问，了解在服药的同时需要注意什么，如何与医生打交道……这才能最大限度地正确发挥医院、医药和医生这些外来的帮助作用。否则，我们就是一个不合格的病人，套用鲁迅先生的话说就是"你没有资格当病人"。

2. 最好的医生是你自己

我们传统文化的经典著作《黄帝内经》就是教我们怎么健康长寿的书，书中讲得最多的是人怎样才能不得病，其真正意图是想告诉人们，健康长寿就是一个积精累气的过程，靠的是自己吃好、睡好、消化吸收好，能控制自己的欲望，顺应天地四时的变化，这样的人才能健康长寿，才会少生病。而一旦生了病就要注意休息养病，而不是抗病治病。

可是，现代人大都认为：不健康是因为疾病所导致的，所以生病以后常常会选择甚至过度依赖医疗方式来解决或消除疾病，过分地依赖医生和医药去抗病治病，一些患者甚至盲目地把自己的健康和疾病完全交给医院和医生去处理，却不肯相信自己身体的自愈能力，只寄希望于生物医学帮其消除疾病。

我们的机体是一个自我平衡能力、自我免疫能力和自我痊愈能力很强的智慧机体。在健康的时候不得病就是自我平衡能力在起主导作用；得病以后能自我康复就是自我免疫能力和自我痊愈能力在起作用，简称免疫力和自愈力，它们都是自我健康能力的一部分。我们要知道，其实不然，不是因为疾病而导致不健康，而是因为自身健康虚弱或出了问题而导致出现了一些病症。要想真正恢复健康不能靠医疗，只能靠自己。

可见，患者的本能就是患者的医生，医院的医生只能是帮助或调动患者的本能。所以你的健康是不可以依赖什么大医院和名医生的，健康的金钥匙就掌握在你自己的手中或体内。只要你从生活中的一点一滴做起，只要少生气，注意饮食，每天走走路，就能做到了，这些都不是什么高科技，但对于健康，这些比高科技还重要得多。更重要的是，在无病的时候，要学会随时掌握自己的身体状况，注重调理保养好自己的身心健康；在有病的时候，则要注重养病，养正气，养健康，也就是中医所说的"三分治七分养"，要学会同疾病打交道，善于和解或斡旋，以此来休整和重振正气，恢复健康。

养病和治病有所不同，养就是养护、休养、保养、调养、营养和修养，养的是正气，是健康能力，是自我内在活力的增强过程，是内在健康机制的完善过程；而治则是治疗，药疗、术疗、电疗、放疗或化疗等，治的是邪气，是病症或病灶，靠的是一种外在的力量。这些外在的力量虽然对自己有很好的帮助，甚至可以立竿见影地帮助消除疾病，但是它给机体带来的污染和伤害也是显而易见的。我们可以想象一下，药物无论是吃进去还是输入体内，它能把病菌和病毒给杀死，自然也会误杀一些正常的细胞或损害人体的正气。同时，这些药物与病菌、病毒和细胞同归于尽后，它们怎么出来呢？从没听说医生怎么把它们再捞出来，好像生物医学没有更多地去考虑过这个问题，医院和医生似乎也从没打算要为此做些什么！他们只管"出兵"帮忙打仗，不管打扫战场和战后重建。这样一来，这些"垃圾"自然给机体要造成很大的负担和污染，它们必然要暂时占用机体内的空间并消耗人体资源和能量，只能等待机体慢慢去打扫战场（自我排出或降解这些药毒）并重建秩序，有的甚至会长期待在体内，因为机体有时没有能力打扫干净战场，或者有的地方根本就打扫不干净，这样一来定会埋下无穷无尽的隐患，这些污染物就成了日后再生它病（慢病、怪病等）的根源。至于手术治疗所带来的伤害和污染或副作用也就更大了。

因此，依靠外来的医药和手术治病，绝对不是最佳的选择，只能是一时的痛快。最佳的选择就是"养生"和"养病"，养病是要靠自己来调养，是"内求"。所以最好的医生是你自己，痊愈疾病得靠自己的健康机能。关爱自己，相信自己，做自己的医生吧！

3. 医生只能是协助患者战胜疾病

人经常会有些小病痛，这是不可避免的，比如受伤、感冒、头疼等。那么，我们的伤口是谁愈合的呢？肯定不是药物，而是依靠机体自身的痊愈能力来愈合的。感冒是怎么好的？也不是药物治好的。到目前为止，还没有证据能证明哪一种药能治疗感冒。那些所谓的治感冒的药，其实只能把感冒的症状给压住或缓解，其目的是让病人的感觉稍微好受一些或让病人呼呼大睡，然后由机体的自愈能力慢慢地和感冒菌"求和"或"平衡"好的。所以有些感冒吃着药也要拖很长的时间才好。再者，身体比较强壮的人，得感冒时反应症状也强烈。用上药以后，机体的正气和邪气都会被压制住，其反应当然就不强烈了。可是，这能说是药物治好了感冒吗？

另外，为医者对"未病"应该是基本可以不用药，对"已病"大多数也可以用非药物疗法来解决。对于严重病情，比如癌症晚期等，对人体损伤较严重时，即中医所说的元气大伤之时、人体自身对抗疾病的能力和自愈力不够时，医者方可施用药物，但仍应协助而不是完全代替人体自我痊愈能力去战胜疾病。这种协助作用，一方面是提高人体自身的自愈力和对疾病的抵抗力；另一方面是运用药物本身的功能作用，控制或直接杀灭致病毒素，清除病灶，恢复人体生命健康。只有依靠和协助支持身体固有的自愈能力，方能达成效果，恢复健康，达到真正治本的目的。

仅凭药物其实是无法根治疾病的，有时只是缓解症状而已，最终还是得靠自身的健康力量来痊愈疾病。再说，这些药物进入体内是要占用空间并消耗人体资源的，还会埋下无穷无尽的隐患，为此，机体是要付出无比昂贵的代价。试想有哪一个国家总是希望借助外国的军队或武力来保全自己国家的命运呢？同样，我们每个人也不能总是依靠外来的医药或医生的力量来保全自己的健康和性命。真正的健康是要靠自己。

我们说健康要靠自己，怎么才能靠自己呢？有人说，我病了肯定得找医生治，我说你病了怎么老依赖别人啊？中国这么大，这么发达，但还是有问题，难道可以轻易地请外国人来帮我们管理或治理？我们知道治国和治人是一个道理，可我们的病人一旦生病了，就来医院，让医生给治，这个观念就错了。打一个简单的比方，病人和医生就相当于学生和老师的关系，我们不否定老师的作用，但是一个学生要想取得好的学习成绩，要想考上大学，最终还是要靠自我的努力，老师只是教给他一个学习的方法和一些知识，老师不可能替他参加高考。同样，一个病人，要想获得健康，要想恢复健康，要想获得好的健康水平，也需要靠自己。靠自己怎么靠？你不懂，可以寻求医生的指导和帮助，医生就应该像老师一样去指导病人去康复。但是现在的医生是越俎代庖了，大包大揽，让你等着，我来替你消灭病痛，最后这个病是消灭了，但人也可能没了——治死了，这样医患冲突也就加剧了。

二、医药只是外力，外因必须通过内因起作用

人的形体结构、心灵力量和社会行为等都有强大的自我修复机能，即"自然恢复力"，这是每个人战胜疾病、预防疾病中不可忽视的内在重要机制、能力或力量。然而，现代医学却过多地强调或重视一些外在医药和医疗的作用，似乎还忘了这些外因（医药和医疗）还必须得通过内因（自愈力）而起作用。

在此，我想要提醒大家应该知晓的是：现代生物医学或卫生经济学早已把"医学"偷偷地改换成了"医疗"和"医药学"，致使医药业成了医学或医疗业的主导者，并且不断地在给人们灌输一种不良的思维方式和理念，告诉人们有病了赶紧上医院看医生，因为医院有药物能治，且医院和医生也大多是很"贪功"的，居功自傲地认为是他们将疾病给治愈了。

真的是这样的吗？世上真的有灵丹妙药吗？为何医疗技术方法总在层出不穷，那些灵丹妙药（如青霉素）也总是在不断地创新，而疾病却总是有增无减呢？应该说，西药不断创新既是为了应对病菌不断变化而革新，也是为了应对市场经济的需要而"创薪"。事实证明，世上从来就没有什么灵丹妙药能彻底治愈疾病，疾病的痊愈最终还是要靠自身的健康力量来实现。

药物再好、再有效，也需要依靠、借助或调动身体内在的元气或机能而发挥其作用。如激素的治疗作用，就是依靠调用患者自身的正气或元气去痊愈疾病，因而长期使用激素对身体的消耗就会过大。我们可以设想一下：假如我们自身的正气或元气完全没有了，或者是患者自己没有信心活下去的话，那再好的药物、再好的医疗技术也是没有作用的，也不能起死回生，就是神仙来了也不管用。而中医药（实为本草）及针灸等方法治感冒其实就是在帮助调动机体的潜能，并通过各种途径把感冒病症（病菌或病毒）排出（如发汗、催吐、出血、下泻等）

去，而不是杀灭病菌、病毒等。所以要是没有了内因起作用，那外因再强大也是无济于事的。外因必须通过内因起作用，这是一个基本道理。

然而，在药厂、医疗器械商们推波助澜的"赞助"下，种种论调借用科学的名义轻易就推翻了"外因通过内因起作用"的普遍原理。让人们浑然不知的是，当医者试图用药物、手术、放疗或化疗等方式、方法铲除患者的病源、病灶的同时，我们人体内在的元气也在不知不觉中被消耗殆尽。同时，对抗医疗、过度医疗对患者自身健康的巨大损耗和伤害以及经济上的浪费最终都将转嫁到社会，转嫁给国家。而政府在稀里糊涂地帮助埋单的同时，还在有意无意间推波助澜地帮助扩大宣传医疗的范围和作用。

治病救人，首先是要自救，要依靠自己的健康能力化解疾病问题，而不是指望他人（医生和医药）来救，等待他人来救是要付出巨大代价的，包括经济上和身体上。因为任何医疗手段（药物和手术）的实施，都会或多或少地给身体带来不同程度的损害。如果患者不注重调动自身的积极性和建立战胜疾病的自信心，不去主动养护成长自身健康的力量，老是想等待医生和医药来救治，那恐怕也是要误大事的。你自己都不想积极地健康或康复起来，指望别人来替你治病而健康起来，这种希望只会是泡影。

综上所述，医生和医药只是外因，对疾病的痊愈只能起到辅助作用。外因必须通过内因起作用。而真正起最大作用的内因就是人体的自我健康能力。

三、健康的责任在自己，不全在医院和医生

随着医学的迅猛发展和医疗技术的日益强大，各国的医疗卫生体系（包括医疗保险体系）也在不断扩大和完善，使人们似乎觉得自己的健康已有现代医学科学和政府的医疗卫生来负责保障了，以至于不知不觉间忘记了自己的健康责任。

的确，现代医学科学（西医）的发展日新月异，一个个新发现和新药的研发成功让人们欣喜不已，更让人们期待着现代医学不断取得突破，攻克一个个的难关，以为这样健康就有了指望和保障，就可以高枕无忧了；各国政府也推

波助澜或好大喜功地想去战胜一切疾病，并不断地加大医疗投入，想以此来为国民提供更好的医疗福利。这种愿望的初衷是好的，只是事与愿违，有意无意地把健康的责任揽到了政府和医疗系统上来，并招惹来不少的诟病。

现代人类几乎完全忘却了自己应承担的健康责任，继而把一切健康问题都寄托在政府和现代医疗上，享受政府提供的公费医疗服务或医疗保险福利，还美滋滋地认为这是莫大的好处。其实，提供这些外在的医疗卫生服务，不是什么好的福利，只能是医疗救助而已。如果我们把免费或公费的医疗服务当作优越的福利或奖赏，那就大错特错了。有病没病的经常跑到医院里去享受免费或公费的医疗服务，这难道是什么好事吗？谁见过经常吃药、打针或住院的人能长命百岁无疾而终？一个真正想要健康的人是要远离医院和医疗才对！

还有，在现实生活中，人们生病了往往得到一些同情和关照，这是可以理解的。但是，生病了却可以享受过多医疗福利待遇，这似乎是在奖励或变相鼓励人们生病（有医疗做保障）。我们为什么要过度同情、支持或助长人们生病呢？过于同情、怜悯，加之好的福利待遇，这些对于疾病的康复其实是不利的。我们应该做的是不断激励、激将病人，使其坚强、勇敢起来，才是最有利于疾病康复的。对于健康的人（不生病的人），我们这个社会怎么就没有一点点奖励呢？哪怕是精神上的。其实，对于生病的人我们除了给予帮助和照护外，还应该给以谴责才对，至少他们没有尽到自己应尽的健康责任，自己竟然没有照顾好自己的身体，他们给家庭和社会造成了各种负担，难道就不应该受到一些批评和指责吗？

从整个世界看来，越是发达的国家，越是医疗福利好的社会，越是专业的医生和医院，就越有能力让人们忘记自己的健康责任，进而去依赖医疗技术和医药的神威，期待医疗保险费用的增加。可这些能真正解决你的健康问题吗？不能！医疗技术解决掉的是疾病，对于健康的贡献率很小；医疗保险保的只是医疗活动的经费，跟健康似乎没有太多的关系，只有健康保险才可能是保健康的。我们无所谓"医保"，我们更需要的是"健保"。

如今的人们似乎很愿意相信：不需要专业调养、良好的睡眠、均衡的营养、定期的保养，以及自我的修养，只需要有好的医院、特效的药物、先进的设备和高精尖的医疗技术，就可以恢复健康。这样可笑荒谬的健康观念，不仅受到舆论的支持，而且受到社会大众的联合保护。现代医学明知道慢性疾病正是由于错误的生活习惯而造成的，正是由于缺乏运动、饮食不均衡、长期不保养、营养失调、睡眠不好、心情压抑而引起的，但现代医学却依然用强硬的方式和方法来压制或惩治这些疾病。这是在治疗疾病，但不是治理疾病，而且还在制造疾病！

　　总之，健康主要靠我们自己的健康机能（即健康自我调节机制、免疫能力或自愈能力等），医生和医药只能起到协助和支持我们自身健康能力去平和疾病而已，且医生、医疗和医药这些外在因素无论怎么先进和强大都得借助自身内在的健康力量才能发挥作用。也因此有人说"求医不如求己"，只有自己才是健康的主宰者。同时，健康的责任在自己，不在政府、医生和医疗机构那里。

　　医养强生也可以说是自己救自己，医疗卫生则是祈求他人整治自己。可见，如果完全依靠医院、医生或医药是不妥当的，也是靠不住的，即便你有钱也没有用，花再多的钱只能买医疗治病，而是买不来健康的。

　　可遗憾的是，我们现在却依然是在花大把大把的钱去建造抗击疾病的战场——医院；研究开发抗击疾病的有力武器——医药；培养大批抗击疾病的白衣战士——医生。并仍在过度地夸大医疗、医药、医生和医院的能耐和作用，最终把百姓都给教育培养成了过度依赖医药和医生的忠实消费者。久而久之，医患之间就产生了利益冲突，政府又不得不自讨苦吃地出面来调节医患之间的矛盾，无形之中也背负着很多的黑锅和压力。医改就是在这些矛盾和利益博弈中徘徊，医改怎么能不难呀！这一切又都是何苦呢！

　　可见，医改有一项非常艰巨而长期的任务，需要广泛而深入地教育人们树立正确的"健康观"，要让人们充分地相信和依靠自身的健康能力和自我调节平衡的智慧，不要过多地依赖医生和药物，要让自己为自己的健康负责，也就是要转变人们在疾病医学指导下固有的错误的健康观，重建新的"健康观"，此乃"大医改"的首要任务之一。

VI. 健康来源于自觉、自治和自强

面对当今的亚健康、慢性病和老年病，我们要想通过医学和医疗的方式解决基本是行不通的，唯一的希望是通过生存方式和生活方式的改进，这恐怕是生活健康学需要探索的内容。我们要做的是加强健康教育，转变过度依赖医学、医疗和医药的疾病防治思想理念，培育自觉、自主和自强的健康观念和行为准则。

一、健康不能寄希望于医药学，而在于健康学

现代医学和医疗既然解决不好人类的健康问题，也不是最好的方式和方法，那么解决人类健康问题肯定还有别的更好的方式和方法。而这些方式和方法到底在哪儿呢？怎么去寻找？千百年来，由于健康之道和健康之学一直是被医学和医疗"一统天下"，或被医学的光环所笼罩，以至于我们一直在医学上寻找答案，继而又掉进了医疗的怪圈。为此，我认为，我们应该跳出医疗和医学，直接从健康学上去寻找答案。

当今的人类在自身健康问题上是很糊涂的，为了健康却在疾病上纠缠不休；在医疗上纠结不已；在医学上大费周章。不知曾几何时，健康问题被医学而医统天下，健康学却不见了踪影。人们竟然把自身的健康完全交给了外在的医学和医疗去打理。无可否认！医学、医疗和医药是维护健康的很好的方式和方法，但要想维护好并提高健康水平，仅靠医学、医疗和医药是远远不够的。所以人

类应该去研究和创立健康学的知识体系，而不仅仅是所谓的医药学知识体系，如此，才能从根本上解决健康问题。

遗憾的是，现如今我们已是医统天下或者说是医疗独霸的时代。医学科学等同于了健康科学，医疗保险替代了健康保险，所有的健康问题都说成疾病，然后拿医学或医疗来研究和对付，或来辩解和敷衍。健康学和健康服务被淹没在医学和医疗服务的汪洋大海之中。

一方面，医学垄断了健康学的学科话语权，把所有与健康相关的学科统统称为医学，如：中医学、西医学、精神医学、生物医学、运动医学、营养医学、预防医学、保健医学、功能医学、量子医学、康复医学、临床医学、社会医学，等等，凡是与健康相关的理论知识都贴上"医学"的标签，凡与健康服务相关的技术都往"医疗"上靠，凡与健康相关的产品都往医药和医疗器械上靠，其健康服务从业人员统统称为医师或纳入医疗职称系列，没有医师资质就不能执业，即便执业也不被看好，只有学医学、搞医疗才有出路，才是做健康。问题的关键是：健康完全靠医学、医疗和医药是否靠得住？医学能替代健康学吗？

另一方面，医疗保险垄断了健康资源的配置权，把运用与健康相关的学科知识和技术进行治疗的方法有选择性地纳入医疗保险支付范围。健康服务需求者都必须是病人，否则就不能用医疗保险支付费用。医统天下和医疗独霸直接导致健康服务供给结构严重失衡，健康资源配置严重失衡。在医统天下和医疗独霸的局面下，中西医争论了一百多年，其争论的焦点无非就是"科学"这顶皇冠和治病的功效，一路争着竟然都忘了出发时的路向和誓言，也不知道应该到达的目的地是健康，而只在围绕着疾病在兜圈子。

医学怎么就成了垄断人类健康的知识体系呢？医学其实不过就是研究生命和防治疾病，进而维护健康的一些知识体系或方法，医疗不过就是保卫健康的一种方式，医药也不过就是维护健康的工具。这些方式、方法和工具都是应为"健康"这个目标服务的，而现在它们几乎充当了健康保障体系的全部，成了健康学理论和技术的代名词，并成了国家战略和政策权力的机器。而健康学的知识体系和维护健康的其他好的方式和手段都不见了踪影。

　　未来要想寻找到解决健康问题和提高健康水平的最好办法，就必须改变这种医统天下和医疗独霸的局面，必须创建健康学科体系和健康服务保障体系，并建立健康保险制度。也就是说，健康学必定是超越医学的，即建立在各种医学之上，并高于所有医学，且还横跨环境学、食物学和人文学及心理学等学科，形成生活健康学、环境健康学、社会健康学、运动健康学等新学科；甚至还延伸有健康经济学、健康管理学和健康工程学等分支学科。健康学才是解决人类身心健康问题的理论基石，而不是医学。

　　所谓的健康学，就是要探寻健康内在的本质规律，而不只是像医学那样只探求影响健康的一些外在因素。我们知道，天地自然这个大系统是规律之变，而人体这个小系统必须适应自然这个大系统的变化，从而才能保持其平衡状态（健康）。生命机体的这种自组织平衡机制和自强不息的生机活力以及自应激适应能力就是自我健康的法宝。如此才能做到"天人相应"和"天人合一"，才能不生病，或生病了也能自我康复，这也就是"自救"、"自愈"和自然健康长寿。这也正是机体自身能够维持其健康平衡状态的本质规律之所在。

　　随着系统理论的发展，人们逐渐发现系统论的核心就是一个系统和所依赖生存的大环境（大系统）的关系。其中，每一个系统的变化和外在自然世界的变化是一一对应的，不过这种对应不是机械的，而是有的左旋，有的右旋，呈现一种规律性变化。如一年四季、二十四节气，一天十二个时辰，这些都是天地自然的规律之变。而每一个小系统适应外在自然世界这个大系统变化的根本就是达到整体的平衡。可见，人体系统就是一个不断适应天地自然系统的平衡之变，只要平衡了就是健康，或适应状态就是健康状态。如果不平衡，不适应信息在传递的过程中就会失真和变形，造成系统无法及时顺应外在世界的变化。那么，系统就会紊乱甚至崩溃，机体就会生病，甚至死亡。

　　由于每一个事物或系统都是在与周围环境的对立中不断寻求着与它的和谐和统一，因此，每一个系统的变化都会滞后周围环境的变化，即有一个适应环境变化的时间差，而正是这种时间差造就了两者在变化上的差异和不断获得活力或能动的机会。这种差异是有规律的，健康学就是要找到这种差异的规律性，从而才能找到维护提升健康和帮助疾病康复的方式和方法，并能适时地协助其重新获得再生能力的机会。

二、健康靠自觉和自治，而不是靠他治或医治

1. 健康靠自觉，有病没病要相信自己的感觉

健康学认为，一个人有没有病，健康不健康，自己的感觉最准确。比如你白天上班时感到很郁闷，晚上又失眠，到医院检查，医生说你没什么问题，可你自己又的确总是感觉到身体有些不适，那就要格外地小心了。要相信你自己的感觉是对的，你的身体是有些毛病了。这时就不必非得依靠医学或医生检查的结果了。因为疾病是一种感觉，我们的感觉是最准确的；而且人是靠感觉，不是靠指标而活着。

另外，有的时候，不作体检或不到医院去检查，就不会知道自己的某项指标偏高或偏低，也就会健健康康、痛痛快快地工作着、生活着；而有事没事去作什么体检或听别人的建议去医院检查，根据检测的结果，也许某一项指标出现问题了，例如，你的血压指标偏高，医生就认为你得了高血压，但实际上你并没有感觉到什么不适。此时，你要是按照医生的要求吃降压药，把指标降下来反而会更难受。所以我们一定要记住：有没有病，自己的感觉最准。人是靠感觉而活，不是靠检查出来的所谓的指标而活。也就是说，对健康的把握要靠我们自己，而不能完全靠医生或医药，更不能靠所谓的医学标准检测指标，我们千万不能像郑人买履一样"宁信度无自信也"。

总之，健康靠自觉，这自觉就是得去学习了解健康知识，自觉地按生活健康的规则行事。如此，你就可以自我主导，自我强大健康。当然，我们的政府和社会还要实施面向全民的生活方式的引导，养成人们自觉的健康行为。即应该由政府主导，多部门合作，把健康的生活方式改善纳入健康城市、健康社区和健康农村的建设全局。

2. 健康主要靠自治，而不是靠他治

资料显示，中国历代帝王的平均寿命只有 42 岁，作为独一无二的帝王，占有最好的医疗资源，但并不长寿。这充分说明一个问题，那就是无论怎么好的神医妙药也不能保障其健康长寿，健康长寿的终极之道必定是自治和自救。因为所有的疾病最终是靠自愈，健康得靠自我恢复，健康的维护和提升得靠不断地去建设，即保健强健的过程。现今的中央领导就是用"保健局"而不是用"卫生局"来保障健康的，故其相对比较健康长寿。现实也显示，所有的百岁老人几乎是不吃药打针的，也几乎不上医院的。而经常上医院或住院的也没见着有几个是健康长寿的。

早有专家说"求医不如求己"，这也就是说，健康得自治，健康要自主。就拿医生和老师来打个比方：老师是学生的导师，医生是病人的导师。学生要想取得好的学习成绩、要想考上大学，要想改变生活，一切都得靠学生自己去努力，老师是不能代替的，老师只能是个场外指导；同样，病人要想真正治愈疾病，取得好的健康水平，不能期待或依靠医生或医药来代替自己去修复健康，去战胜疾病。医生也应该像老师一样做个场外指导，帮助病人查找原因，教导病人如何通过努力改变自己内在的环境机制，调动自己的潜能去战胜病魔，并自我恢复健康。

然而，现实是医生竟然越权了，太过主观和能动了。医生和老师的做法为什么如此的大相径庭呢？这是因为现代医学和医疗总是过多地夸大了自己的能耐，过于自信和狂妄，以致现代的医生总是大包大揽，甚至越俎代庖地替病人去消除所谓的疾病（其实是病症和病灶）。这不仅违背了疾病靠自愈、健康靠自治的原则，而且误导了人们过度地依赖医学和医疗，让病人总是期待医学或医疗能够创造奇迹，能够治好他的病，这也正是现代医学失败的根源之所在。

我们说健康要靠自觉，靠自治和自愈，但并不是说医生就不重要了，医生就像老师一样还是非常重要的。正如学生除了要靠自己努力学习、自己钻研外，

还得有好的老师来指导一样，病人也得有好的医生给予正确指导和适时的帮助，病人除了像学生一样不断学习，学习健康知识，掌握健康方法，接受健康训练或加强自我练习，且还应接受相应专业医生（或健康师）的健康调养服务，甚至一些适时和适当的强制干预措施。

3. 健康在于自强，而不在于医学的强大

道家认为：身国同构，身国同理，因此，身国同治。也就是说，治理国家和治理身体的道理是一样的。一个国家要想长治久安，要想富强昌盛，就要靠自己不断建设和治理，肯定不会把它交给外国人去治理的。然而，我们每个人的身体的健康治理，竟然毫不含糊地完全交给外在的医院和医生去进行治理和治疗，甚至还任由他人在自己体内大动干戈地发动针对疾病的各种"战争"。有外力横加干涉，且总有"战争"，总在治病，自然不利于自身的健康治理。

现代医学已是越来越强大，以至于我们的身体越来越依赖于医学和医疗，而我们自身的健康能力却变得越来越弱了。其实，这是不符合人类进化发展的基本目标的。因为只有人类自身越来越强大，人类才能适应自然，成为地球的主人。如同一个国家或民族必须不断强大，才能立于世界民族之林一样。所以我们不能一味地祈求医学和医疗来保障我们的健康，也不能老期待医学能出现奇迹。当然，我们说不要期待医学和医疗能够创造奇迹，不等于说没有奇迹的出现，奇迹是能够出现的，但这种奇迹的出现是源于自身的自强不息的生机。生命自身是往往可以创造奇迹的，因为生命是生成的，它不是像机械一样组成的，所以它容不得医疗和药物的过多干预以及手术的任意切换；既然是生成的，它就有生病的可能，当然也就有再生或回生的可能，再生也就是重新生成新的，回生就是生回他原有的状态或原来的细胞、组织或器官，这也就叫"自愈"。不过，这个"再生"或"自愈"都是生命本身的潜能，外界只能给予一些适当的帮助和支持，即创造一些有利的条件而已，其过度或过当地帮助往往会适得其反。因此，病人完全有战胜病魔、自我痊愈、创造生命奇迹的可能。但前提

是病人必须得靠自己的努力，是要"内求"而不是"外求"。病人得像学生一样去学习和了解生命、健康和疾病的知识及其发展规律，并把这些知识转化成自己身体内在各种平衡机制的完善，以及自我功能活动状态的提升。而医师只应像教师一样去指导"病人"学习健康知识，协助其康复，以期取得好的健康水平。如此，病人就可以得以康复或是获得"重生"。所以健康主要靠自己，靠自治和自强。

三、花再多的钱也买不来真正的健康

生活健康学是在告诉人们，花钱是买不来健康的。目前全世界的医学或卫生经济有个大问题，他们把"医学"偷偷地改成了"医药学"，致使药业成了医学或医疗业的主导者，并且不断地在给人们灌输一种不良的思维方式和理念，告诉人们有病也不用害怕，因为有药能治。真的是这样吗？世上真的有灵丹妙药吗？要是自身的正气或元气没有了，什么好药都不能起死回生，就是神仙来了也不管用。再说，仅凭药物是无法根治疾病的，有时只是缓解症状而已，最终还是要靠自身的健康力量来痊愈疾病。比如说"感冒不用怕，吃某某药"，等等。在此，我想问一下，感冒怎么不可怕？感冒很可怕！邪气没有外散，被错误的药物引进体内深层，就能成为以后得大病的隐患。因为这些药物进入体内是要占用空间并消耗人体资源的。所以说，千万不能认为有病了吃药就能好。我们应该树立这样一个正确的健康观念，即：治病祛邪要靠自身的正气，治病的药物是不可以常吃的。真正的可以常吃的东西就是老祖宗验证了的饮食饭菜。

另外，现在还有些不对的风气，比如，有些人因为有了钱，就都比着吃冬虫夏草。为什么吃？首先是药贵，好像吃得起就是有身份的象征。这有点像魏晋时期吃五石散，那时贵族中有一批人专门吃五石散，这是贵族的象征。吃了石头，元气就必须上来破它、排它，所以吃完五石散的人就躁，吃完以后就得在大街上跑，发散药性。穷人想附庸风雅，但又没钱，于是就想，不就是一跑吗？所以魏晋时期就有一个壮观的场景：大家都在街上跑，富人在前面跑，穷人在

后面跟着跑，这就是中国人喜欢跟风的习性。

中国人一向喜欢补，没事就给自己"补补身子"，这也是一个不正确的习气。药是不能乱吃的，补也不可以乱补。第一，药的习性你不懂，你不知道吃进去以后它会走到你身体的哪个地方？发挥什么作用？会对你有利还是有弊？所以如果你不明医理、药理的话，最好先别乱吃乱补。第二，东西吃进去是要消化吸收的，要是你的消化吸收不好、经络不通，吃什么都没用，即便是补品也无益，有时反倒成了多余的，成了毒素；而如果你经络通，每天锻炼，即使每天吃大米饭、老玉米也能补进去，并且同样能变现成精华。只要你把这个理弄通了，好好吃饭、好好睡觉、好好锻炼身体就行。因此我们一般不主张病人多吃药。一个好的中医开方，除了药方，应该还会开三个方子：一个日常生活方子，一个吃饭的方子，还有一个锻炼的方子。

要想身体健康，就要做到以下几点：1.保持情绪稳定，不生气；2.保持大小便通畅；3.按时吃饭，按时睡觉；4.坚持每天锻炼身体。再加上一点药物的作用，病才能好，否则神仙也没有办法。

毫无疑问，对健康的系统知识的掌握和每个人有效的、有意识的预防与保健，需要通过系统的健康教育和预防保障措施来完成，对于个人和国家来说，这都是一笔最经济、最合理、最有必要和最有效的投入。这样的投资，可以极大地降低社会医疗成本，同时使个人、家庭以及整个社会的生活质量、健康水平和健康环境得以大幅度提高和改善，每个人以及每个家庭通过自身健康水平的提高，直接减少在疾病方面的开支。对政府而言，可以直接减少医疗资源消耗和资金占用，可以使国家在医疗方面的管理成本、运行成本以及全社会的负担大大降低。可见，健康的真正获得，需要每个人对健康的自觉保养和自我提升，也需要国家在制度上对每个人的健康建设给予指导和激励，甚至健康经费补贴需要在医保制度中单列出来，但目前医保制度没有体现。

总之，健康主要靠我们自己的健康调节能力或自愈能力，医生和医药只能起到协助和支持我们自身健康能力以平和疾病而已。这也就是所谓的"求医不如求己"。可见，真正的健康要靠自己，即便是患病了，最好是寻求能帮助自身健康恢复和提升的方式和方法，这些方式也就是保健和康复的过程，是在保健养生机构里，而不是在医疗卫生机构里，养生也可以说是自己救自己。如果完全依靠医院、医生或医药是不妥的，也是靠不住的，即便你有钱也没有用，因为花再多的钱也买不来健康。

在此，我要大声疾呼：人类该是要认真而深刻地反思和反省医学和医疗本质的时候了，不能再沉迷于这个只知去防病治病的医疗漩涡里了。不能只知道用医学和医疗去搞疾病治疗，而应该懂得用健康学和健康技术去搞好健康治理。只要自身健康治理好了，健康能力和水平提升了，疾病也就不治自愈了。可见，人类如果不能拥有一次大的健康思想理论和健康技术的重大突破，人类恐怕就无法逃脱一场又一场的疾病犯乱和健康危机。

对于大众来说，如果患者因不知道医疗的真相而去痴迷和依赖医疗和医药，我只能叹其命苦；如果患者已经知道医疗的真相而仍去依赖医疗和医药，我只能奉送一句古语："天作孽，犹可活；自作孽，不可活！"如果一个人的健康完全依赖于外在的医学和医疗手段去保障，而不能自治、自理和自愈，就如同是不能自食其力一样，其健康也就是"扶不起的阿斗"，那也就是一种自我的无能或耻辱。自我健康机能的建设完善和不断强大是健康的根本所在，不过，这需要有正确的健康思想理念、健康学科理论和健康技术体系去协助完成。

Ⅶ.　自求适应平衡的生活健康法则

　　前文已述，健康靠自己，责任在自己，同时，健康来源于自觉、自治和自强。那么，怎样才能治理好自己的健康呢？道法自然，医法自然，我们只要效法自然而生活着，就会找到健康的基本原理和法则，这种自我健康的基本原理和法则（即生活健康学的核心思想）也将是支撑"大医改"的基本理论之一。

　　我们知道，生命的活动是自我谋求生物平衡的活动，此平衡就是健康。生命的自我健康原理和宇宙（即自然）的原理是一样的。在宇宙中，亲和力（阳、正、向心力、凝聚力）和排斥力（阴、负、离心力、分散力）互相抗衡而又互相依赖。当这两种力处于势均力敌的状态时，万物就保持生存、生活的平稳状态。这种宇宙的秩序在生物之中是作为生命的活动而存在的。故所谓的健康就是身体能自我地取得这种平衡并能顺利活动的状态。疾病就是使生命活动中产生的不平衡恢复平衡的过程。当这种复元活动在自我进行的时候，我们的身心就会感到一种异常感，甚至还会伴随着各种各样的痛苦或症象。这也就是自求健康的生活原理或法则。

　　大家在现实的生活中可能已经体会到了，身体和头脑都是用进废退，越用越强、越灵活，受保卫、被庇护，处于警惕状态以及过分依赖是自我健康平衡力的弱化；不同的刺激会使生物的抵抗力产生或强或弱的变化，过分烦恼或情绪不稳也必然导致生命体内各种秩序的紊乱；穿得少些，皮下脂肪就会自我地积聚。相反，穿得太多，脂肪就会消失。所以应当忍受微寒；过分地用药不仅会使病原菌产生抵抗力，还会给机体内环境造成破坏和污染；光吃容易消化的东西，胃肠就会变弱，假如少量进食，胃肠的吸收能力就会变强……调整或加强生命体内在的这些机能和活动，就是保持或增进健康的生活原则。而扰乱这些内在的机制和活动，如不合理的饮食、不正常的呼吸、不正确的姿势，尤其是脊柱不正、不良的生活方式、不稳定的情绪、不调和的刺激等，就是不健康的生活法则。

总括起来说，健康的生活法则或原理就是自求保持三种平衡状态。即保持平正的形体结构（形平）、拥有平和充沛的气液活力（气和）和清爽通顺的神志性情（神通），健康就是这三者合一的状态，此乃生活健康之原理。亦正是医改应积极倡导的健康生活方式，也可以说是"大医改"的基本理论之一。

下面对这三种自我谋求平衡状态的生活方式稍作解读：

一、健康的生活原理之一 —— 形平

1. 正确的姿势（脊柱要正）

正确的姿势能保持整个形体结构（尤其是脊柱）的正常弧度，使肌肉处于平衡及松弛状态。在生长发育的过程中，长期姿势不良，不恰当的负重或者椎体先天性的畸形都会造成脊柱的异常弯曲，不仅影响美观和脊柱功能，严重时还会影响相应的器官功能。

脊柱不仅是人体的支柱，更是健康的基石，生命的脊梁。它是人体的一个非常特殊而重要的系统结构，在人的生命中具有决定性的作用，一旦发生异常改变，会导致一系列病症，严重威胁人们的身体健康。

正常脊柱有其相应的正常活动范围，超过此范围的活动即为过度活动，容易造成脊柱不稳甚至损伤；而活动度不足以至不能满足运动需要时也容易造成运动损伤。适宜的脊柱活动，能避免脊柱局部负重过大，避免脊柱运动损伤的发生。

脊柱的稳定性是指人体维持脊柱正常姿势，限制脊柱过度活动的能力。强健的脊柱肌肉可以保持脊柱的稳定性、减轻脊柱的负荷、加固脊柱，防止发生

劳损、损伤以及脊柱不稳甚至滑脱和椎间盘突出等脊柱疾病。

在日常生活中，很多人习惯以放松的状态站立或坐卧。最常见的有弓腰、驼背、跷二郎腿等。如此姿势时间久了，会改变脊椎的正常弯曲度，从而导致颈椎病、颈背肌筋膜炎、腰肌劳损、腰椎间盘突出症等病变的发生。还有就是轻微扭挫伤、过度疲劳、睡眠姿势不良、工作及生活中姿势不良、感受风寒湿邪、内分泌失调等是造成或诱发脊柱疾病的潜在因素。

其实，一切事物都是自己思想和行为的反映，而姿势都是自己的心理状态和认知的反映。例如，消极的心理、生理状态会产生出前屈姿势，也就是说，前屈的姿势是恭顺、降伏、悲观失望、疲劳、进食过量、老人化等时候的姿势。相反，满怀希望、有决心、充满力量时，胸脯就自然地挺起了。反过来说，前屈的姿势也会产生出消极的心理、生理状态；挺直的姿势能够产生良好的心理和生理状态。

2. 适度的运动

"生命在于运动"，这似乎已是一条颠扑不破的真理，可现实中，我们所见到的是爱好运动的人并没有长命百岁，身体比不爱好运动的人并不一定健康多少。还有个不争的事实，那就是从古至今，许多禅师、法师、道师、书画家等大师或大家，他们多静而少动，反而长寿者众多。

当然，运动可以提高身体新陈代谢，使各器官充满活力，推迟向衰老变化的过程，尤其是对心血管系统更是极为有益，同时对保持形体结构的平衡和稳固也是非常有效的。适度的运动锻炼还可以使生活和工作充满活力；可以帮助建立生活的规律和秩序，提高睡眠的质量，保证充足的休息，提高工作效率；可以提高人体的适应和代偿机能，增加对疾病的抵抗力……

但是，长时间进行剧烈运动会使人体的新陈代谢长期处于过于旺盛的状态，缩短了人体细胞分裂的周期，从而加快了机体器官组织的磨损与衰老。并且还会对形体结构造成损坏，应当看到运动及姿势对健康的重要性，它可把人变为圣人，也可以把人变为愚人。

生命在于运动。运动是反射的结果,反射是感觉的结果。感觉的活动迟钝了,就不能运动和思考。老人和病人就是这种状态。感觉的方法和反射的方向因刺激和训练的方法不同而不同。运动给脑以刺激。我们应当看到举手投足对于人类的形成是有重要影响的。

应该说,绝对的运动或静止都是不妥的。长期坐办公室的人应以三分动七分静最适宜。运动应谨记"过犹不及"的道理。强调适度,并要求持之以恒。只有适度运动,才有利于健康。

3. 适量的刺激

物理的刺激作用于神经,化学的刺激作用于腺体,精神的刺激作用于大脑。每个人的个性区别,是由于各个人的大脑、腺体和神经活动的差别造成的。大脑、腺体和神经活动的倾向由于信息或环境刺激的不同而不同。假如使刺激发生变化,则大脑思维、腺体和神经的活动方向(递质)也会起变化,气质、性质或信质(精神)也将随之发生变化。这也是自我生活健康法的原理之一。

假如给予大脑、腺体和神经以平衡的刺激,身心就进行正常的活动。反之,身心就会混乱或发生疾病。适量刺激是能使我们身体不断地取得平衡的生活方式,当然也就能协调生命和保持健康。所谓身心的活动得到调整,就能把一切都作为朋友;而身心的活动混乱,就会把一切都作为敌人。可见,扰乱身心活动的东西就是不当的刺激和不调和的生活。

疾病的反应症象就是自我要使不平衡的状态向平衡的状态复元的一种运动或活动。在现实中,我们常常存在"病痛是坏的"等错误认识,进而导致过度去镇压干扰这种自我恢复过程。我们都听说过,我们的体内就有自我疗愈、自然治愈的力量在活动,其本质就是神经(递质)和腺体(激素)的活动。应该说药物、手术或放化疗都会造成很多弊端,其中就有对上述神经和腺体二者造成了不良的或过度的刺激和影响。

精神刺激给予腺体的影响同物理、化学刺激给予腺体的影响是相同的。能生存是因为取得平衡的生命活动于体内,并同外来的刺激保持平衡。健康就是这种活动在顺利地进行。所以应不断地给予身心一些适量的刺激，给生命和健康状态以不断地激活，使之自求平衡和活力无限。

二、健康的生活原理之二——气和

1. 合理的饮食

食物化为生命之气血，气血形成了人的肉体。但人们是否已认识到正确的饮食方法的重要性呢？为了健康和正确地生存，人类应了解真正适合于自己的食物和正确的饮食方法。

饮食（又称"膳食"）是指我们通常所吃的食物和饮料。所有的食物都来自植物和动物。人们通过饮食获得所需要的各种营养素和刺激素及能量补充，以此来维护自身的健康。合理的饮食才是充足的营养，并能提高人体的健康水平，预防多种疾病的发生发展，延长寿命，提高身体素质。不合理的饮食，营养过度或不足、过度刺激等都会给健康带来不同程度的危害。

光吃食物，是不能获得足够力气的，还得需要脏腑的功能强大。因为是脏腑把食物完全地消化、吸收，组合成细胞的成分，并在进一步分解后，把它们转换成活动的能量，这样才能够真正有效。在上述过程中，大量的酶在起作用。维生素和矿物质之所以是必要的，主要原因就在于此。在酵母（维生素类）中加上磷酸类，就能组合成蛋白质的分泌液。真正意义上的营养，不只是食物的好坏，而是消化、吸收、分解、排泄等内脏活动的强化。

另外，根据生活的体验，只要进食正确，就能够根据食物的味道敏锐地区分有害的和有益的东西，生命有不接受对自己有害东西的能力。动物靠着这种先天能力，能够捍卫自己生命的安全。具有只接受有益的东西，不接受有害东西的敏锐感受力的生命才是真正健康的。

合理的饮食是进口的问题，还得考虑或注意出口的问题，也就是大小便通畅的问题。如果只有"进口"，没有"出口"，进去的饮食再好，再有营养，长期集聚在体内不能顺利排出来，那也会变成毒素，对身体健康也就造成危害。

所以合理的饮食也要讲求"进出口"的平衡问题。

2. 正常的呼吸

人们几乎没有认识到呼吸与生命活动及健康状态的重要性。能够正确地理解呼吸的生理、物理、化学、心理意义的人并不多，大家基本都忽视了它。其实每个人的心理状态、生理状态和生活态度都是通过呼吸的方式或类型而表现出来。如精神紊乱、代谢的失调等，可以全由呼吸而表现出来。

呼吸一般被分为浅呼吸和深呼吸，或被分为胸式呼吸和腹式呼吸。腹式呼吸是深呼吸，也是最有利于健康的呼吸，练功调息时一般都是做深呼吸或腹式呼吸。当然，这只是针对口鼻肺泡这些呼吸系统而言的。其实，人体最大的呼吸器官是皮肤，如果不能很好地处理运用好皮肤，发挥好它的巨大呼吸效用，我们身体的健康状态也会出问题的。

应该说，完全正常或自然的呼吸是支配身体、心理和行为的秘诀。呼吸的深浅决定体内的新陈代谢的状态；所有修炼功法的秘诀据说就是把握呼吸（调息），有意识地调息是能够有效地支配自律器官的呼吸控制法；充分地利用皮肤的呼吸功能是增进健康的一大法宝。当然，有利的气候环境或清新的空气可以使人们能够更好地呼吸和生存，并保持其健康长寿。

不正常的呼吸方式对健康是有很大伤害的，如过浅的呼吸或憋气对健康是不利的，生命垂危时往往就是很表浅的喘息；生气时呼吸也是很不正常的，不自然的，其对健康也会产生极大的损害。

3. 良好的睡眠

睡眠是生命有规律地活动与休息。休息是身体机能自然调整、新陈代谢、补充营养、新老细胞交换、清除废物、吸进新鲜养分的过程。只有睡得好，机能调整到位，身体各系统才能协调合作，运转自如，身体也才能自然健康。有人说，睡眠是大自然的了不起的恢复剂，这是合乎事实的，经过一夜酣睡，多数人醒来时感到精神饱满，精力或体力充沛。

睡眠一直很好的人，一旦失眠或少睡一点，就会感到精力不足，头昏脑胀。不要说长时不眠，就是长期睡眠不足，其对健康也是有很大危害的。这是因为在所有的休息方法中，睡眠是最理想、最完整的休息。如果睡眠不足或质量不高就会体软懒动，头昏脑胀，精神不振，血不归筋，力不从心。若长此以往，人体就会处于一种亚健康状态，其对学习、工作极为不利，更谈不上什么好的生活质量和健康长寿了。

睡眠与健康是"终生伴侣"。中华养生学很重视睡眠问题，认为"睡食二者为养生之要务"，"能眠者，能食，能长生"。《养生三要》里说："安寝乃人生最乐。古人有言：不觅仙方觅睡方……睡足而起，神清气爽，真不啻无际真人。"可见睡眠对人的生命和健康来说是多么的重要，在人类生命活动的过程中，大约有1/3的时间是在枕头上（睡眠中）度过的。

睡眠伴随着人类生命的全过程，是生命的组成部分。要想生命力旺盛、身体健康、体力强健、脑力充沛，就必须要有足够的睡眠时间和良好的睡眠质量。

三、健康的生活原理之三——神通

1. 勤思的头脑

我们常说生命在于运动。其实，生命更在于脑的运动。美国曾经调查发现，科学家的健康指数和平均寿命普遍高于运动员。所以说，大脑的积极思考对于健康是非常有益的，至少其对全身细胞活动的指挥和保持生命的正常秩序是必须的，否则，整个生命体的活力或活性就会降低，如一潭死水。大脑不活跃、不兴奋起来，那整个新陈代谢也就无法活跃，怎能有健康可言呢？经常使用大脑的人，由于大脑的信息调控作用，使机体各部位协调运动，保持动静平衡，进而能延年益寿。

另外，我们知道人类的生活与动物之最大不同在于动物的生活是全负荷的，且体内剩余的能量（精力）非常少，而人体内剩余的能量很多。这些剩余的能量不是贮存在躯干，而是贮存在大脑，并在大脑被利用和消耗掉。因此，人类的头脑很发达，智力也高度发展。但剩余的能量（精力过剩）也是疾病和苦恼产生的根源。为此，应尽量将剩余的能量用掉，以保证身心健康。因为过剩的能量会导致人对事物的偏爱、偏执等不良习惯，不良的生活习惯又会催生出过度的欲望或贪欲，周而复始，就会损害人的身心健康。由此可见，促进健康的能量和造成疾病的能量等都是同一种能量，但这种能量使用在不同的方面，也就会产生不同的反应或结果。

在现实生活中，我们也许都深有体会，即在什么情况下能达到心情开朗、体魄健壮呢？那就是在大脑积极地思考，或勤奋地学习，精神相对集中些，工作比较充实点，几乎没有空暇的时候。也就是说，在平常使心身不停地活动或处在活跃状态（当然是一张一弛）就能既使剩余的能量消耗掉，又能达到身心健康的目的。

2. 舒畅的心情

心情舒畅有益于平衡人体的健康状态，人类的生活容易产生过度劳累，特别是精神疲劳，可以说身心产生异常的原因就在于此。身心的疲劳是由于不自然地连续地紧张状态造成的。现代人类的生活过于紧张，很多人忘掉了放松身心的重要性。此外，在现代人类的生活中，充满了异常刺激、焦急、恼怒、思虑和疑心等，人们在不安定的生活漩涡中翻滚，易使身心失去平衡。

精神的烦恼和身体的不适给予生物的影响是完全相同的，所以我们应尽量保持身心的愉悦。同时，我们还要了解生命的虚和实，即精神和肉体的虚实合一。存在于机体内部的，不仅有脏腑器官等实体，还有担忧、焦急和欢喜等虚像。佛家说要四大皆空，就是要虚空，只有空怀，才能受纳。

痛苦缘于比较，烦恼缘于心态，缘于理想与现实的差距。我们要擅于调控自己的情绪，做情绪的主人，努力化解负面情绪，保持并培养健康的心态，这样才能有利于我们的身心健康。

3. 美满的性爱

性生活作为人类生活的重要组成部分，是一个人健康状态的标志或者说是晴雨表，也是健康生活品质的象征。我们应该努力提高人们对于性生活在生命质量、健康状态和家庭幸福中的重要性的认识，并不断提高性生活对于人们的健康和生命及生活质量的贡献度。

性生活大致可以分为三个层次：爱情型性生活（简称为性爱）、欣赏型性行为（可称之为一般的性交或性伴）和交易型性行为（仅仅就是性交易或交配）。其中，性爱是人世间最美好的、最有利于健康的性生活，它是一个人生命品质和生活质量的重要体现，是健康长寿的必要条件之一。

因为性爱生活是包括身体运动、心态运动和器官运动在内的一种综合性且是两个人共同配合完成的活动，是水乳交融，甚至两个人变成了一个人。应该说性生活时，爱的程度决定了你能够达到的"快感水平"和"满足度"——即心理层次决定性生活的层次和效果。虽然在所有的心理层次都可以发生性行为，但是很显然，爱的层次越高，性生活的品质就越高。

在性爱过程中，由于是男女两个人全身心的投入，共同用爱心驱动的肢体语言交流和全身细胞的无比活跃，使性生活的心理享受远大于生理感受。身体大量分泌"年轻物"，从而使沐浴在爱情中的男女要年轻很多……性爱时大量分泌爱液，使性器官的弹性和双方性器官的"镶嵌度"无与伦比、不可言状，成倍地放大快感，身心会得到极大满足。

同时，由于荷尔蒙的释放让我们对压力的感受降低，肌肉的兴奋与松弛，有助于休息和睡眠；性爱会让心血管系统达到良好的运动，且能燃烧过多的脂肪以释放热量；此外，美满的性爱生活还能使身体的机能直接或间接的得以提高，或者说使健康指数得以极大的提升。

人的健康生活，是一种自然平衡状态的生活，人类的存在是一种自然现象和自然活动，而自然现象是依靠自然平衡状态来维持的，这种自然平衡状态也就是所谓的健康状态。对人类来说,任何破坏或违背了自然平衡法则者就会生病,所以生活要有规律,要积极保持整个身形的正确平衡(形平)、气血的充足平和(气和)以及神志通畅平稳（神通）。很多人违背了这一规律,且养成了某些不良的生活习惯,不能使身、气、心（亦即形、气、神）维持平衡,结果导致平衡失调,疾病烦生。因此,我们应该努力改变不良生活习惯,做到顺应自然,起居有常,维持形体、气液和心灵的自然平衡。

VIII. 远胜于医疗的医养健康服务业

所谓医养就是在健康学或健康医学理论指导下的健康调养、康复和增强的服务过程，这也就是医养强生模式，而医疗则是在医药学或疾病医学理论指导下的疾病诊疗和管理控制过程，这是一种医疗卫生模式。随着人们健康意识的不断提高，人们已不再是得病了就去找医生进行诊治，而是想着去寻找对健康利益有最大化的保健养护手段，即对健康具有营养、调养、保养和修养等作用的技术方法。目前，中医医养健康服务业正在形成，因为能使健康不断强大或强壮的医养强生模式已经越来越成为人们的健康消费选择，且其巨大的潜力也将会慢慢地展现出来。这也正是"大医改"所需要的健康产业理论模型，也是未来健康产业发展必须重点关注并应大力支持和指导的健康服务业。

一、健康服务业由哪些业态构成

现在大家都在开始关注或投身健康领域，但是作为健康的消费者、从业者，以致创业者到投资者，似乎都没有真正了解或弄明白"医疗卫生服务与医养强生服务（保健养生服务以及生活健康管理或指导等）"的区别，甚至于有些消费者和创业团队把"医疗保健"，以及"医疗服务"与"健康服务"等混为一谈。这可能是因为以前没有足够大的健康需求，以至于社会分工层面没有把医疗健康服务业和医养健康服务业区分开来的缘故。

其实，医疗服务只是健康服务的一部分，为此，医疗服务业也可被称为"医疗健康服务业"。那么,在整个健康服务业除了医疗健康服务业外,至少还应有"医养健康(包括调养健康和生活健康指导等)服务业"和"医德健康(包括心智教育和心性修炼等)服务业"等。

医疗健康服务业主要是指各类各级医院、卫生院、门诊或诊所、医疗康复中心、药房、药店以及疾病预防控制中心等;医养健康服务业则主要是指各类保健养生机构、健康体检中心、各种疗养院、健康养老院、营养健康咨询机构、健康教育机构、运动健身机构以及养生美容机构等;医德健康服务业则是指一些心理咨询、精神病院、功法修炼(包括气功和瑜伽)、辟谷禅修、冥想灵修、智慧健康教育以及传统文化书院等。当然,这三大健康服务业的背后还有其各自相应的支撑或基础产业,如:医药、医疗器械、保健品、保健器材、健康仪器、信息管理系统、健康金融保险以及人才培养服务等产业。

二、医疗健康与医养健康有哪些不同

从行业角度看,医疗健康服务业和医养健康服务业应该是两个单独并行的行业,当然,他们中间也存在一些少量的交集。但从其内涵和工作目标来看,这两个行业有很多不同之处,其中最主要的有如下几个方面:

第一,目标对象不同。医疗健康服务的目标对象针对的是"疾病"(主要是急性病和传染病)的各种治疗,而医养健康服务的目标对象针对的则是"健康"本身(包括亚健康和慢性病)的治理。

第二,手段方法不同。因目标不同导致了手段方法的不同,医疗健康服务是通过医疗仪器、药物、手术等手段实现对疾病诊治或镇压和控制,如药疗、刀疗、放疗、化疗、电疗或理疗等;医养健康服务则是通过一些有利于健康的专业技术和设备来进行调理和疏导,或通过调整人们的饮食、运动、起居(即生活方式的改观)以及生存环境和社会生活方式等来实现对健康的直接帮助,以期达到恢复和提高,如营养、休养、保养、调养、静养、修养和濡养等。

第三,从业人员的专业知识构成不同。医疗健康服务业的主体是医生(即白衣战士），医生的专业是在其掌握了生理、病理和药理等医学知识，并采用相应医疗相关技术和方法对病人施行救治；医养健康服务业的从业人员是大夫（可称之为蓝衣工士），其专业知识在于掌握健康有哪些要素组成以及其内在平衡机制和自强不息的应激适应能力情况，其专业技能在于掌握能有利于帮助恢复和提升患者自身健康能力或其机制和要素的技术和方法，并知道如何在生活中对客户的饮食、运动、起居、心理等进行适当的调整和指导，以期实现或达成健康目标。

第四，产生的效果不同。医养健康服务比医疗健康服务对健康的贡献度要大得多。世界卫生组织早已公告说，现代化的医疗技术和设备虽然可以扼制疾病，但对于健康的贡献率只有8%，那么，医养健康的技术和服务则是旨在直接建设健康或促进健康，因而它对健康的帮助则远远高于医疗健康服务的贡献度。

三、医养健康服务业的流程

为了把医养健康服务的流程说得清晰一点，我们先来看一下医疗健康服务业的流程。平时就医时我们通常遵循四个环节：首先医生通过问诊、做各种检查等采集信息手段了解当前病人的疾病状态；然后医生会根据数值、经验、医学逻辑对病人的状况进行分析判断；继而提出治疗方案——开出医疗处方；最后通过药物或者手术等手段来执行处方。医生和病人不断循环这个流程直至把"疾病"镇压住或消灭掉（治愈）。以上四个环节为一个闭环。

医养健康（主要是指调养健康服务业，当然也适用于生活健康）服务业的流程也是四个环节，包括信息采集、辨识（分析）评估、解决方案设计、方案执行，但其内涵是不一样的。信息采集和辨识（分析）评估是针对"健康"而言的，而不是针对"疾病"；解决方案的设计也是针对健康的建设和促进提高为指导思想的；然后根据设计的调养方案，采用专业的调养技术（包括工程技术）或生活方式的改善，以此来不断循环地实现对"健康"的建设和促进，达成最大的健康目标。

医养健康服务业的四个环节或具体流程如下：

1. 信息采集

健康信息的采集有很多种方法可行，如传统中医的望、闻、问、切（触），以及现代医学的体温、呼吸、血压、心率四大生命或健康体征的测量，还有脊柱健康学也提出了包括形体结构、活动范围以及信息通讯等数据的检测；还有健康体检机构近些年来所做一些如免疫能力、营养代谢、机体功能、基因密码等大体量的健康体检方式或方法。

近年来，随着一些智能硬件软件和可穿戴健康设备的不断涌现，从量化自我（如记录运动、睡眠、血压、心率、体重等数据）的智能手环、血压仪、心电仪和胎语仪等，到量化环境（如空气质量、声光电磁污染）的室内环境监测设备，再到面向孕期、幼儿、老人的健康监测设备，还有主打情感需求的各类健康监测系统和设备纷纷登场，资本市场也积极响应。这些都为实现医养健康服务的第一环节提供了全新的发展思路和方向，也为人体健康大数据的采集提供了可能和方便。

2. 辨识评估

根据采集的天人环境以及人体体征数据，应用健康学（或大医学）原理和理论，运用现代工程技术方法，将监（检）测到的生理健康或病理参数转化为状态参数，并对状态参数进行量化或设计成各种分析模型，进而辨识出人体健康状态的变化。健康状态辨识主要包括：

（1）通过多项生理参数（如血压、心率、呼吸、心电、血糖、脑电等）连续动态测量，提取各参数的特征信息及参数间的关系信息，可辨识出经络传导调控、脏腑气血运行的状态等；

（2）通过如温度、湿度、脉象、阻抗、血压等参数的空间分布监测，辩证分析出人体气血能量分布的平衡性，辨识出整个健康状态的虚实、寒热、燥湿等信息；

（3）通过形体的松软度、关节结构的平衡稳定度、经络的通畅程度等数据的测量，辨识评价分析出脊柱四肢的健康信息或状态；

（4）依据内分泌调节素、心理或情志等精神因素的变化信息量表，辨识出每个人的心理状态及对健康的影响或危险程度等；

（5）根据已知负荷下参数变化中的阴阳（寒热、虚实、表里的平衡状态）、五行（五脏六腑的功能及关系状态）、气血升降出入等状态信息分析，如生气过程的脉搏变化、传统的运动试验等，以及对于特定作业（军事作业、运动项目）需求而设定的负荷（情境训练）下的状态评价、能力预测等，可辨识分析出脏腑系统或整个健康功能状态；

（6）根据基因检测的数据，可以做到非常个性化的健康评估，得到每个个体的体质或本质报告，对每个人的未来健康做准确的预测。

另外，随着科技的发展，未来智能化的辨识分析评估系统，不仅可以持续给出辨识分析、评估判断或健康状态辨识结果，还可以适时做到当生存或室内环境超过某些标准值，对当前环境报警。当连续体征数据出现异常时，对照大数据结果给出高危风险的预警提示。

3. 解决方案

一般的健康体检机构到了第二环节之后就无力为继了。也就是说，大多数健康体检行业只能给出一堆枯燥的数据，却没法再直接告诉你有哪些可行的方案可以让你恢复健康或变得更健康。那么，医养健康服务业则会根据上述两个环节的信息采集和分析评估的结果设计出解决方案，相当于医疗健康服务行业中的医生给病人开出"处方"。

不过，区别在于医疗健康服务开出的处方是药物及剂量或手术方案，而医养健康服务则是根据健康状态辨识评估的结果来设计出对身体结构的调理整复、脏腑气血功能的调节养护和心性信息系统的调和梳理。包括脊柱调养、饮食调整、合理起居、梳理情绪、调适心智、适量运动等方法或手段。

4. 方案执行

没有执行的方案永远只能是一个遗憾！所以在有了对健康状态辨识评估和解决方案制订好的基础上，接下来就该是通过实施健康认知教育、自我健康调理指导以及外在的专业调养技法或工程化技术等手段，从而达到恢复健康或提升健康状态的目的，这就是方案的执行过程，也是最重要最有意义的一个环节。下面我们以脊柱健康调养为例来说明方案具体执行的一些措施。

脊柱调养的目标就是"松、通、温、平、稳"。也就是要松通或清理脊柱区的经络通道，调整平衡脊柱的结构状态，理顺或清除大脑脊髓的不良信息，温通并强壮脊柱使其保持比较长久的稳定状态等。脊柱调养可以分为：主动自我调养、被动专业调养和工程化技术调养三类。

脊柱自我调养的方法主要是在日常生活中，首先要注意保持正确的姿势；第二就是选用合适的卧具；第三是避免风寒的侵袭；第四是顺应重力去劳作；第五就是经常做一些活动锻炼等。

脊柱的专业调养技术方法归纳起来就是十大方法，即：砭法、灸法、罐法、手法、针法、枪法、敷法、食法、心法和功法。这些技术方法虽然是要由专业的人员来掌握和操作，但是普通大众也应该了解一点这些技术方法的基本内涵，以便正确选择、明白消费,并应积极配合专业调养技术人员的系统调养操作过程。

脊柱工程化调养技术主要有：光电磁频谱理疗技术、温玉理疗按摩技术、脊柱药浴熏蒸共振技术、脊柱倒悬摇摆梳理技术、脊柱体控生物电疗技术、脊柱多维动态牵引技术、脊柱音乐共振调衡技术、中药熏蒸和离子导入技术、阳光能量房和汗蒸房技术、脊柱拉伸或牵引理疗技术等。

另外，还有一类最有效的执行环节就是家用健康类产品和服务，在调养师或健康师的指导下，用户可以购买一些健康类的商品在家里使用，从而可使调养效果或效率大大增加。犹如医疗健康行业中医生通过让病人回家吃药或康复锻炼来进一步实现其执行环节一样。这种执行方案的进一步巩固执行也同样适用于医养健康服务行业。

　　总之，对比医疗健康服务业，医养健康服务业中的每个环节都潜藏着更巨大的健康价值，未来它们在整个健康行业中的发展机会也是无处不在。因此，医养健康服务的理念和技术方法体系也给"大医改"提供了具体实践的理论支持。

IX. 健康治理比疾病治疗更有价值

这是个追求健康的时代！健康是第一财富，健康是国计民生的大事，健康是每个人和每个家庭的希望，健康寄托着我们民族兴旺发达的中国梦！因此，医改应该面向健康而改，要以健康利益最大化为目标。

过去的 30 多年，中国改革开放成果显著，令世人瞩目。中国经济发展了，人民温饱解决了，健康需求也就更大了。慢性病、亚健康和老年病等已越来越成为社会进步和时代发展的障碍和负担，虽然国家的医疗投入在不断增加，但人们对医疗服务的满意度及我国在全球健康情况的排名不升反降！在整个中国改革的大背景下，中国的医疗改革也很艰难地进行了 30 余年。但一系列事实表明：健康单靠"防病治病"这种医疗卫生模式来保护，或者仅靠投入金钱来扩大抗击疾病的战场是不能解决问题的，健康的获得要从大处着眼，应从健康本身出发，去不断地建设健康、促进健康和提高健康。因此，建设健康与防治疾病哪个更有成效，健康治理与疾病治疗哪个更有意义和价值，这很值得医改设计者和决策者们认真考量一番，当然也需要有医学家和健康学家们发挥其道的智慧，更需要整合和创新。

一、建设健康比防治疾病更有成效

健康不仅是指身、气、心所处的一种平衡状态，而且主要是指机体自己所拥有的一种自组织平衡机制、自强不息的生机活力及自我应激适应痊愈疾病或康复的能力。这种平衡机制、生机活力和自愈能力主要是指生命体在营养活性物质的供给而不断进行的新陈代谢过程，以及生命所表现出的一系列活动及应对各种环境变化时所作出反应或应变的能力。我们将这些统称为健康活力或健康能力。

机体的这种充满智慧和强大的健康活力和自愈能力是我们战胜或平衡疾病的法宝，这些生机活力和自我康复能力才是真正需要我们认真清晰地去认知把握它、测量感知它、分析评估它，然后在此基础上有的放矢地去帮助它、建设它、促进它、提高它和照护它，或者是去调节、控制、平衡它。也就是我们应该积极地去为机体提供这些均衡的营养活性成分，定期为机体做一些专业的调理和保养，使其保持最佳通畅和平衡的状态，引导和促进自身的活力或能力得以正常发挥和运行，并充分信任、更多地依靠和利用自身的这种健康机制和能力去预防疾病或战胜疾病。这是一种主动的健康建设过程，而不是一味地被动地依赖外在的医生和医药来防治疾病而达到保卫健康和生命之目的。

平时我们可能或多或少都有点小毛病或身体的不适，但对身体不会造成多大妨碍。相反它还能刺激或提醒机体，有助于自身免疫力和自愈力的获得，并增加机体的抵抗力和健康能力，也就是我们常说的自身的健康机能往往是在疾病的挑战下成长起来的。因而身体有点小毛病并不一定就是一件坏事。尽管人与人之间的体质存在差异，但只要个体本身具有一种自我主动调节平衡的机制和应激适应能力，就可以说是一个健康的人。也就是说，一个人只要生理和心理的调节能力以及社会的交往行为能力处于一种正常的动态平衡状态，那就是健康的。换言之，只要自身的健康机制和活力或能力都有了，不仅可以抵御疾病的侵扰，还能自我痊愈疾病，能使我们的机体充满活力，使生命更加精彩而长久。

遗憾的是，现代生物医学（西医）却借助强大的医疗手段，强行并大包大揽地帮我们机体取消或替代了这些健康能力。这看起来似乎是生物医学越来越先进和强大，可是我们自身的健康机制和能力却相对变得越来越弱小了。久而久之，也就使人们过度依赖外在的强大替代力量——医疗和医药，而在医疗和医药的替代下人体的自我健康机能就渐趋萎缩和废退了，即内在的自我健康机制和能力变得越来越退化或弱小，形成一个"外强内弱"的局面。也可以这样说，在现代医疗手段越来越强大的情形之下，我们更多地在依赖现代化的医疗照顾，而自身的健康能力则变得越来越懒惰或脆弱了，进而也就变得越来越萎缩而颓废不用了。由此可见，不是现在的疾病变得有多强大和猖獗，而是我们自身的健康机能变得越来越脆弱而不堪一击。人类如此大力地发展外在的医疗防病治病事业，以此来保卫我们的健康和生命，却忽视或放弃发展对内在的对健康有促进作用的医养保健强健事业，这样的医疗健康保护模式或自弱的生存、生活状态难道是我们真的所需要和希望的吗？

医疗防病治病到底对于我们生命的和谐和健康的建设有多大的益处？世界卫生组织早在 20 世纪末就已公告说，通过防病治病这一现代化的医疗卫生手段给健康的贡献率只有 8%！也就是说，生物医学其实只是在这 8% 里面作努力，而另外 92% 的"可大有作为"的天地却荒芜着。能提供 92% 贡献率的工作应该是帮助人们建设健康以提升健康的能力。因此，我们的医学和医改应该把"与疾病作斗争为纲"的医疗卫生模式转移到"以健康建设为中心"的医养强生模式上。也就是说"建设健康"比"防治疾病"更有意义和成效。

疾病和健康是一个矛盾的两个方面，他们既相互对立，也相互依存和相互转化。健康是依靠疾病而成长起来的，换言之，健康和疾病是可以和谐共处、共同进化的。生命其实就是疾病和健康和谐共演的一个过程。因此，为了生命的和谐演进，我们应该用平和的心态去理解善待疾病，并努力去建设促进我们的健康，这样才能提升我们的健康能力并促进生命的和谐演进。故此，我认为，未来的大医学或健康学应该从"以健康建设为中心"的思路去考虑问题和解决问题，以积极主动的方式帮助机体自身健康能力的提升和各种平衡机制的恢复为基本原则和目标，而不应是一味地去努力"找病治病、除恶务尽、再造新病"的被动循环往复的斗争或抗争模式。

二、加快实施健康建设的系列创新工程

当前,我国居民健康状况面临新生儿出生缺陷率上升、亚健康人群不断扩大、慢性病发病人数快速上升及人口老龄化等众多挑战,特别是慢性病患者已超过2.6亿人,占到我国疾病总死亡率的 85%,由此导致的医疗经济负担已占疾病总负担的 70%。而目前的医疗手段在应对慢性病上又显得无能为力,且慢性病井喷已经导致部分人群因病致贫返贫,由此引发一系列的社会经济问题,对人口质量及国家安全也造成了潜在威胁。我国的社会医疗负担亦呈现快速增长的趋势,随着医保范围的扩大及政策的实施,医疗费用将成为中央和地方政府的沉重财政负担。

应该说,这些疾病或健康问题已不仅仅是一个单纯的医学问题,更不是一个防病治病的医疗卫生问题,其涉及人类的生存环境（自然环境和竞争压力等）、饮食习惯、生活情趣、思想观念、人口质量及政策法规等多个领域的因素影响。因此,要解决健康问题单纯依靠防病治病这一医疗卫生手段是不行的,仅仅发展中医医养强生的健康服务业也不能完全奏效,尚有很多可以为人类的"健康建设"作出贡献的工作或范畴需要我们不断发展和创新。

当然,要建设健康,我们就要先认识健康,要有一套完善的健康学科理论体系和建设健康、促进健康的技术方法,并要有一系列的健康教育工程、健康人才工程、健康科技工程、健康保障工程等作为支撑,这一系列健康工程将是一个巨大的、需要不断创新的理论和实践,即以健康为主题,以健康学为理论支撑,以创新为驱动,以人才为基础,以工程为实践活动,其目的和意义也可以说是实现"健康中国 2030"这一目标或梦想的必由之路。这将是一场中国式"大医改"和中国健康发展道路的理论探索和伟大实践。这一系列的全民健康建设工程可分别如下:

第一是健康教育工程。此工程旨在转变人们长期以来的错误健康观念和行为模式。因为现代生物医学的理论及健康理念已过度夸大和宣扬了疾病的可怕,

以至于人们对疾病自然而然地产生了恐慌和敌视，于是，把防病治病视作健康的头等大事，使整个医学也都掉进"疾病学"的陷阱中。进而就陷入了只讲医疗和卫生的怪圈。

同时，健康的责任在自己，不在医院和医生，只有自己的健康强大起来了，就不怕疾病的侵扰和发生了。应该说疾病并不可怕，可怕的是用疾病思维来考虑健康问题。

因此，通过教育来转变人们固有的健康观念将是一个系统的工程，包括世界卫生组织在内的各国卫生机构，都应转换观念。为此，世界卫生组织应更名为世界健康组织（World Health Organization 本应就是世界健康组织），唯有如此，才能更好地教育和引导世界健康潮流，祈福人类的健康。

第二是健康人才工程。这一工程首先需要创造性地培养训练出一批对健康学理论体系和健康技术产品的研究开发人才。有了这些理论和技术，我们才能培养和造就一大批从事建设健康的人才队伍。如果没有健康人才队伍做基础，我们建设健康中国的思想和战略目标是不可能实现的，仍会掉在治疗疾病的怪圈里；有了建设健康的人才队伍，我们就能创新各种健康服务产业模式和组织管理机构。当然，这也是一个庞大的系统工程和探索实践过程，需要我们拿出非凡的智慧和勇气。如果没有人才队伍作基础，那一切都只是空想。

现在医学培养的都是白衣战士，即跟病魔抗战的，我们现在要培养的是健康工士，即蓝衣工士。全民健康事业不能没有人才储备，应该开设相关健康学院或专业学系，建立各级各类健康职业技术学院。创办中国健康大学，引领全国健康专业人才培养方向。创立产学研政资信协同创新的健康示范园区和人才培育高地，实现从大量培养抗击疾病的白衣战士向更多地培养建设健康的蓝衣工士的转变。

第三是健康科技工程。利用现代科学技术的成果，研究开发出健康工程技术和产品。该健康系统工程应该以复杂系统思维为指导，可以综合集成古今中外有关人体健康的知识，构建综合集成的健康科学，发展有中国特色的健康科学理论体系和工程技术系统。我相信人体复杂系统理论将会迎来一次科学革命，它将对健康建设的技术和健康工程的建设有巨大的促进作用。另外，健康科技工程涉及很多关键科学、技术问题的攻关，以及在社会范围的大规模实施，所以需要"总体设计部署"，需要建立专门的机构。

健康科技工程要研究的是人体系统多维度、多层次要素相互作用关系和人体整体健康状态的调理协同机制等复杂科学和技术问题。需要运用的不仅是还原论和整体论及有机结合的系统论，还有自组织平衡论、生机活力论和应激适应理论等。其中，钱学森先生的系统科学和系统工程思想已被确立为健康系统工程的理论支撑；经典中医学蕴含朴素的系统论思想，也为健康系统工程的研究和实施提供了可能，进而可发展为具有中国特色的健康思想理论体系；现代高新科技，如高通量检测技术、医学影像以及海量生物信息分析技术等已为检测和分析人体健康状态及其失衡提供了手段。这样一来，如此复杂的健康问题就将被转化为健康科学化的具体健康技术和产品，从而为全民健康服务。

应该说，健康科技工程将会化解或缓解中国的健康危机，也可以为中国式的"大医改"寻找到一条健康科学化和工程技术化的出路，并为大健康保障体系提供坚实的基础及其网络智能化的服务模式。

第四是健康保障工程。一个医疗卫生体系是独撑不了整个人类的健康大业的，因为医疗卫生体系只能起到防病治病的作用。整个健康保障体系应是医疗卫生体系、医养强生体系和医德厚生体系的共同组合，甚至还包括环境保护优化体系、食品药品安全体系、健康保险金融体系和健康监测管控体系等在内的大健康保障体系。只有建立和实施健康保障工程，才能保障人类健康目标的真正实现，使"大医改"真正走向成功。

不过，创建这样一套大健康保障工程体系是一项浩大的工程，需要政府、社会和个人共同来投入，更需要创新性地调动各方的积极性。这也正是中国式"大医改"和中国健康发展道路所必须要重点考虑和努力完成的目标任务之一。

三、健康治理远比疾病治疗更重要，更有价值

人们普遍认为，正是由于现代医学和医疗技术的发展，才使得现代人类的健康和寿命大大提高了，其实这是个"悖论"。现代人类平均寿命的延长应该说是卫生群体防预和生活质量改善的作用和结果，而并不是医疗个体诊治的功劳。由于公共卫生条件的改善和人民生活水平的提高，才使得传染病在 20 世纪后期基本得到了防治和控制，从而使人类的整体寿命得到延长。医学和医疗只是保障了一些个体寿命的延续，且大多是延长其带病生存或残缺不全的生存时间而已。当然，无可否认，医疗治病和卫生预防为人类的健康的确是发挥了巨大的作用，但只是限于急性病和传染病上。

现如今，疾病谱已经发生了转变，以代谢综合征、心血管病和癌症为主的慢性非传染性疾病已成为人类健康的主要杀手。为此，人类在 20 世纪末不得不从群体卫生预防及宏观策略转向了个体临床治疗和微观策略。这个转变主要是由于慢性病及其病因的特殊性所决定的。因为通过卫生防预应对传染病，往往是由国家主导，国家政策也会提供坚实的法律基础，其卫生措施（如排污、供水、接种、检疫、控制食品安全和环境污染等）多是公益性的。而且强大的公共卫生方法多是群体性的，会得到广泛的社会响应，无需与个体直接接触，政府也容易强制实施。

但在应对慢性病时，这种公共卫生预防措施就有些力不从心了。因为慢性病主要是由于生活方式的问题导致的，如抽烟、喝酒，政府在禁烟、限酒等措施的实施上很难有所作为。另外，如果用控制传染病的卫生思路来预防或控制慢性病也是行不通的，像代谢类疾病、心脑血管疾病，尤其是癌症，因病因不明，根本就无法预防。

基于此，20 世纪末和 21 世纪初始医学界就开始逐渐把注意力转向了针锋相对地治疗疾病，即自然而然地选择了个体行为干预、健康管理和临床诊疗，即选择了吃药打针。初始，现代医学及其医疗手段在个体健康干预和慢病诊治方面也的确取得了一个个巨大的成功和进步，使得人们开始相信医学诊疗能够

解决慢性病的防治问题。但经过几十年的医学实践，人们慢慢发现，现代化的医疗技术和诊疗手段对于慢性病的防治收效甚微。有时还反倒会使病情加重，可谓是"雪上加霜"或"火上浇油"。

由此可以看出，人类在应对疾病和维护健康时，似乎只在寻求医学的发达和进步，并一直在医疗和卫生两种措施上跳转，其实，医疗是针对创伤、菌毒感染等急性病，卫生是预防控制传染病的，面对慢性病就应该寻找新的措施了。退一步说，就算是找到了新的应对慢性病的有效医疗措施或手段，可那也不是健康之道。人类不能总是跟在各种疾病的后面被动地去寻找治病的方法。疾病是健康的敌人，对付敌人最根本的办法是强大自我。

我们应该知道，导致疾病发生的根本原因，不是疾病本身，而是人体自身健康能力的虚弱或由于人体内在健康机制的紊乱造成的。我们真正要做的不是治疗疾病，而是治理健康，即帮助患者提升自身健康能力的成长和恢复其健康平衡机制或秩序。当然，在大多数情况下，还有以下几个方面危害人的生命和健康的重要因素存在，即：1.有害健康的生活条件和环境；2.不良的生活方式和生活习惯；3.不恰当或不合理的健康行为；4.不正常的心理和情绪反应等；5.医疗方式在治病的同时可能会制造出新的疾病。这些影响健康的因素也提示我们不是非要去治疗疾病，而是应该治理这些影响健康的危险因素。

退一步说，即便是慢性病被医疗和医药给制止住了，也并不就等于是有了健康。现代医学把疾病给控制或消除了，只能说是帮助健康扫除了一些障碍，但还远没有达到健康的目标，健康是需要自我内在的健康机制不断恢复完善和自我健康能力不断地成长壮大。当然，外在的医疗手段也可以帮助做一些系统的健康治理工作，但这还远远不够。也就是说，健康治理是针对健康的不断建设促进，调养恢复和维护强壮的内在长期过程，这也是一个系统工程。同时，它与疾病治疗是有本质区别的，其疾病治疗是治标，而健康治理是治本，故健康治理比疾病治疗更重要，更有价值。

在此，我认为：健康治理 = 健康促进 + 健康建设 + 健康管理，疾病治疗可以说是健康管理的极端管控形式。另外，健康教育也应是健康治理的一个重要组成部分，它是塑造正确健康观念的必要手段，也是心灵健康治理的一个过程。总之，社会应该为大众提供传播健康知识的课堂，提供健康机能训练的场所，提供专业的健康指导老师和大量的建设健康、促进健康和提升健康的专业服务机构等。这是个巨大的系统的健康治理体系，也是"大医改"的系统理论和实践基础。

下　篇

大医改之方略篇

本篇旨在阐释"大医改"的基本方向和战略构想，首先提出应从更高层次和更大范围去考虑健康的发展方式和发展思路；继而把重塑健康观念作为"大医改"的突破口；旨在构建大健康政策法规体系，精简医疗卫生体系，创建医养强生体系，加快健康建设人才的培养；最后从全民健康事业的顶层设计问题上来讨论我们的"大医改"和健康发展的总体规划，以及大健康保障体系的构建和未来展望。

Ⅰ．放眼大医改　构建大医学和大健康

现行所谓的医改，基本是指医疗卫生体制的改革，当然也包括医药改革、医保改革、医院改革和医生执业改革。但这种医改都只是局限在防病治病这个医疗卫生体系领域里修修改改，其目标就是想化解健康危机和医疗危机问题及利益分配矛盾的问题，且一直是在问题的漩涡中打转，而没能跳出漩涡去考虑在整个大医学或大健康领域里去改革。

为此，笔者大胆地提出一种"大医改"的思想和方略，此"大医改"是指放大医改的范畴，即医改首先是着眼于整个大的医学模式（甚至是创建健康学体系）和大健康保障体系的改革；继而在全民健康观念的转变上提议：重塑健康观念，跳出医学医疗健康观念的误区，善待疾病、建设健康、和谐生命的健康新主张；第三就是在健康发展道路和战略指导思想上提出：必须把"与疾病作斗争为纲"的医疗卫生模式转移到以"健康建设为中心"的医养强生模式的健康发展道路上来；第四是应精简医疗卫生体系、实施大医学教育体制的改革，以及相应地从整个大医政管理（大部制）体系和大而全的健康保障体系的建立上进行改革和创建。因此，这样的"大医改"思路和方略及顶层设计自然就是一套另类的医改方案了。

一、放眼"大医改"

事实上，医疗卫生体系是独撑不了整个人类健康大业的。换言之，健康不能仅仅依靠医疗卫生来独撑，因为医疗卫生旨在防病治病、保卫生命，这肯定不是获得健康的源泉和全部。保健强健养生和修性养性厚生才是保障健康的真正主体，当然还有自我健康生活法则和自然生态健康保护等是基础。而我们现在是用医疗卫生来独撑或统领整个健康大业，这显然是有失偏颇的。我认为，至少应该是医疗卫生、医理养生和医德厚生此"三生"并举才能保障人类的健康大业。

我们常说人体是一个小宇宙，如同一个国家。因而治国和治人的道理是一样的，故有"大医治国"之说。一个国家或一个企业要想发达富强、长治久安或基业长青，其关键在于如何加强自身建设和协调管理，而不是靠常年的征战、抗战或与对手竞争。生命机体也是一样的，应该把主要的力量放在对健康的建设和提高促进上，而不是长期的与疾病去抗争和诊治。所以我们的医改应该把"与疾病作斗争为纲"的这样一套医疗卫生思维模式转移到"以健康建设为中心"的医理养生模式（或医养强生模式）上。这是一个战略的大转移，而不仅仅只是战略的前移（由治病前移而防病）。

如此一来，医改这个世界性的难题其实也就不难了，因为只要退一步就会海阔天空。停止与疾病作无休止的抗争，回到以和为贵的建设健康的思路上来，如此将是另一番景象。而防病也好，治病也罢，其落脚点都是在疾病上，将治病转向防病只是个战略的前移。而问题是防病治病对于健康的贡献是非常有限的，所以我们应该来个战略大转移，即把整个医学或工作的重心转移到健康本身上来，即通过帮扶健康、建设健康去恢复和提升健康，进而自我化解疾病问题，这也可以说是最好的预防疾病的办法。如此换一种思路也就会柳暗花明。

那么，这样的医改已不再仅仅是着眼于医疗资源的分配、医药分家、医药定价和医疗保险支付等医疗卫生体制的改革；亦不再是从疾病的角度出发去保卫健康或分级诊疗，或者说不再只是局限在以针对疾病而战的保卫生命的观念上，而是以健康为中心，从健康自身入手，去寻找增进健康的最佳方式和方法，并放大医改的范围和视野，即从更大范围来考虑解决健康的问题，也就是应着眼于大医学模式、大医政管理（大部制）和大健康保障上来考虑其改革，此即为"大医改"也。

此"大医改"是要建立以医德厚生为基础，以医理养生或医养强生为主导，以医疗卫生为防御的三位一体的基本健康服务体系。在这个体系里注重保健强健养生，以自身的健康去痊愈疾病，且防病于未然。因此，我们不应该只停留在抗击疾病的卫生观念上，而应上升到有卫生、养生和厚生全方位的整体健康保障体系上。即：不能再只是以医疗卫生事业为主体的单一的健康保卫模式。

而医德厚生则是每一个生命健康的源泉，因为我们的生命健康及寿命是在基因组合、创造生命的一瞬间就被设计定局的（即由父母双方的基因确定其应拥有的自然健康状况和自然寿命的长短）。在生命创生以后，医养强生（养生）就显得尤为重要了。因为当我们一出生来到这个世界以后，其自然健康和寿命会受到自然、社会和心理，尤其是一些疾病等因素的影响而消减。因此，我们应当努力地防范这些因素的侵袭，努力地去保护、养育和提高我们的健康指数，使其不会因防治疾病和其他因素而消耗殆尽。当我们的健康和生命遭受到像疾病这样的敌人最严重的威胁时，我们当然是可以借助外来的医疗技术和医药"武器"向疾病宣战，这也就是医疗卫生了。但绝不能过度运用这种方式，否则就会过多地动用或耗尽机体最基本的健康指数——元气，我们要尽可能地保住自身的最低健康基数。如果我们自身的健康能力（元气）完全耗尽了，那么即便使用再多再好的药物，再好的医生，甚至是手术也都是枉然的，是无济于事的。

众人皆知，和谐是社会的主题，也是我们生命的主题。我们的机体也需要和谐，不需要太多太多的对抗和镇压疾病的"战争"。中医讲"三分治，七分养"，治即治疗、药疗、放疗和化疗 等，养即调养、保养、营养和修养等。这就是说，疾病的治愈只需要用现代医疗手段来治疗其3/10，其余的7/10就得依靠机体自身的健康能力去痊愈，而这自身的健康能力是需要不断养护的。其中七分养还可以再分为4分保养和3分修养。也可以说成是卫生：养生：厚生 = 3：4：3这样一个格局。因此，我们不需要投入太多的力量去抗击疾病，去发展医疗卫生，而我们应当充分相信和依靠机体自身的智慧和健康能力去与疾病修和修好。为此，我们恰恰应该投入更多的力量去发展医养强生事业，我们只有注意保护和建设好机体自我调节平衡机制和健康能力，才会自我痊愈疾病，恢复健康，并能真正预防疾病和促进长寿。

二、重建"大医学"

中、西医学不是两种不同的医学，而是整个大医学的两个不同的部分。中医是"无问其病，以平为期"的保健之学或脏腑健康学，而西医则是"努力找病，除恶务尽"的治病之学或身体疾病学。中医是执其两端而取其"中"的调和之理学，而西医则是偏执于左倾的攻击伐病之科学。中医采用的是调理、调和等方式，依靠的是机体自身内在的健康机制和能力，从而达到一种自律自治——亦即内治。西医采取的是攻伐、替代等方式，依靠的是药力或手术等外在的制约力量，以期达到他律他治——亦即外治。西医是通过防病治病来保卫生命的；而中医则是以保健强健或建设健康来养护生命的；而上医则是通过调理心神、修性炼性来厚泽生命。此亦即：西医防病治病卫生、中医保健强健养生、上医修心炼性厚生。

可见，中医和西医都是整个医学不可或缺的两个部分（当然还有上医部分），而中医大夫和西医战士亦都是健康的建设者和守护者，一个是"蓝衣工士"，一个则是"白衣战士"，如同一个是工人，一个是军人，再者一个上医就相当于"官人"，他们都是建设、保卫和管理国家（身体及健康）的人才，只是其职责分工有所不同而已。

西医、中医和上医，正好是左、中、右三种不同位次的医学，亦即左倾医学、中立医学和右倾医学。也如同一支球队的前锋、中锋和后卫，它们联合起来就可以组建成一支完整的球队。同样，西医、中医和上医（或神医）联合组织起来就可以组合成一个完整的大医学。因此，中、西医学应该是走"组合"的模式，而不是"结合"的发展道路，再加上上医这个"绅士"，他们加起来就是一个完整的"大医学"体系的概念。其实，我国远古时代的传统医学本身就是一个完整的大医学的概念和模式，即上医、中医和下医的组合体，只不过它是以中医为主，兼顾下医和上医，此亦即心物并重取其中的儒家思想使然吧。因此，为了人类的健康大业，我们必须重建人类的未来"大医学"体系模式或格局。

所谓"大医学"，也应是医学科学（医科）、医学理学（医理）和医学德学（医德）三位一体的学问。但遗憾的是，现今世界各国似乎都只在信赖医学科学，旨在以防病治病的医疗卫生方式来保卫健康和生命。可是，当医学科学凭借其先进、强势攻击性和破坏性去"努力找病，除恶务尽"时，其结果却是"再造新病"，并形成恶性循环。所以医学不应该只选择医学科学（西医或疾病医学）的单一模式，而应同时兼顾起医学理学（中医或健康医学）和医学德学（神医或性命医学），将三者组合起来重建一种完整的大医学模式。这种大医学模式也可以说是包括了生物医学模式（下医或西医）、生态医学模式（中医或儒医）和生灵医学模式（上医或宗教医学）的有机组合，他们共同承担起人类整个健康大业。

因此，医改不能仅仅只盯在防治疾病的西医及医疗卫生上，而应把主要的精力或目标方向放在对健康有建设促进作用的中医或大医上。即应以"健康建设为中心"，不仅要通过防病治病的医疗卫生方式来保卫健康，更应该从健康本身出发去帮助建设和提高健康，还应注重通过修心炼性的上医来厚泽我们的健康和生命质量。这也就是应该以健康为本，不是以疾病为本，以关注人的自身健康能力的建设促进为主要目标，而不是只在找病治病上下功夫。所以应把疾病医学模式转移到以健康为主旨的健康医学模式及至大医学模式上来。

三、创建"健康学"

人类目前的健康危机和医疗危机提示我们：健康问题已不仅仅只是一个单纯的医学问题，亦不是仅用医疗卫生就可以完全解决的问题。因为无论中医学，还是西医学，也无论蒙医、苗医、藏医、维医和壮医，还是佛医、道医、神医或巫医，他们都不过是诊治疾病的学问和技术，是用于化解健康危机的。而后来又发展起来卫生学或预防学也不过是用来解除健康危险因素的。那么，对于健康维护、健康恢复和健康增进则不是医学和卫生学所能做到的，长期实践证明也是无法满足的。

医学虽然可以用事实说话，证明他们可以治好或消灭某些疾病，但他们不能清楚地证明健康有没有得到恢复或提升，他们是以力服人而不是以理服人。所以说医学能治好病但不一定能治理好健康。而且医学还经常把症状当成病来治，这就违背了自然规律，颠倒了病和症的关系，同时还用不是身体需要的东西（药）来"修理"人，这也是违反自然规律的。其实自己才是生命和健康的守护神。

现代医学在近一二百年来将其主要的力量都投入到了对疾病的研究和镇压上，并已达到了登峰造极的地步。并且，其只从疾病的角度来理解和定义健康，仅以防病治病的医疗卫生方式来保卫健康，在健康发展战略上一直采取的是防御性战略（防病）和攻击性战略（治病），这是一个重大的战略失策。以至于我们没有认真地去认识健康，也没能创建系统的健康学科理论体系，更没有发展出很好的建设健康的技术和方法。也就是说，近现代以来，人类对维护健康的持续和成长或者说建设提升健康的学科知识和技术方法则长期被忽视而缺失了。

其实，人体如同自然界和社会组织一样，其正常运行都有内在的健康规律可循。以人体健康来说，所谓健康是指人的身体、机能和心智三方面的平衡、和谐及有序的通顺状态，简言之，平衡就是健康。不过，健康不仅仅是指身心所处的一种平衡状态，而更是指机体自己所拥有的一种自组织平衡机制和自强不息的生机活力及自我应激适应和痊愈疾病或康复的能力。这种自我健康机制和能力主要是指生命体在营养活性物质的供给而不断进行的新陈代谢过程，以及生命所表现出的一系列活动及应对各种环境变化时所作出的反应或应变能力。我们将这些内在的健康机制规律和应激反应能力统称为自我健康机能或生命活力，这些都是健康的基数或长寿的基础，也是战胜疾病的真正力量源泉。

应该说，所有的疾病最终都是要靠自我的健康机能来自愈的，即生物依靠自身的内在生命力来修复肢体缺损、痊愈疾病和恢复健康，从而重新获得并保持生命健康的自组织机制和自适应能力。可见，自我健康机制和能力是与生俱来的，它至少包含自强机能（防御免疫、清障排泄）、自愈机能（修复愈合、再生系统）、自稳机能（应激系统、内分泌系统）等。只有当其中某个子系统发生功能性、协调性障碍或者遭遇外来因素破坏时，而其他子系统的代偿能力都不足以完全弥补，即健康系统所产生的免疫能力、自愈能力或协调能力都已降低了，这时在生物体征上就会显现为病态或者危急状态。到了此时此刻则是需要借助外来的医疗技术手段予以干预和保护了，但只要生命还有一息尚存，它还是会自我康复的，外来的医学、医疗和医药的帮助只能是解燃眉之急，最终的康复还是得靠自我的健康机制和能力。

因此，健康是完全可以形成相对独立的学科理论体系和技术体系的。健康学科理论就是要系统地认识了解、测量辨识和研究开发每个生命系统内在拥有的健康机制和能力，以及外在的健康建设技术或健康服务手段。健康学是充分尊重和依靠，并努力去帮助、调节、建设和提高机体的那些自我健康机能或活力，这是一个积极主动地建设强大我们自身健康要素的过程，而不是只像当今所提倡的疾病诊疗、健康体检或健康管理这种被动地查找、干预、压制或管制过程。其实，任何一个自主的生命系统都不欢迎外在的过多干预或管制，否则就会扰乱其正常的演化秩序，并加速整个系统的崩溃。而只有健康学的维和理论和调养技术才有可能不对生命系统造成太多干扰和危害，也将为我们发展健康产业奠定基础。

但遗憾的是，当今人类对于健康学科理论和建设健康技术方法的研究和开发的确是相当的滞后或缺乏，且如今还没有引起广泛和高度的重视。早在上个世纪末就有很多人预言说，21 世纪将是生物科技的时代。但转基因食品人们已不敢吃了，克隆技术因为人类伦理的原因而受到限制，其他的生物技术的发展应用也应该是对人类的生命和健康有益而无害才有意义。因为健康是根基或根本，只有健康才有幸福，生命才能长青。所以在 21 世纪之初，我们越来越觉得健康学和健康产业会成为 21 世纪人类科学研究和社会发展的主流，也就是 21 世纪必将是健康产业的时代。

不过，健康产业时代目前还只是基于健康危机及人类对健康的巨大需求而呼唤健康时代早日到来，这个产业时代只源于一个外在的需求动力是不够的，健康产业模式要想形成并发展成为 21 世纪的主流，就还得要有健康学科理论和健康工程技术等核心内容的突破及内在支撑。我们知道，信息产业时代是源于信息科学技术革命而催生着信息时代的到来，这是 20 世纪中后叶一批批科学家或研究者在信息科技领域取得的一个个突破和卓越成就带来的结果。同样，健康产业如果没有健康专业学科理论和技术做支撑，是无法成型的，即便成型也是难以长久的。

换句话说，如果没有系统的健康学科理论和建设健康的技术及健康产品的大量研发和不断创新做基石，健康服务业或健康产业时代终将只会是空中楼阁或过眼烟云，推进健康中国建设的目标也是无法实现的。也就是说健康学和健康技术（Health Technology, HT）必须要像信息学和信息技术（Information Technology, IT）一样成为被人们高度关注和大力研究发展并不断创新的学科。唯有如此，我们才可以真正地说，20 世纪是信息技术产业的时代（即 IT 时代），21 世纪是健康技术产业的时代（即 HT 时代）。

四、构筑"大健康"

其实，影响我们健康的主要因素除了疾病和自身的健康机能（体质）问题外，还有生态环境破坏及饮用水健康问题、粮食生产和食品安全及健康指标要素问题、药品研制的安全生产及对健康的作用问题、科技竞争及全球信息化对人们的精神焦虑压力问题、人们的生活方式和健康权益保护问题，甚至政策法规设计实施对人们的情志压抑问题以及居高不下的医疗费用与经济的可持续发展问题……这些都与人类的健康问题有着密不可分的关联性，并在不同程度上影响着我们的健康状况。简单地说，健康问题已不仅仅只是一个单纯的医学问题，亦不是仅用医疗卫生就可以完全解决的问题，而是一个大健康的概念。在此，我们应比较清楚地知晓如下几点：

1. 现代医学已误入了以防病治病为主要目标和方向的深渊，且其主旨思想和基本内涵也出现了巨大的缺陷，旨在发展出医疗卫生这样单一的对抗方式。以至于疾病是越治越多，医患之间的矛盾是越来越大，医疗费用是越来越高，而医院或医疗卫生事业的信誉却是越来越低（三高一低）的危机四伏局面；且由于近百年来在西方经济体系的运转打磨下，整个医学体系早已成为一个完完全全由经济导向的以赚钱为首要目标的治病救人产业，从科研到临床，从药厂到医院，都是金钱在指挥着每一环节。

2. 现代医学旨在针对疾病的斗争，虽然取得了一个个巨大的胜利，但各类慢性疑难病和新的重大疾病、传染病是有增无减或又转头重来，并肆虐发展。呈现的可谓是"道高一尺，魔高一丈"之势，而人们自身的健康机制和能力建设完善却并没有得到生物医学的足够认识和帮助提高，反倒是在生物医学医疗和医药的强势替代下变得越来越脆弱了。

3. 近一二百年来，特别是近二三十年来，过度的区域开发和自然资源开采，以及全球工业化、城市化和信息化的到来，使得环境破坏加剧，资源和饮用水匮乏，生态平衡失调，全球气候变暖，人们的精神情志和生存竞争压力也日益加剧，这一切对人类健康更是构成了巨大的威胁，新生疾病、亚健康和精神问题繁多，且各种灾害和疫情也频发。

4. 各种高新技术的研发和使用，虽然使得粮食的生产和食品加工以及新药和特药的研制越来越科学和高效化，但是，粮食对健康的益处以及食品和药品的安全又出现了大问题。同时，一边是扩大生产，提高经济效益；一边又把大量的钱财投到医疗救治和新医药的研究开发上，形成恶性循环。这难道是我们所需要的可持续发展、循环发展吗？

5. 人口老龄化不但在发达国家呈现日趋严重之势，在中国等新兴工业化发展中国家也面临巨大压力。其中，老年人的健康和医保问题更是成为严重的国民经济负担。单纯的医疗救助和医疗保险能行吗？居高的医疗费用由谁来承担？有的国家已经出现的养老金亏空运转如何应对？这些都是困扰医改，使政府举步维艰的问题。

面对这些事关人类健康的医学医疗医改问题、生态环境气候问题、粮油食品饮水问题、运动营养美容问题、生存竞争压力问题、工作生活方式问题、性情焦躁抑郁问题、优育优生伦理问题、人口老龄社会问题、国民经济负担问题和社会能否持续发展问题……我们应该怎么办？

我们应该建立一整套全面而完善的大健康保障体系，这套大健康保障体系就是：应以健康测量评价为依据；以健康信息管理分析服务为枢纽；以医德厚生修行为前提；以医养强生为健康产业的主体；以医疗卫生为最终防御保障；以健康保险为经济支撑；以日常健康生活法则为健康基石；以环境、食品药品监督和检疫检验及重大疾病预防控制等为保护的、有机的、整体组合的、完善的大健康保障体系。如此，它已不是现行的单一的医学和医疗卫生体系，而是包括医学保健（卫生、养生、厚生）、生活保障（衣、食、住、行）和工作保护（法制公正、工作轻松、精神愉悦）等在内的健康学理论体系和大健康的民生保障工程。

当然，要设计规划和建立这样一套大的健康保障体系，也是必须要做好多个学科的交叉研究和理论建设，也就是应做好健康学理论研究和体系建设。同时，创建这样一套大健康保障服务体系也是一项浩大的工程，需要政府、社会和个人等共同来参与和投入，更需要创新性地调动各方的积极性，且这也是 21 世纪的必然或刚性需求。

也因此，构筑这样一套大健康保障体系也必须是要用"大医改"思路去认真考虑并系统地设计构建。因为这套大健康保障体系涉及人民生命健康、社会生活健康和自然生态健康的大健康理念，也是健康中国建设的基本目标。应该说，我们已基本具备了这个条件，我们有优秀的传统文化作基础，有现代科技文化作支撑，又有包容协和、大道至简的健康治理智慧，所以我们完全可以为世界人民创造和贡献一个完备的大健康保障模式。也只有这样的模式才能保障人民生命的和谐演进，此乃民生之大幸。

Ⅱ．大医改的突破口——重塑健康观念

千百年来，人类为了健康而只在发展和依靠医学，且医学又一直只在防病治病上下功夫，也就是我们一直在用疾病思维，由问题导向来设计我们解决健康问题（疾病）的方案，寻找征服疾病的方法，以至于现代人的健康观念深受这种生物医学的影响。应该说，是因为疾病（尤其是疼痛或痛苦）误导或引导了芸芸众生，更可怕的是它还误导了我们的医学工作者，以至于医学一直停留在防病治病的医疗卫生上。其实，现代医学和医疗想通过这种单一的防病治病（或医疗卫生）的"斗争"或"战争"方式来解决人类健康问题，是非常不可取的。因为事实早已证明，医疗卫生方式对于健康的贡献度是非常有限的且相反还可能存在巨大的危害或隐患。

这种仅仅建立在现代医学基础上的医疗健康观念是非常错误的。为此，我们的"大医改"首先应该从这种健康观念的纠正开始寻找突破口。在此，笔者拟将对医学、医疗、医药、医院和医生这些解决健康问题的主体或主导者，以及医保的实质和患者的健康观念进行一些剖析，以期能有助于我们转变健康观念和对"大医改"的理解和推进。

一、建立在现代医学上的"健康观"是片面而错误的

长期以来，我们的健康观是建立在医学科学防病治病的基础之上的。这是因为近百年来由于科学的进步，尤其是抗生素的发明和手术的实现，使得一些

菌毒性的外感性疾病、创伤疾病以及一些器质性病变得以比较干净彻底地消灭或有效地遏制，于是人们就完全信赖或是迷信上了"医学科学"的神威。也因此，人们就把人类的整个健康都寄托在现代医学科学和医疗技术的发展上，或者说，整个医学已完全拜倒在了科学的脚下。医学的实践也就被演化成为医疗、医药、医院和医保等问题。

医学科学以及医疗、医药、医院、医保和医生等真的是在成就我们的健康吗？百余年来中西医学的科学之争为何绵延不断？当今全球性的医疗危机为什么得不到有效的化解？还有我国乃至世界各国的医改为何难以成功或是收效甚微？中西医学的科学结合为什么一直是结而无果？……这一系列的问题恐怕都是因为以科学为指针，以针对疾病作斗争的医疗卫生体系和方式而引发的，医疗卫生体系即是以医疗、医药、医保、医院和医生共同组合起来的抗击疾病的"军事集团"。人们早已明了世界需要和平，不需要战争，同样，我们的机体内的世界也需要和谐，不需要针对疾病的抗争。这种旨在针对疾病抗争的医学科学模式给我们的机体带来的是更多的不和谐，有时甚至对我们自身的健康能力也是一种极大的干预和削弱。虽然说医疗科技旨在治病是没有错的，但生物医学科学（西医）却是由于一味地以科学的强势和医疗卫生手段去抗击、控制和消除疾病，在这样一场无休止地与疾病的抗战中，必然使得医疗危机、医改失败等一系列问题接踵而至。

百川健康研究机构多年来在对健康学的研究中发现，健康不能只指望医学科学来解决，因为医学科学和医疗科技体系只可以通过防病治病来保卫健康和生命，只能给健康一时的安全保障而已，但很难成就人的健康和生命，更不能有利于健康的恢复和提升，相反还可能带来很大的副作用。由此看来，在医学科学以外肯定还有别的学科理论和技术方法可以寻求和利用。至此我们以"博纳百川、和合三元"的理念，即"纳百川之识，究中西之辩"，终成"一家之言"——创造性地提出了"三元论"的哲学思想原则，继而用科学、理学和德学（或称科学、和学与神学）三大学科来分说世界上的一切文化知识和学问思想，以物质、能量和信息三基元论来分述世界的万物、万象和万念等，以"形、气、神"

来整体研究或分别看待疾病、健康和生命。由此而共识，科学不是万能的，也不是唯一正确的。

我国既在提倡科学发展观，但也提出构建和谐社会的思想和生态文明建设及精神文明建设。构建和谐社会和生态文明是要讲理性和法制的，即是理学或和学的范畴；而精神文明则是要讲道德修养的，因为人以德为本，这也就是德学或道德的范畴，医德恐怕不只是人们一般理解的医生的道德品质问题，而是医治患者的德性、德行，也就是医治患者心灵和心智，使其恢复平和的心态。所以科学发展、和谐社会和生态文明及精神文明正好是科学、理学和德学三元齐备的整体文化或思想。遗憾的是：当今我们的科学发展或者说是物质文明建设发展得很快并得到了加强，而精神文明建设（德学教育）却相对滞后和乏力。所以人们的物质财富虽然是极大地丰富了，但精神生活却显得很空虚，原因是和谐社会和生态文明建设没做好，因而生活的幸福指数并不是很高，人们的健康状态和健康指数也不高或有所下降。

我们当今的医学也受同样的问题困扰着，医学科学越来越发达，诊疗技术越来越发达和先进，但健康危机问题并没有得到根本的解决，反而是越来越糟糕。其实，医学不仅仅只是科学，它还应有理学（和学）和德学（神学）的内涵。即：医学本应是医学科学（可称为医科或西医）、医学理学（可称为医理或中医）、医学德学（可称为医德或上医）三者的共同体（即大医学），三者缺一就是残缺不全的，健康就得不到完整的保障。再说，医学的目的不仅仅只是为了防病治病，更应是为了满足人们对健康和长寿日益增长的需求。而现代医学科学旨在努力"找病治病"，似乎认为只要消灭了疾病就拥有了健康，这只是一个想当然的逻辑或是一厢情愿。医学科学虽然可以征服和消灭疾病，但医疗科技并不能完全成就或恢复我们的健康。因为旨在针对疾病抗争的医学科学模式给我们的机体带来的是更多的不和谐，甚至有时其在消灭疾病的同时，也对我们自身的健康能力是一种破坏和削弱。其实，自身的健康能力才是我们战胜疾病的法宝。所有疾病的康复过程或转归，都是建立在人体自身健康能力（包括自组织能力、自愈病能力、自免疫能力、自修复能力等）的基础上。离开了人体自身的健康能力，任何外在的治疗手段都不会产生好的效果。这也正是中医"扶正祛邪"、"无问其病，以平为期"的基本法则，也就是对人体自我健康能力要足够信任和尊重，并充分利用。而这并非是要讲什么科学，而是讲"以和为贵"、"以平为期"的和学或理学。所以健康学不单是科学，它更是以"平衡为期"的和学或理学，或者说是"健康哲学"或"智慧之学"。

由此我们认为，建立在现代医学科学基础上的健康观念是有很大局限性和缺陷的，甚至是错误的，用医疗卫生事业来主导人类的整个健康保障大业也是荒谬的；或者说，医疗卫生是独撑不了整个健康大业的。我们的健康大业应该是由医德厚生事业、医养强生事业和医疗卫生事业三位一体的服务模式，且应以医养强生（或医理养生）事业为主导或主业。其中，医学科学旨在构筑医疗卫生这一健康保卫体系；医学理学则是创建和完善医养强生这样一个健康建设体系；医学德学则是掌控优生优育、修性养性厚生这一健康提升体系。不仅如此，整个健康保障体系还包括食品药品监管体系、环境保护监管体系、检疫检验防疫体系以及健康测量评价体系和健康信息管理体系等。所以医疗卫生体制改革，只能是解决医疗卫生体系内的一些矛盾或问题，要想解决人们对健康日益增长的需求以及当前的医疗危机、健康危机问题，那就得放大医改范围了，另寻"大医改"的思路和方案。

为此，我们的"大医改"就要先从思想观念和思路方向上改，要从有利于健康恢复和提升的角度或立场去改，即从大处着眼，应宏观地去改。这种"大医改"观要求我们要从健康的大道和大方向出发，以未来"大医学"观或健康学理论去建立"大健康"观。我们的"大健康"观应是以医德厚生为基础，以医养强生（医理养生）为主体，以医疗卫生为保障的健康新模式，即以医德厚生、医养强生和医疗卫生这"三生"来共同构筑起人类的健康大业，这才是正道和坦途。总之，我们的医改首先必须转变疾病医疗思想和健康观念，也就是要先解放思想，从全民健康教育入手，改变人们已有的医疗健康观念和对待疾病的敌对态度，树立善待疾病，建设健康，和谐成就生命的大健康观和大医学及健康学的整体思想。

二、现代化的医疗、医药对健康的贡献非常有限

现代医疗凭借其科学的强势或威力，似乎想将所有的疾病全部消灭干净，颇有"打不尽豺狼，绝不下战场"的英雄气概。但是，并没有哪项医疗技术或药物可以立即应对或一举消灭新出现的疾病，例如：SARS、艾滋病、禽流感和甲流等，没有哪个医疗和医药能完全奏效的。现代医学和医疗必须要等待问题出现了，然后才能寻找补救的办法。等补救的办法想好了，疾病这个敌人却又发展变化了。现代医学科学只能在运动变化中捕捉战机，跟在疾病的屁股后面追追打打而已。然而，这样的抗击疾病的战争总是没完没了，也是不会有好结果的。所以那些奋战在医疗战线上的白衣战士们似乎是永远也下不了战场，因为这些"豺狼"有的虽然被消灭了，但有的又起死回生，甚至进化成更加厉害、更张牙舞爪的"病魔"。

一百多年来，现代医疗凭借其一流先进的设备、威力迅猛的药物和强大的技术手段去捍卫人类的健康和生命，可最终只有8％的作用和贡献率，这不能不令人深思。可以说，无论哪一项医疗技术和化学药物对于健康都没有直接的帮助建设和促进提高作用，仅仅只是在间接地帮助镇压和控制疾病，暂时给健康自我成长恢复以喘息的机会而已。相反，现代医疗手段越厉害、越有作为，我们自身的健康能力就越无为、越依赖，自我健康能力的成长也越缓慢或越低下。甚至可以说，医疗手段越强大对自身健康的损害或消耗也就越大。

我们应该知道，近现代的化学工业和化学农业在兴盛了四五十年以后，就显现了其弊端。尤其是化学农业所表现出的不仅是食物安全的问题，更主要的是对土壤的污染和破坏，它使土地失去生机，且可能影响的时间是四五百年。现代医药也可以说是化学医药，而化学医药兴盛了近百年，它对人体内的污染和危害早已显现。但遗憾的是，现代化学药物及其手术给人类健康带来的危害还没有引起人们足够的重视，我们体内残存的化学药素不只是在危害自身，还会遗传给下一代，其影响或后遗症很可能会更久远。

还有更糟糕的是，我们当今的医院及每一个人的机体几乎成了现代医疗技

术和医药的"试验场"。看看西医医药在我国的发展历程就可以知道其中的厉害了：西医医药从 1835 年开始进入我国，到目前为止总共用过 7000 多种西药，但现在临床上经常使用的尚只有 1000 余种，其他 6000 多种都被淘汰。需要提醒大家注意的是：这被淘汰的 6000 余种药物应该都是经过了严格的科学实验和临床双盲检验的，是很"科学"的药物，为什么要被现代医学科学以种种的理由或借口淘汰掉呢？而剩下的尚在使用的 1000 余种药物也将会遭受同样的命运——它们必将被新的药物所取代。这说明这些所谓的科学性药物其实并不怎么"科学"，它们总是在不断地被淘汰、不断地更新。而我们每个患者也都在充当这些药物的试验对象，我们每个人的机体几乎都成了生物医学科学的试验场，这些所谓的新特药不过都是一些试验品。生物医学科学不断淘汰或翻新其临床用药，还说明所谓的"医学科学的创新"问题，其实质是生物医学科学不断地进行药物概念和药学理论的"翻新"。对此，我们似乎是一无所知或麻木不仁。"吸烟有害健康"已在所有的烟盒上都有明显的标示，而"是药三分毒"（西药的毒恐怕还不止三分），为何不在所有的药盒上标示呢？

中国传统医学确实没有"创新"能力或本领，其理论、技艺和用药都没有什么大的翻新，如：六味地黄丸的配方几千年没变过，可它在临床上仍然有效，具有指导意义。祖国传统医学虽然没有什么创新的理论和先进的攻伐疾病的手段，在应对疾病时也没什么"医技"或"医术"的狠招，但它最懂得"医理"和"医道"。它不会跟在疾病的背后追追打打，而是只负责去保护和建设促进自身的健康（扶正），使其恢复自身的平衡与和谐，无论是 SARS 还是艾滋病等新病怪病，在我们还不知晓是什么病毒或病菌时，中国传统医学所做的是先保存患者自身的健康实力，即先保护其健康要素，而不是直接去攻克疾病。然后再设法去帮助其建设健康，促进健康——"任凭风浪起，稳坐钓鱼台"，这也是祖国医学"无问其病，以平为期"和"扶正祛邪"的健康法则。

而现代医疗和医药除了能强硬地镇压疾病或消灭疾病，为健康赢得一点喘息的机会外，对人体的健康其实并没有多大的贡献。相反，还可能会损害人体自身的健康能力或阻碍其成长和发挥，甚至还会极大地削减或消耗人体自身的健康能力，干扰或扰乱机体内的健康机制或正常的生命健康秩序。此外，大量的药物被送进我们的体内，毒素如何排出呢？现代医学和医疗机构好像在此方面并没有想要做点什么，它们只管派兵增兵（给药）抗战，从来不管撤军和打扫战场（排毒）的事。所有的药物毒素和由此产生的"垃圾"完全要靠人体自身的能力来排出，而有的毒素是很难排出或根本就排不出来的。这些药物毒素长期积存在体内，久而久之就会对人体自身的健康能力造成伤害或消耗，并埋下新生疾病的祸根。所以"大医改"必须要彻底改变人们对医疗和医药过度依赖的观念。

三、医院和医生不应仅仅只在防病治病而卫生

医院是干什么的？有人会说：这还用问吗？当然是治病的。那我要继续问：治病又是为了什么？人们肯定会说：治病当然是为了健康。可如果我再问：为了健康就一定得治病吗？其回答可能就不再那么肯定了。因为要获得健康，不一定要把它的对立面——疾病给消灭掉，治病保卫健康不是唯一的手段，也不是最佳的方式。再说，把病治愈了就一定健康了吗？不一定！疾病和健康应是阴与阳的关系，他们相互依存，相互成长。所以我认为，维护健康的最好的方式是向疾病求和（以和为贵），并努力去建设、恢复和提升自身的健康机制及能力（扶正祛邪），以期平衡疾病。

因此，医院的目标不应该是为了治病而治病，而应该是把促进人类的健康恢复或获得作为最高服务准则。可是我们现在的医生或医院却一味地只在找病治病，打压疾病，并除恶务尽。这不是把防病治病当成了终极目标了吗？当然，这也不能怪医生和医院，这种旨在防病治病的指导思想应该说是医学科学化使然，因为科学的宗旨是认识自然、改造自然和征服自然，所以现代医学科学也就成了认识疾病、改造疾病和征服疾病的学问。于是，围绕着医学科学的这种理论模块及其"努力找病、除恶务尽"的诊疗思想（陆广辛语），构建起了一个个庞大的"抗击疾病，保卫生命"的战场，即以"疾病"为核心，以发现"疾病"

和消灭"疾病"为目的的"战场"——医院或卫生院。可见，医院所在做的一切似乎只在应对疾病！或者说我们一直是在被动地去构建一个个防病治病的保卫健康和生命的"医疗卫生"机构，且一直都在致力于扩大和完善这些抗击疾病的战场（医院）。

一般认为，作为医生而言，如果你不会治病，你就不是一个好医生。这个观点听起来非常正确，以前我也持这个观点，但是现在我觉得这个观点不对，值得重新商榷了。医者，治也，治水、治国、治人、治病，都是"治"的意思。医生这个"医"字也是"治"的意思。"生"是什么？"生"应是生命。所以医生应是治理生命（当然也包括治理健康和治疗疾病在内）的一个职业。也就是说，医生是负有治疗疾病、治理健康和管理整个生命健康的职责，而现在的医生却只是在治疗疾病。治理生命和治理健康与治疗疾病（治病）是不同的概念，治病只是医生作为治理健康和生命的其中一种手段；而保护健康（保健）和建设健康（强健）以及疏通与调和心神（治神）应是医生们治理患者健康和生命的另外两种重要手段，它们甚至可能比治疗疾病更重要。作为一名好的医生或"良医"，会识病是必要的，但不见得非要会治病、会消灭疾病；如果你不会治病，只能说明你不够资格当一名"白衣战士"，但如果你会保健强健（即建设健康），那也应是一名好的保健医生，即你可能是比"白衣战士"更懂得去建设健康、促进健康的"蓝衣工士"或更高一个层次的"不战而屈人之兵"的"外交辩士"（或锦衣上士），这在某种意义上可以说是一个更好的医生。扁鹊说："长兄最善，中兄次之，扁鹊为最下。"扁鹊之意旨在说明他只是一个善于治病，也易出名的"白衣战士"或"杀敌英雄"。

善于治病的医生，也只不过是善于攻"形而下之器"的病而已，要是还能懂得并处理"形而中之气"和"形而上之道（神）"的问题才是最高明的医生或大医、良医。当然，现在很少有真正能达到这个层次的良医或大医，因为整个医学都掉进了防病治病的"下医"或"小医"里了。现在整个大医学中的中医和上医早已被边缘化了，且其理论和实践因缺乏研究和投入，存在很多的不足。由于整个中医医理养生的理论没有得以大力地发展和完善，保健医生的技术水平无法提高，也因此，保健医生的地位和收入比不上治病医生。于是，大量的医生都争先恐后地去充当抗击疾病的"白衣战士"，而很少有人愿意去当建设健康的"蓝衣工士"。

　　现实也的确如此，你看现在近乎所有的医院和医生都在致力于认识疾病和惩治疾病，却没有医生愿意花精力去认识健康和建设健康。对于来医院的病人，医院或医生为其所做的就是"找病治病"的工作，如果找不着病，医院好像就无事可做了，医生也就只能打发病人回家。帮助建设和提升健康（扶正祛邪）的事好像跟他们没有关系。现在的医院和医生几乎已是全民皆兵（白衣战士）地在与疾病抗战，真是悲哉！试想，任何一个国家或企业都不会把自己的富足和强大完全寄托在敌人或竞争对手的倒下吧？也不能把所有的精力都投入到抗击或打败对手上吧？同样，我们亦不能把自身的健康寄托在疾病的消亡上，我们的健康需要的是不断地去建设它、完善它和强壮它，而不是一味地去消灭它的对立面——疾病。应该说有时候，我们的机体有一点点小毛病也不见得是件坏事，因为有这个对立面的存在就有了一面镜子，它对健康或许还有益处，因为它可以随时提醒、不断刺激和促进健康自身的成长。同样，一个企业有竞争对手也是好事，它会不断地激励这个企业成长壮大。因此，我们应该善待疾病，利用疾病不断地建设成长我们的健康能力，同时，更应该把医院作为建设健康和促进健康的工厂，而不仅仅是作为抗击疾病的战场。

　　美国的知名医生曼德尔松博士说："医院是合法伤人或杀人的场所。和一般屠宰场不同的地方是：被伤害的人必须倾家荡产，付出极昂贵的价钱，任其宰杀！如果你是穷人，付不起医药费，即使磕破头求他们，他们也不屑于浪费时间来宰杀你，除非他们看中了你的脏器。"曼博士的话虽然有些言重了，但也基本符合事实。至少，现在的医院的确只是一个旨在治病抗病的"战场"。既是战场，就有伤亡，也就不能不伤人或杀人了。

　　还有人说，医院是医药器械的"大卖场"。这话也不假，各大医药公司及医疗器械的生产厂商的商务代表天天穿梭于各大医院，其目标就是利用各种手段操控医院的某些医生（当然，这也不是医生的错，是市场的趋利主义使然）。他们借助医生的医学科学知识和权威语言唬住病人，把那些极昂贵的所谓特药、新药和高科技的检测及治疗项目等悄悄分销给病人。大量的药物和医疗器械大多是在医院这个"卖场"出售的。

应该说，医院是科学主义下的必然产物，是医学科学为了惩治疾病所设的"集中营"。在科学尚不发达的时代，是不存在这个专门将健康的敌人——疾病集中起来进行剿杀的场所的。19世纪以前，这个专门的"集中营"几乎是不存在的。以前的医生主要是"行医"（所谓"行医"，就是大夫不是整天坐在自己的家中或诊所里等病人上门，而是背着药箱登门服务），现在的医生都是"坐医"，坐在医院里等病人上门。过去是医生去看病人，现在则是病人来看医生。这是不是也算是社会的进步呢？以前的中医强调的是医生动，不让病人动。而现在的医疗卫生机构观念却颠倒了，是病人动，医生不动。且病人还得大动，大老远地赶来医院，再排着长队等候就诊，可没几分钟就被医生"打发"出来了。

再者，我们现在把健康的敌人——疾病都查找出来并集中到医院这个"战俘集中营"里进行惩治或剿灭，这可以说是医学科学的进步，但不一定就是人类社会或人类健康事业的进步。因为在这个"集中营"里，疾病之间的"相互交流"或称"交叉感染"，可能使疾病进化得更加厉害或再生出新的病菌。可以说医院是病菌的最大滋生场所，这无论对病人还是医生都是不利的。现在各国的医改都是在不断且大量地投入人力和物力扩建这个"集中营"。集中营越建越多，越来越大，但这并不能说明其对人类健康越来越有益；恰恰相反，只能证明人类的健康状况越来越糟，而人类只是在不断地为了应对疾病而努力地构筑"坚固"的防线。这也说明与疾病无休止的持久对抗是不会有结局的。

还有，医院和医生也可以说是医学过度行政化或军事化的产物。古代的读书人是"不为良相，便为良医"，既然当不了官就去当医生，这也从某种程度上说明古代的行医与行政是两个类似的行当。也就是治理身体和治理国家的基本原理是一样的，因为身国同构、身国同理，所以身国同治。不过，以前的医生主要是"行医"，不需要什么大的场所，而现在的医生都是在医院当"坐医"。过去行医是一个较为民间的顺其自然的行为，而不是一个行政化的行为。而现代医学和医疗却有着太多的行政化强制手段或军事化行为，把医生进行集训并结队编排在医院里，其目标就是与疾病不停地抗战。当然，这样高度的行政化和军事化也不是不可以，但是将整个医学治病的"军队"进行经济化、企业化和市场化就有问题了，因为这样他们就太有作为了，治病太有作为了就等于是与疾病抗争太有功了，抗战如果太激烈了，那机体内能有什么安宁呢？那医疗（战争）经费能少得了吗？大家知道，养军队并不是为了用军队，我们创建医疗卫生体系、培养"白衣战士"，也同样不是为了要更多地动用医疗手段来解决疾病，只是不得已而为之，且应该做到"三分治，七分养"才对。可是，现代医学科学似乎把这一切都忘了，动不动就是大打出手，给疾病以无情地打击。我认为，未来大医学的"无为而治"也许更符合人类的健康需要。

另外，医院和医生（白衣战士）越来越多也并非是什么好事，它从一个侧面说明我们自身的健康能力太弱而需要借助医院和医生，以及医药和医疗这些外在力量来保护了。新中国成立初期（1949年），我国的医院数量屈指可数，那个时候每个县城有一两家医院就不错了，而现在至少增长了20倍；那时医务工作者（白衣战士）全国只有7.9万人，而现在已经是178万人（十年前统计的数字），也增长了20多倍。可是新中国成立初期我国的人口数量是4个多亿，现在是13个多亿，也只不过是增长了3倍多而已。人口只增长了3倍，而医院和医生却增长了20多倍，可还在说我们的医疗投入不足。我们投入抗击疾病的人力、物力越来越多，抗击疾病的战场越来越大，而被抗击的对象（疾病）也随之增长。这样的持久对抗或争斗不断难道是什么好事吗？如果满大街都是医院和白衣战士，那只能说明我们的国民健康状况很糟糕，需要医院来保卫。这与满大街都是派出所和警察是一个道理，一个城市如果满大街都是警察在执勤，三步一岗五步一哨的，那只说明这个城市的治安不好。医院和卫生机构的大量设置到底是人类健康的福音，还是人类健康的坟场，需要人们重新去思考。

有人说医院就相当于监狱，社会人犯了法就被关到监狱里面接受惩罚和改造；人的身心犯病了就要被送到医院接受惩治和改造。所以医院从社会功能上来说，和监狱是一样的。有人说21世纪是生命科学的世纪，而我认为21世纪更应是健康的时代，因为只有健康了，我们的生命才精彩，才有意义，才能更长久。而健康时代的标志绝对不是医疗技术多么先进或医院多么现代化、白衣战士队伍多么的庞大，或满大街都是医院或卫生院；而恰恰应该是以促进健康和建设健康为目标的医养中心（健康作坊）或养生机构的迅速崛起和提高完善为标志。这就好比是一个国家是否国富民强、长治久安，绝不是以国家军队或武装人员的数量或规模的庞大为标志一样。我们的健康时代就如同一个和平年代，我们应该把大批的防治疾病的"白衣战士"（军人）转业为建设健康的"蓝衣工士"（工人）。这也应该是医改的目标之一。

四、从某种意义上说，医保是在变相诱导或鼓励人们生病

在前面《医疗战争论，医改新主张》一文中，我说过医保的理念是很荒谬的，因为它不是在保患者的健康，而是在保医疗的付费问题。说白了，医保保的是给钱，是个经济问题，跟健康似乎就不靠边。它解决的是医疗过程中的第三方付费问题，当然，也可以说很有必要，因为它至少把医患之间的买卖交易行为淡化了些或作了些掩盖，使得医疗行为没有像商品交易那样一手交钱一手交货地进行赤裸裸地买卖了。但问题是，医保不仅不断加大和扭曲了医患之间的交易，而且还有诱导或鼓励人们生病的嫌疑。

北京大学教授李玲主张医疗卫生的定位是公益事业，她说"稍微有点良心的人，都不应该把医疗作为一个赚钱的行业"。我完全赞同这么定位，医疗卫生事业应该是由政府主导并全额兜底，即应实行全民医疗，而不是全民医保，如同国家的国防和消防事业一样。但事实是我们现在把医疗行为已经做成了买卖，而且还把健康的主动权完全交给医院和医生。比方说我给你10万块钱，你给治病，我的身体交给你，你给我看好病，我们这个买卖就算成功了。但有的时候没有治好病（事实上单靠外在的医疗是很难治好病的），甚至人都死了，那买卖也就是失败了。怎么办？告谁都没有用，要钱又要不回来，患者家属就把医生打一顿，出出气。这就算解决问题了吗？没有，因为根本的问题是医疗思想的

问题。还有，既然患者把健康完全交给医生，那就应该信任医生。但事实是我们的患者和家属，甚至可以说整个社会已经越来越不信任医院和医生了，但他们却相信医学和医疗，并购买医疗保险，总之，有病了就赖着医学和医疗，反正我出钱了，治病是你们医院和医生的事。这样的医患关系怎么可能好呢？

其实，医院和医生只能是暂时帮患者控制病情或病症，患者最终的痊愈或康复还是要靠自己，即通过调整生活方式、饮食结构、适当运动和良好睡眠等来重新获得自愈能力，重新恢复健康状态，只有这样人体的健康才能有保证。现在还有一个怪现象，很多有医保的老百姓经常到医院里去，不去医院不行，因为医保卡里今年几万块钱没花完，赶紧去医院拿点药吃，不吃划不来。

生、老、病、死是人生的必然历程，我们不能只想到医学和医院给你"医生"，还应想到"医老"、"医病"和"医死"。医生、医老、医病和医死应统称为"医师"。老和死是生命的最后一段历程，当然也是需要"医"的，但不能只是医"生"和医"病"的问题，而应该是如何养老和临终关怀的问题，也就是"医老"和"医死"。衰老和死亡是生命的基本规律，谁都逃不掉。与其贪生怕死，不如顺应自然，学会维护健康和建设促进健康，有尊严地活着。

目前，我国虽然基本达到了医保全覆盖，但有个基本共识是：医疗是市场严重失灵领域，不能靠市场机制来解决医改难题的；医疗保险也是市场严重失灵领域，靠医疗商业保险解决不了全民健康覆盖的问题；即便是城镇职工基本医疗保险、城镇居民医疗保险和新农合医疗保险能覆盖全国，但并不等于就能解决全民的健康问题。医保全覆盖只能是解决大家都有机会和权利上医院去看病，这无形之中是在引诱人们或误导人们到医院去消费，因为交了医保费，不用感觉有点亏，而不生病是不能享受医保的。所以没病也要找点小病去消费一下，这似乎是在鼓励人们生病。

五、转变健康教育理念和舆论导向，重塑健康观念

受现代医学科学疾病观和医疗观的影响，我们现有的健康教育和舆论导向

在不同程度地错误地引导着人们的健康观念。

首先是现代医学、医疗和医保科普宣传体系养成了人们对自己的健康可以不负责任，而把责任完全推给了医院和医疗及政府和医保。平常不把自己的身体健康管理好，生病了反而认为自己到医院看病就是理所应该的。竟忘却了"自我健康负责制"的基本原则。我们每个人都应该把自己的身体管理好，不给社会增加负担，不吞食社会财富，不拖累家庭的其他成员，这是我们每一个人都应该具备的社会责任和伦理道德。可是，我们现行的健康教育理念还一直在向人们灌输早检查、早预防和早治疗的过分依赖医疗和医药的"医疗健康负责制"的健康观念。

第二是对病人过度关心和照护，养成患者的过度依赖性和怠性，而不是激励患者进行积极地自我主动康复。病人的确需要关心和帮助，但凡事都有度。其实，生病不是什么好事，对于患者来说，生病应该是一种耻辱。因为疾病是上帝对你的惩罚，是你违背自然规律的结果。上天要惩罚你犯的错误，而旁人却来照护着你。现如今是一人生病，全家伺候，周围的亲戚朋友都来看望或安慰，国家也是想方设法地帮忙筹措医疗费用，并提供"以毒攻毒"的医疗帮助。这样劳师动众或劳民伤财的照护不仅耗费大量的人力和财力，而且还不利于病人的健康恢复。因为这种过度地关心照护容易使人丧失自我健康的机能和自我康复的信心。再说，生病是你身体犯错了，违背了自然规律就应该受到自然的惩罚。现在是医生帮你消除病症，这在一定程度上是在帮你掩盖错误，逃避惩罚。如果你不能认识到错误而自改，接下来就有可能再犯病或复发。换句话说，医生和帮你的亲人有"窝藏犯"的嫌疑。

第三是保障全民健康的政策法规严重缺位。长期以来，我们只有医疗卫生法，而没有基本的健康法。导致所有的国民健康问题都用医疗卫生的强硬手段去解决，就连日常生活的健康问题也是如此。为此，除了应设立基本的《国民健康法》以外，还应出台一部《健康素养法》或《健康教育法》，用这部《健康素养法》去规范人们的健康生活方式，限制人们生活中各种损害健康的行为。比如，如果谁出现了损害健康的行为，就要送去健康教育所接受教育；再比如，你大吃大喝导致腰围超过一定的尺寸，也要送去健康教育所学习。也就是说我们的健康政策法规要树立并引导健康风尚，强化健康意识。要树立健康光荣，得病可耻，确立奖惩制度，对于几十年不去看病的，应颁发荣誉证书，还要有一定的物质奖励；对经常患病就医的人应给予一定的惩戒或精神道德的谴责。即应倡导过多占用医疗资源可耻，少用医疗资源光荣的社会风尚。同时，应增加提升国民健康素养的政府资金投入，将健康文化建设、健康环境保护、普及健康生活方式和奖励健康长寿楷模的资金纳入各级政府的财政预算。

第四是应把健康建设落实到基层。即以基层为重点，可以是健康进企业，要求大型企业必须有 CHO，就是首席健康官。可以说首席健康官进企业，企业员工的健康状况改善了，工作效率也就提高了，利人利企，利国利民。以基层为重点，还可以是健康进家庭，家庭主妇就是家庭的首席健康官。如此一来，只要我们每一个人的身体健康状况都好了，那我们整个国家的生产力就提高了，这就是为什么说健康是一种资源，健康是生产力的道理。所以说，健康问题是一个国家层面的方方面面的问题，需要从宏观战略和大的方向上去把握和统筹考虑，所以要"大医改"。

总之，健康的维护仅依靠外在的医疗和医药是远远不够的。世界需要和平，不要战争，我们每个人的生命机体（即身国）的健康也是这个道理，我们的生命历程是需要和谐，不要抗病，即需要调养，不需要太多的治疗，或者说需要养病，不要治病，即更需要的是养生，而不是卫生。所以医改不应只是医疗卫生体制的小范围改革，而应是大医学和大健康观念的"大医改"。传统的中医文化讲，上医治未病，即是让人们不得病或少得病，这样才能达到天下无疾，才能全民健康。我们现在发展的大医学或健康学则强调自我健康意识和注重自我健康能力的培养和强大，这样，不仅是不得病或少得病，而且关键是得了病还能自我康复。遗憾的是，这些正确的指导思想和健康观念还没有形成主流意识，整个社会的健康教育、政策导向和舆论宣传也都还没有转到引导这种健康潮流和健康思想体系上。

为此，我们应加强健康教育和舆论宣传阵地建设，对现有各类媒体不利于健康的商业广告进行检查清理。让健康文化创意产业先行，设立国家级别的"健康文化节"，组建"健康中国行"宣讲团，在各地巡回讲演，请有社会影响力的人士担任"健康中国2030"宣传大使；在大学、中学、小学每周开设一节自主健康课程，开设电视"健康频道"。并应从幼儿和少儿健康教育开始，把健康知识纳入幼儿园和小学的基本游乐课程；实施面向全民的健康观念重塑、普及健康生活方式。形成由政府主导、多部门合作，把正确的健康观念和生活方式纳入健康社区、健康城镇、健康农村建设以及健康进企业，健康进家庭的全局。从根本上转变国民过度依赖医学、医疗和医药的疾病防治思想理念，培育自觉、自主和自强的健康观念。这些基本健康观念的转变或重塑可以说是整个"大医改"的首要任务，也是走向成功的起点或突破口。

Ⅲ．善待疾病 建设健康 和谐成就生命

　　疾病是一种感觉和症象；健康是一种状态和机能；生命是一种过程和显现。简单地说，平衡就是健康。即健康是一种相对的平衡、和谐及有序的通顺状态；疾病是因为不平衡或不和或不通时而表现出来的一种不适的感觉；而生命则是疾病和健康和谐共演的整个过程。可见，疾病和健康其实是一个矛盾的两个方面，他们既相互对立，也是相互依存和相互转化的，换言之，健康和疾病是可以和谐共处、共同进化的。生命其实就是疾病和健康相互依存、斗争和转化，且和谐共演的一个过程。

　　也因此，生命基于和谐，健康源于调养，疾病在于和解。为了我们生命的和谐演进，我们应该用平和的心态去理解善待疾病，努力去建设促进我们的健康，因为只有和谐才能成就我们生命的演化过程。

　　我们应该更多地依靠和增进自身的健康机能去平和疾病，给生命以和谐的演进之环境。也就是说，健康更主要的是靠我们自己去建设它和保养它，不能完全去依靠医生和医药。"大医改"要注意转变对待疾病的态度和策略，这也是重塑健康观念的重要任务之一。

一、平和"善待"疾病

　　疾病的确可恶、可恨，但疾病不能完全都被当作"敌人"而一扫干净，因为疾病其实是机体某种不平衡的状态的表现，是机体失序或管理失控的结果或

只是通过机体反应表现出的一种不适或痛苦的感觉，或不和时所表现出来的一种保护性反应或警示信号而已。如果这种反应或警示没有了或者我们没有察觉到，那就是我们的机体没有了健康监测和保护的能力或"心"这个君主不明（就是一个昏君），那可就不是一件好事。如果把这些反应都当成"敌人"给以镇压或掩盖起来，那就等于是在发动一场盲目的自损自残的"战争"，这对机体来说是不和谐的，会留下更大的隐患，在某种意义上可以说是在自杀。

其实，除了外感性病症和创伤性疾病，所有的慢性疑难疾病都是我们身体内自生的，这也是身体的健康状况出现问题时的一种警示信号，这种信息提醒对自身健康能力的成长也是一种刺激或促进，我们的健康能力也正是依靠这种疾病的存在而成长起来。应该说，有些疾病对于我们健康能力的提升还是有贡献的。俗话说，不干不净，吃了没病。也就是说，我们应该时不时地给自身健康能力以刺激提醒或一个对立面，使健康能力得以提升或不断提高警惕。还有常言道：病病快快也可以长寿，而反倒是"从来不得病，一得病就要命"，这是因为它没有防备和健康的促进机制。所以我们应该平和地"理解疾病"和"善待疾病"，因为疾病在很大程度上对我们的健康来说是个应该尊重的对手或敌人，如同下棋一样，只有棋逢对手，才能切磋和提高棋艺。我们的健康能力正是在疾病这个对手的挑战和攻击下得以提高或成长起来的。

从另一个角度说，人吃五谷，孰能无病？生病其实是一件很自然的事情，很多人可以拍着胸脯说"我身体很健康"，但是很少有人敢说"我从来没得过病"。病菌或病毒也是一种生命，而有时病灶和疾病也是生命的一部分，所以有些疾病是要与我们相伴终身，与健康平衡演进；疾病是消灭不尽的，要是医学能治愈或消灭所有的疾病，那人类岂不是个个都长生不老、不死了吗？如果我们总是防病（敌视）治病（对抗），这不是在与疾病为善，而是在与疾病为敌，这怎么能给生命以和谐之演进环境呢？长此以往，我们的生命健康状况只能是越来越糟，继而出现重大健康问题的概率也就越来越高。所以我们应该善待已生的疾病，善待疾病就等于是善待健康和生命，我们的健康和生命正是在这种和谐的环境下才能得以自我恢复或平衡演进。

生物医学"努力找病，除恶务尽"，旨在治标或消除症象。即便是以防病和治未病为主要方向，其所关注的和所做的一切仍然还只是在"疾病"这个目标上。所以预防疾病或治未病不应是健康学的主导方向，健康学的主要目标或任务应该放在"认识健康，建设健康"上，亦即中国传统医学的"无问其病，以平为期"这种安抚疾病、善待疾病、调理平衡、扶正祛邪的建设健康理念，这才是根本，才是明医，才是明道。

二、"建设"增进健康

应该说，疾病的发生其实就是人体的健康出现问题时的一些不悦感觉和症象，因此，我们防病治病或找病治病其实质就是只在解决健康出现问题的一些表象而已，这也就是我们常说的"西医治表"。因为它并没能从根本上解决问题，防病治病只能治其表。要解决健康的根本问题，必须从健康的本身入手去调理保养健康和强壮健康（即保健强健而不是防病治病），建设促进健康，亦即应该是更多地去帮助自身平衡机制的恢复或健康能力的培养提升，这也就是要从调和平衡健康状态和建设促进健康能力的本身去解决或处理问题，也就是"中医治本"的思想。可见，西医治表治理的是疾病，中医治本治理的是健康。

然而现代生物医学的理论及健康文化知识的普及却在片面夸大和宣扬疾病的严重性和可怕，以至于人们对疾病自然而然地产生了恐慌和敌视心理，于是，人们把防病治病视作健康的头等大事也就不足为怪了。其实，疾病并没有那么可怕，在医学和文化的战略高度上我们应该藐视疾病，而在医疗临床的具体战术上才应该重视疾病。疾病虽然应该要努力去防和治，但处理疾病时也应慎于行事，不可盲动或强行绞杀，应顺势利导或以和为贵，否则会适得其反，反损了健康。

其实，即便是我们生了些小病或慢病，也不要太恐慌而盲目就医，只要自身的健康能力恢复起来了，病邪也就会自行消退或消解，身体就会自动恢复平衡和健康状态，此亦即中国传统医学"扶正祛邪"的理念。如果是生了大病，我们也应遵循中国传统医学"三分治，七分养"的原则，用外来的力量（医疗）去干预或对抗的方法治其锋芒，去其势，但只能祛其 30%，而 70% 的部分还是需要依靠保健养护的方法（医养）去引导自身恢复健康。如果 100% 的靠外来医疗干预或对抗、镇压等手段去替机体大包大揽地消灭疾病，其结果是可想而知的。

我们应该研究和主攻的方向和目标绝不是治病和抗病，而应是充分利用我们机体的智慧和强大的健康能力来战胜疾病或平衡疾病。但遗憾的是，现代生物医学借助强大的医疗手段强行、大包大揽地帮助机体取消了或替代了这些健康能力。这似乎显得生物医学是越来越先进和强大，可是人体的自身健康能力却相对变得越来越弱小了。也就是形成了外在的力量很强大，而内在的能力很弱小的"外强中干"的局面。新医改方案中增加 850 个亿的投入全部是用来进一步加强外在的力量（医疗卫生事业），以此来替机体去防治疾病或消灭疾病，这些投入虽然可以平衡一下医疗资源分配不公的问题，并暂时缓解一下看病贵、看病难的问题，但其最终的结果是在进一步扩大与疾病抗争的力度和战场，或者说是把一些疾病分散到一些中小战场上去剿灭而已。可这对于我们生命的和谐和健康的建设提高又有多大的益处呢？随着现代医疗技术的发展，人们逐渐更多地依赖现代化的医疗照护，而自身的健康能力则变得越来越懒惰或脆弱了，久而久之也就变得越来越萎缩而颓废不用了。所以不是现在的疾病变得多么强大和猖獗，而是我们的健康机能已经变得越来越脆弱而不堪一击了。

对于疾病我们不需要过多地去关注，以"无问其病，以平为期"的原则去对待它，或采用致中和、中庸的办法去调解或调和它，而不一定要去对抗或消灭它。调理保养和提升好自身的健康能力，由自身的健康能力去平抑疾病，或与疾病和谐共处，这是最佳、最完满的结果。故此，我们未来的健康学应该从"以健康建设为中心"的思路去考虑问题和解决问题，以帮助机体自身健康能力的提升和各种平衡机制的恢复为目标，这是一种积极主动的健康模式，而不是像当今生物医学那样"以疾病防治为中心"，视疾病为敌人，努力治病而又致病的被动抗争模式。

三、"和谐"成就生命

何谓生命？古人云："天地之大德曰生。"阴阳和合之为生,阴阳离决之为死。生、老、病、死是生命的基本演化过程。

因此,我们应该"赞天地之化育",所以健康学应该秉"生生之道"、贵"生生之德"的主旨思想。即君子应明生生之道,健康学应"务求其本",本立而道生。其中："形者,生之舍也。"形是生命的容器,人的生化之宇。"气者,生之充也。"气是生命的动力。气化流行,则生生不息。"神者,生之制也。"神即是生命活动的主宰和调节者。

生命是一个复数或复合的系统,尤其是人类的生命更是一个多元集合的、复杂的智慧系统,即是由无数个细小的生命如细胞、组织器官,以及成千上万的细菌,包括病菌和病毒等生命成员集合组成的巨系统。应该说,这个系统越复杂,越高度集合,他的智慧就越高,生命力也越强。所以生命的过程是一个充满智慧（包括灵性显现）和活力无限的自我健康或康复过程。当然,期间他们也会自我出现一些不健康或不和谐的音符（感觉不适等）或内乱（内伤疾病或情志疾病）,进而又会自我调整平衡或恢复过来。当然,也还会遭受外来的一些不良因素的影响而出现内乱,并表现出症象,这也就是所谓外感或外伤疾病。此时,机体的智慧修复系统就会自我启动来修复。这也就是说,生命的过程是充满着疾病和健康交替进行的过程。如此看来,我们每个人的生命就如同一个国家和一个巨型企业的生命一样（自古就有人体是一个小宇宙之说）,是一个高度自治或自组织系统,任何外来的病邪攻击和医疗干预等方式对于生命的健康过程都是一种干扰或破坏,甚至是一场灾难。

应该说健康不等于完全没有疾病,有一点疾病也不就是说就不健康。健康依靠疾病而存在并成长,疾病在健康的主导下繁衍,生命就是疾病与健康的和谐共演之过程。我们不要轻易地在体内发动一场抗击疾病的医疗战争,因为只有和谐才能成就我们生命之过程。

大医学和健康学的主要目标应在于认识生命的本源、认识健康之要素和努力建设健康之能力，而不是在于一味地去认识疾病、努力去惩治和消灭疾病。医学的终极目标是为了健康长寿，即生命的和谐演进和生生不息。

总之，医学也好，医改也罢，首先都应该厘清疾病、健康和生命，全面地了解西医、中医和神医，明确他们各自的服务对象和职责；应该正确地处理好对待疾病、健康和生命的方式和方法。一切都应以健康为本位，即应树立以建设健康和促进健康为中心的任务，以防病治病和修心炼性为辅助工程的大医学思想和模式。这种大医学的格局就是：西医防病治病卫生 + 中医保健强健养生 + 上医修性炼性厚生 = 大医学，重建这样的"三医"及"三生"并举的大医学模式和大健康保障体系就能保障人类健康目标的真正实现。

Ⅳ. 大医改必将重新选择健康发展道路

我国应该走什么样的健康发展道路？是继续照搬西方（尤其是美国）的医疗卫生模式和医疗保险之健康道路？还是应该走出一条有中国特色的，以中医医养强生模式为主导的健康发展道路？其中，西医医疗卫生之路旨在针对疾病的防御、诊断治疗、控制和镇压，中医医养强生之路则是旨在针对健康进行维护、调养康复、促进和提高。两条道路的选择既是医改决策者需要思考的问题，也是人类发展健康事业及健康产业面临选择的问题。

一、我们目前走的是一条似是而非的健康发展道路

自 1949 年新中国成立以来我国政府就模仿当时其他国家（如苏联、东欧）建立了全国性的医疗卫生体系。即由爱国卫生委员会、国家卫生部、省级卫生厅、市县卫生局到最基层的卫生院（所）等实行的都是以防病治病为目标的卫生管理体系。这也就是我们一以贯之的卫生事业或卫生战略，并在事实上成为我们健康事业的国家战略和发展路线。

随着改革开放的不断深入和市场经济的不断发展，自 1984 年开始，中国的医疗卫生体系也开始全面转向。从学习苏联等社会主义国家的医疗保障模式转而开始效仿西方尤其是美国的医疗产业化和医疗保险的模式，并且把我国几千年来的传统中医也拉入了医疗卫生体系的管理范畴。进而也就有了这 30 年来的一系列大规模的医疗卫生体系的改革实践。

新中国成立之初，人民的生存环境和生活条件比较差，长期的战乱使人民的身体普遍虚弱，疾病猖獗，在当时的情况下，把医疗卫生作为国策或国家战略，是必需的，是可以理解的。但是，几十年以后（已经67年了），我们还在执行这样的战略或国策，还在以一种"战时状态"，并用"疾病思维"和"医疗卫生"模式来发展我们的健康事业，就显得有些不合时宜了。

医疗卫生防病治病固然重要，但比防病治病更重要的应是保健强健（即医养强生）。人是否生病不是单纯取决于致病因素，而主要取决于人们身体的强壮与否或自身的抗病能力。即便是人生病后的康复也不单纯取决于医疗手段的先进和强大，而是应该取决于患者自身是否拥有内在的自愈能力。如果自身没有了生命力和自组织平衡能力，那再好的医生和医药也是无能为力的。可是，我们似乎一直只热衷于医疗卫生这些外在强制干预力量的尽情发挥和发展，而忽视对人体内在健康机制和自强自愈能力的帮助及建设提升，以至于疾病是越治越多，医疗危机和健康危机也是越来越深重。

但我们似乎并没有察觉或意识到这条路线的错误，且继续沿着西方式的医疗健康发展道路前行。其实我们学习西方的医疗产业化模式也没有学到位。有资料显示：英国花了六七十年培养全科医生的队伍，美国则付出了更大的代价。我们如果按照这条路走下去，60年或者70年都不一定能够达到西方现有的医疗技术和服务水平。而在某些方面我们似乎又学过了，如抗生素的滥用等。

现如今我们的医院已是越办越大，越办越多，但是疾病也是越治越多，医院的生意异常火爆，医患之间的矛盾不断加剧，且已成为一个十分严峻的社会问题。

事实上，全世界的医疗实践早已证明了现代医学从理念到机制和目标，医疗方式已经偏离健康很远了，它不是在创造健康价值，而是在创造经济价值。有学者早已研究指出，美国的医疗健康模式是逐利的经济医学模式，它完全是按照经济结构、经济链条来设计的，谈不上对健康有多大的贡献和价值。其健康理念和发展道路是否正确，值得我们深思。

二、应该反思为何走上了这条似是而非的健康发展道路

我们首先需要反思的是"医疗方式"对于"健康的价值"有多大？这就要用"健康价值论"的导向来思考问题，而现在的临床实践一直都是在用"疾病疗效论"来评判医疗的得失，是被"疾病问题"引导着，现行的医改基本也是被疾病问题导向的，即旨在解决疾病问题，或改革医疗治病的体制问题等。而"大医改"就是要跳出"疾病"和"医疗"这个圈子，进而去寻求对健康发展有更大价值的方式和路子。

人类的医学总不能单纯地考虑怎么对付疾病的问题，医学的根本目的是维护人类的生命和健康，防病治病只应是维护健康和生命的一种手段。退一万步说，就算是医学科学能够控制和消灭所发生的一切疾病，那么，新生的疾病或更大量的疾病又会接踵而至，医学科学就要继续寻找新的理论和技术方法。事实也正是这样，现代医学科学总是跟在疾病的后面跑，这何时是个尽头？健康之本或根基在于健康自身的不断成长和强大，绝不在于其对立面（疾病）的弱小和消亡。因此，我们希望没有疾病或消灭所有的疾病的思想是不正确的，因为它对健康而言没有什么太大的意义。

其次需要反思的是近百年甚至近两千年来，西方医学作为世界的主流医学，带领我们走上了一条防病治病的医疗卫生的健康发展道路，为什么没有人主张把人力、财力和物力更多地投入到对健康有帮助、有建设、有促进的地方（如医养强生）去呢？这里面恐怕不仅有疾病问题的导向作用，我认为可能还有经济利益的驱使，当然也有文化思想的抉择等。

由此看来，我们不能仅仅停留在医疗技术对疾病防治的有效性上考虑问题，因为疾病的有效控制或消除并不等于健康的恢复，健康的恢复（即康复）需要健康本身各要素的成长恢复和相互平衡机制的建立，而各种防治疾病的医疗技术和手段是达不到这个目标的，只有对健康具有调节帮助和建设促进作用的医养技术和手段才可能奏效，才会使健康恢复并强壮起来，这也就是所谓的医养强生，而不是医疗卫生。当然，这些医养强生技术和手段还有待更进一步地研

究和开发。

三、必须重新选择一条正确的健康发展道路

如果说我们不能把医疗卫生事业作为人类健康发展道路的主体或主业，那么我们就应该去寻求一条新的健康发展道路。新的健康发展道路在哪里？未来我们应该发展什么样的最有利于健康的方式、方法？我们怎样才能够把人类从疾病的苦海中拯救出来，怎样才能够实现不生病并治好病的理想，怎样才能够迈向一个更为健康、更为快乐、更为长寿的境界？这些都将源于我们对健康的发展道路或发展方式、增长方式的理性选择。

思路决定出路，我们应该调整医改的思路，转变医改的战略目标，调整医改的发展思路和方向，教育并引导民众通过医养方式对健康进行帮助促进和建设提高，以应对日益严峻的亚健康、慢性病和老龄化等健康危机的到来。

1. 应走医养强生之路

未来的医改应该走以健康建设为中心的医养强生的健康发展道路。所谓"医养"就是在"大医学"或"健康学"理论指导下进行的健康调理、养护、恢复和建设促进；养生就是一种增进和强大身心健康和生命的方式，且强大健康是防治疾病的最根本办法。强调以"养"为主，以"治"为辅，其国民健康发展战略也相应由"卫生战略"转为"养生战略"。

2. 注重建设增进健康

建设促进健康具体就是以营养、保养、调养、静养和修养等方式，主动帮助人体恢复和完善自我健康平衡机制，增强或提高自我康复能力。医养强生的目标不像医疗卫生那样仅仅针对疾病的预防和治疗，而是直接面向健康整体的建设促进和帮扶提升，并通过改进健康服务的手段与产品供给等获得最大健康利益。培育健康服务市场，增加健康的多元化供给，提升国民健康治理水平。

3. 整合中西医学优势

既发挥我国传统中医养生的特色和优势，又发挥西医卫生给健康和生命以最后安全保障的作用，从而实现中西医的有效配合或组合（而不是结合），并将中医学和西医学整合创新为"大医学"或"健康学"。同时，精简、优化现有医疗服务结构和布局，大力发展和推进"非医疗"（如医养）方式在健康事业中的应用，积极规划并推动健康服务机构特别是保健养生机构的建设；鼓励部分有资质、信誉好的营养保健品和健康调养技术适度进入医保试点工作，建立健全对多年未使用医保人员的奖励机制，全面推进商业健康保险制度。

4. 确立"大医改"思路

医改必须从宏观来考虑，必须跳出医疗卫生、疾病思维和经济思维的局限或束缚，从国民健康的战略高度和长远角度出发，探寻有助于健康利益最大化的大健康发展思路，必须把"与疾病作斗争为纲"的医疗卫生模式转移到"以健康建设为中心"的医养强生模式的健康发展道路上来。这将是一场思想战略大转移的改革，其目标方向已不再仅仅只是针对疾病的预防和治疗，而是直接面向健康的建设促进和帮扶提升，这是一种强大健康、强壮生命的过程，这也正是我们发展健康事业的真正主体或正道。

此"大医改"是对现行医改（小医改）的超越，亦将是践行"用中国式办法解决好医改这个世界性难题"的可行方式。它已不仅仅是医疗、医药和医保的改革，而是跳出了医疗、医药和医保的范畴，进而站在"大医学"、"大健康"的角度来思考医学模式、医学教育和医政管理体系以及健康发展方式和整个大健康保障体系的变革；换言之，"大医改"就是要突破疾病思维、医疗卫生和经济思维的藩篱，转而是要用健康思维，即面向健康，从健康成长、医养强生和医德厚生出发，并从自然生态环境保护和社会生活工作状态等角度去探寻对健康有更大价值的方式或健康发展道路，此道路可能是最经济的发展之路，也将是一条通向健康王国的道路。故此"大医改"亦将是"大道至简"之改革。

V. 大医改应构建大健康政策法规体系

中国的医改一直都是在由西医起决定作用的医疗卫生体制里做闭门文章，这也说明了西医在中国社会中占据了绝对的主导地位，以至于中国的健康事业一直盲目地亦步亦趋地去效仿西方国家的医疗卫生体制，这也导致了国家相关管理部门只能在不停地进行医疗卫生体制改革。殊不知西方国家的医学健康资源比较单一，一般只有西医医疗模式而不存在中医医养模式，这就导致了他们视野的狭隘，跳不出疾病思维和医疗模式的框框，而只能在医疗卫生模式里反复绕圈圈。在我国为什么一定要选择以西医医疗卫生为主体的健康发展道路呢？为什么只有医疗卫生政策法规体系而没有健康政策法规体系呢？中医保健养生为何被边缘化或也被改造成了医疗卫生？这恐怕应该是医改决策者认真反思的问题。

既然医改已历经多次的不成功并引来各种诟病，那我们就应去反思一下西医医疗卫生的本质及其对健康的价值或作用到底有多大。现代中国人对西医医疗卫生的过度盲从和迷信，及对中医医养强生（养生）的鄙视或漠视，造成了国家医政管理部门对存在于民间的中医的无视甚至摧毁。当世界各国的医改都陷入完全无望的"死胡同"的情形之下，中国的医改如果继续无视中医对健康增值的巨大作用，不知从中医去寻找医改出路的话，那也必将使医改陷入僵局，无法自拔。为此，我认为，未来的医改指导思想和顶层设计，应该义无反顾地找回中华文化的核心元素——中医，并确立其在健康事业中的核心主导地位。限制或降低医疗卫生的作用范围和地位，构建保障全民健康的政策法规体系，以此统领中医药法（未来的中医养生法）和医疗卫生法等法规，此乃"大医改"应做好的制度性安排。

一、加快调整和创建保障国民健康的政策法规体系

健康是每个人的最基本需要和权利，是人的全面发展的基础，也是一切经济发展和社会活动的前提。健康不仅是第一需要，第一资源，也是唯一的资源，如果没有了健康，那个人的一切也都没有了。健康也是一切生产生活和经济社会发展的最终目的，因为经济增长和社会发展的最终目的是增进人类的福祉，而人类的福祉最基本的体现是在健康上。

为此，党的十八届五中全会确定了建设"健康中国"这样一个宏伟目标和战略。2016 年我国第一次召开了卫生和健康大会（我确信未来也会召开养生与健康大会），习总书记在会上明确指出，要把人民的健康放在优先发展的战略地位，并将健康融入所有政策。紧接着《健康中国 2030 规划纲要》出台，这些无不显示要维护国民健康，仅靠医疗卫生系统是不够的，我们必须还应有许许多多的方式、方法和措施去解决国民健康问题。

除了要有多元化的手段去解决国民健康问题，我们还应该有一套完善的健康政策法规体系来保证完成"健康中国"的战略目标。然而，遗憾的是我们现在还没有一部基本的国民健康法，也就根本没有形成一套完整的国民健康保障法制体系。而只有一套尚不完整的医疗卫生方面的法律法规体系，说它不完整，是因为新中国成立快 70 年了，却还没有一部基本的"医疗卫生法"，只有十来部零散的与医疗卫生相关的业务法律。也为此，中国工程院副院长、西京消化病医院院长樊代明院士在最近的一次论坛上说：我们是法治国家，不能"无法无天"地干，也就"无法无天"地被杀。他的意思是如今医疗危机严重，医患关系如此尖锐，无论对于医生还是患者，以及开办医院者等，都应该有一部医疗卫生方面的法律来规范其各自的行为。

其实，我国在 1998 年第九届全国人民代表大会就已提出了要制定一部"卫

生法"，2003 年第十届全国人民代表大会又改称之为"初级卫生保健法"，2008 年第十一届全国人民代表大会时又称之为"基本医疗卫生保健法"，2013 年第十二届全国人民代表大会时又改称提"基本医疗卫生法"。但这部法律仍一直在很艰难地研究和探索中。这也说明这个基本卫生法难以统领所有的国民健康问题，可是否曾想到应立一部基本的国民健康法呢？

退一步说，即便是有了一部"医疗卫生法"，那也不能替代或等同于是有了一部基本的"国民健康保障法"。因为医疗卫生事业肯定不等于全民健康事业，它只应是全民健康事业中的一小部分。长期的医疗实践证明，单纯的医疗卫生方式根本解决不了全民健康问题，它只能解决 8% 的健康问题。另外，医疗卫生和保健养生也都不过是维护健康的一些方式方法或手段而已，所以他们都只应是国民健康保障法的业务分支法或下位法。

还有就是刚刚由全国人大常委会审议通过的《中医药法》，它同其他的《中华人民共和国执业医师法》、《中华人民共和国食品安全法》、《中华人民共和国药品管理法》和《中华人民共和国传染病防治法》等一样都是针对具体的业务板块或技术工具来立法的，其目的和意义似乎仅仅是为了保护中医药的发展和挽救中医民间人才，抑或是因为医改难题和医保费用而想从中医药寻找出路，这对中医的发展未来的确是个大的利好。但是，仅仅着眼于中医药能防病治病、能减缓医疗压力而去加以保护和发展，那说明我们对"中医"自身的价值和生命力的理解和把握还不很到位。

其实，我国传统中医和传统文化是有强大生命力和巨大健康价值的，而这个价值和生命力不是表现在抗击疾病的医疗卫生科学上，而是表现在建设促进健康的中华养生智慧上，我们复兴传统文化和中医文化的目标是要展现其中华智慧。所以我认为，我们其实更应该立一部"中医养生法"，即从建设健康的角度出发（而不是从疾病的防治出发），重点考虑健康这个根本目标，并应考虑全民整个群体的健康利益，确立这个大的方向，如此，这个"中医养生法"就更有意义，就能发挥其更大的作用。

另外，改革开放以来，我国形成了非常庞大的中医养生行业（包括保健养生、民间郎中、足道养生、健康养老和美容健身等行业），总不能也都"无法无天"地干，同样，也不能没有一个法律来做保障，否则，就只能是些不才的人或少量的人来干"中医养生"这个事业了。其实，养生行业才是未来健康服务业的真正主体，是建设健康中国的未来之星。

因此，中医应该很自信地谋求更加独立的养生行业体系，即创建自己独立的养生学科理论体系和养生行业标准体系，研究制定自己独立的政策法律体系——中医养生法。不一定非要钻到"医药科学"和"医疗卫生"行业里去苦苦地谋求一个小小的"中医药法"。在以健康中国战略为新的起点和发展未来上，中医养生健康完全可以与西医卫生体系站在一个平等和平行的位置上，各自谋划对健康的作用方式和贡献度，并让"中医养生法"和"医疗卫生法"一道撑起"国民健康法"的研究和制定。

换言之，像医疗卫生法、中医养生法等这些以技术工具和行政业务板块为视角的立法，它们肯定还是解决不了国民健康的基础性问题、深层次问题、方向性问题、系统性问题、长远性问题和整体性问题。其所缺的是必须要有一部基本的国民健康法来总领健康领域的相关法律。还有一点，就是我国现行的国民健康事业一直是以政策为主，法律为辅的卫生基础治理模式。其医改也一直是用一个一个政策文件来推动，这的确是很灵活也很快速，但因其行政化和碎片化以及偏执性太大，即总是偏到防病治病的医疗卫生上去了。也因此可以说，我国现今医改难题、医患矛盾和健康危机等问题与没有一部国民健康法有着很大的关系。

为此，我们应该站在全民健康事业的立场，围绕人民的健康需要，乃至社会健康和自然健康的需要，以体现最基本目标之健康来制定一部国民或国家"健康保障法"。也因此，我建议在适当的时候将《宪法》二十一条规定的"国家发展医疗卫生事业……"改为"国家发展全民健康事业……"

总之，我们应加快考虑创建和发展全民健康事业，以此去统领医疗卫生事业和中医养生事业等，故而，我们应该加快制定一部"国民健康法"或者"国民健康保障法"。以此作为全民健康事业的"基本法律"去统领和规范医疗卫生法、中医药法、《中华人民共和国食品安全法》、《中华人民共和国药品管理法》、《中华人民共和国执业医师法》等相关法律法规。并在此"国民健康法"的基础上建立完善的健康影响评估评价体系，并创建有利于维护和增进国民健康的行政管理体制、经济运行体制、财政投入机制、文化教育体制和基层组织建设等体制机制。所有这些都可视为全民健康事业的政策法规体系，进而以此与健康专业的学科理论体系和健康产业的分类规范管理体系，共同构成全民健康事业的发展体系。

附：国民"健康保障法"或健康政策法规体系制定的基本原则：

1. 应从全民健康利益的角度出发，考虑健康这个根本目标，要确定利益主体，其既非患者，也非医院，而应该是整个国民群体。

2. 必须遵循健康自身的本质和规律，不能完全按照医学思维和医疗的本质规律。用健康学的思维，坚持科学决策，注重社会调查，作好健康学及健康法的理论研究和政策设计构建。

3. 应以健康学科理论为基础，探寻多元化的保护与增进人类健康的方式与方法，逐步构建并完善有利于国民健康的法治体系和国家治理体系。

4. 应该从生存环境和生活方式入手去探寻人类健康与环境保护、社会发展、经济发展等内在关系，这样才能制定符合自然的健康发展体制机制，使人的生命健康、社会生活健康和自然生态健康达到高度统一。

5. 在各项政策的制定上应该体现国民健康利益最大化的原则，加强维护健康的公平性，这既是国民经济建设和社会和谐发展的必须，也是全面建成小康社会的必须。

二、不应再把西医医疗卫生服务作为健康事业的主导者

人们习惯于把关于生命和健康的问题寄托在生物医学科学的发现、发展上，将医学科学的作用无限放大，认为生物医学科学是万能的，希望把健康和疾病的所有问题都放到医学科学所建立的医疗卫生行业中去寻求解决；同时，人们

一直都在赞叹医学科学所取得的每一个巨大进步，欣赏其在认识生命、诊治疾病方面的"战果"累累或捷报频传。因而世界各国政府都把医疗卫生事业作为健康事业的主体，并对医疗卫生事业的投入越来越大。而与此同时，疾病却是越治越多，人们对于医疗卫生服务的需求也是越来越大或者说越来越依赖。现代医疗卫生业给人们呈现出一种欣欣向荣、兴旺发达的事业景象。

可是，这些医疗卫生方式与人类的健康长寿到底有多大的关系呢？试问一下：手术和化学药品这些现代医疗卫生手段有哪一项是可以直接提升健康能力的？答案是没有的，它们除了能镇压疾病、消灭疾病外，对于健康的增进几乎没有什么直接的益处，世界卫生组织早就说过，医疗卫生方式对健康的贡献率只有8%。应该说，医疗卫生只是在治病救人和保卫生命，且其在治病救人的过程中，还得借用机体的健康能力（元气），甚至还会不可避免地、或多或少地损害机体的健康机制和能力。

医疗卫生服务本应是在不得已的情况下作出的保卫生命之举，却被人类当成保护和促进健康的主业，甚至当作了唯一的选择。应该说这是对医疗科技的盲信。发达的医疗科技虽然可以治病救人、保卫生命，但却很难或根本达不到强身健体、延年益寿的目的。中医和上医虽然不像西医那样强大，救死扶伤也不能达到立竿见影的效果，但却有强身、健体和益寿之功效，只可惜没有受到应有的重视，以致没能发展成为健康事业的主体。

在19世纪初及至20世纪上半叶，一些西方国家包括东方的日本都曾以军国主义思想来立国强国，虽然赢得了一时的兴盛，但最终都将难以长久，这已是历史之明鉴。而遗憾的是，我们人类的健康事业却一直在推崇并应用这种"军国主义"思想，努力地发展出生物医学科学和医疗卫生方式，其目的就是与疾病抗争，其目标就是征服疾病和消灭疾病，并以此来独撑人类的整个健康大业。可问题是：以这种"战争方式"来维护健康、保卫生命是最佳的方式和方法吗？这样的健康发展道路能一直撑得住、撑得久吗？答案肯定是难以长久的。可遗憾的是，几乎没有人去考虑过或质疑这个问题。目前，从全世界范围来看，也几乎都是把目标和任务定在"保卫生命"的医疗卫生这个环节上，以至于让所有的人都以为，医疗卫生事业就是人类的健康保障事业。这样一个似是而非的命题，它居然在过去的一百多年中，就这样长期地蒙蔽和主宰着我们人类的健康观念和行为模式。

在 20 世纪，西医医疗卫生服务之所以受到人们的青睐并优先发展起来，我认为主要是凭借着现代科技、物质科学的强大和西方文化固化其中的竞争、对抗和征服的本性，横扫了生命现象过程中表现出来的一切疾病或病症，且往往是立竿见影。因而使得人们非常看好这支神勇无比、由"白衣战士"组成的抗病"军队"，趋之若鹜地去发展西医科学及其医疗卫生事业，并在不到一百年的时间里就建立了一套庞大和完善的医疗卫生体系，进而独霸了整个健康事业。

而西医医学科学和医疗卫生体系几乎是悬置健康价值不谈，纯粹只在讨论疾病的诊治策略，这无疑是本末倒置了，以至于最终的结果并未如人所愿。疾病总是打而不死，治而不绝，或是转头重来，有时反而更加猖獗、肆虐，有的则变化成新的病魔，且越来越多，可谓是"道高一尺，魔高一丈"。西医医学科学和医疗卫生事业对此也只能是忙于应付，疲于奔命，进而导致医疗危机接踵而至，各国的医改（限于医疗卫生体制的改革）也是忙乱不堪。

事实证明，医疗卫生事业不能独撑整个人类的健康大业，也不可以作为人类健康发展事业的主体，只应作为退而求其次的后盾。这就如同一个国家的军队和国防事业，它所承担的是生命和健康的最后一道防线，也就是抗击疾病、保卫生命的最后屏障。同时，我们研究发现：只有 30％的疾病可能需要动用医疗卫生手段来镇压或治病救人，大量的慢性疾病、亚健康等是需要医疗卫生方式来救治的，而采用医疗方式往往会适得其反。因此，医疗卫生业不应作为整个人类健康事业的主体甚至全部。现如今，医疗卫生事业已是危机四伏，医疗改革也是前途迷茫，可人们还是寄希望于（西医）生物医学科学，期望医疗卫生科技能更发达，以便彻底地去征服和消灭疾病，解除这场危机。可我认为，恐怕是西医医学科学越发达，医疗科技越来越先进，人类的健康危机和灾害会越深重。就如同是军事科学越发达、武器越来越先进、军队越来越多，战事可能也就越多，世界也就越不太平，人类遭受战争的灾害也就越深重一样，我们机体内的健康秩序在现代西医医学科学的强力保护下，其遭受所谓的高新医疗技术和药物的损害或破坏也会越来越大。人类世界需要和平，不要战争；同样道理，机体需要和谐，不要抗病。

一直以来，我们以充满战争或竞争理念的医疗卫生事业去充当或代替人类的健康保障事业，这种医疗卫生的健康保障模式其实就是一场永无宁日的治病抗病的"战争"，且灾难是越来越深重，以至于这样的一场医疗改革就如同是在战争中想要改善战争一样，只能是以期更多地获胜或改变战争的式样而已，无法逃出战争的阴影，反而越来越纠结或迷茫。所以我们应跳出医疗（战争）而（和平）医改，且应是"大医改"。之所以要进行"大医改"，就是为了要不断地满足人类的健康福祉之需，而不是仅仅是满足疾病治疗之需。

当然，随着现代高新科学技术的迅猛发展，科学对整个医学的发展也的确带来了新的发展机遇。尤其是信息科学技术，它将使医学的一些尖端问题以及信息医疗思想和方法得以极大地应用和发展。但这绝不是说医学科学在未来某个时候一定能解决所有的疾病问题。高新科学技术可能会解决人类的一些疑难疾病的诊治问题，但不能从根本上解决人类健康的成长问题。也就是说，未来的医学不能完全寄希望于高新科学技术，而应当是医学德学（医德／神医）、医学理学（医理／中医）和医学科学（医科／西医），亦即医德厚生、医养强生和医疗卫生三者缺一不可的共同体，且其医养强生应该成为主体。

三、应将中医医养强生确立为未来全民健康事业的主体

健康长寿是每个人追求的目标，但是在以防病治病为主导的现代医疗卫生事业体制下，这个目标似乎离我们是越来越远。据世界卫生组织调查显示，我国现有被确诊患有各种疾病的疾病人数占人群总数的20%，处于健康与疾病之间的亚健康状态的人数约占人群总数的75%，而真正意义上健康人仅占人群总数的5%。这是很令人担忧的一组数据。人们一直在苦苦寻求健康长寿的金钥匙，但一直以来都把目光放在了西医医学科学上，结果却并不理想，甚至事与愿违。

当然，也有人早已把目光投向了中医养生或自然疗法。

中医保健强健养生（或称医理养生）采用的是依靠人的自身健康能力和自我调节机制来抵御或痊愈疾病的养护生命的方式或方法，是从整体观念和系统思维出发去研究和认识人体疾病、健康和生命。中医将疾病和健康看作一个整体，认为疾病和健康是每个人在不同时间和空间下的两种不同状态，而并不把疾病当作完全独立的敌人；且认为在一定条件下它们之间互相依存、消长和转变，这样就构成了生命的自组织演化过程。中医平定或平息疾病的方式讲求的是"扶正祛邪"或"三分治，七分养"，这里所说的养主要是指中华养生学的内容，就是建设健康或养足正气。我们要真正战胜疾病需要依靠人体自身的正气，即抗病自愈能力或自我调和平衡能力。

可见，中医医养强生或医理养生方式是在努力地疏通、调动和促进自身的健康能力或协调并建立一个和谐的体内环境。这种和谐、平衡的内在环境机制有助于我们机体自身抗病能力的恢复或调动。中医保健强健方式所采用的是本草汤剂、针刺、艾灸、推拿、拔罐、刮痧及改变饮食、改变生活习惯、调适情志等方法，中医的这些方式方法远比生物医学（西医）用具有很强杀伤力的化学药物或手术等去征服镇压疾病或消灭疾病要温和得多，也有利得多。

不仅如此，传统中医的服务目标是直接面向健康、强壮健康的，而并不是直接面向疾病去抗争。因为导致疾病发生的根本原因，不是疾病本身，而往往是自身健康能力的虚弱或内在健康机制的紊乱的结果。因此，我们真正要做的不是"治病"，而是帮助健康能力的成长提升和健康机制或秩序的恢复。中医养生正是遵循着这样的健康之道。

另外，随着我国综合实力的增强，人们对健康的消费需求日益增大，这为中医保健强健养生赢得了三个基本方面的有利条件。

第一，由于整个自然环境恶化所导致的病因情况和疾病结构的变化，国民的总体健康状况不容乐观，目前威胁人类健康的所谓文明病（包括各种慢性病、老年病、心血管疾病、脊柱疾病等）已成为人类健康的头号敌人。而这些疾病的致病原因复杂，治疗期限长，易反复，且难以根治。生物医学（西医）的医疗卫生手段对于这些慢性疑难病症几乎是束手无策，中医医养强生方式（或保健强健养生）在此方面已显现出了广阔的发展前景。另外，一些新的传染病在某些国家和地区开始抬头，生物医学（西医）科学虽然没有掉以轻心，但也总是"事后诸葛亮"，只能跟在疾病的后面追追赶赶。所以要与这些所谓的现代文明病较量和谈判，恐怕还是得由中医保健强健养生事业出面，来解决其最根本的问题，即从"扶正"做起，从根救起。

第二，在和平与发展的大环境下，随着经济的不断发展，人民生活水平日益提高，与此同时，人们对健康的需求也在日益增长，不仅希望不患病，而且希望健康长寿，健康需求必将成为人们生活的基本需求。因此，现在医学不仅要承担起治疗疾病的任务，还要担负起为广大人群提供保健强健养生的重要任务。再就是在这种大环境下，随着文化多元化发展，中国传统文化的复兴将对中医的发展起到关键性的指导和推动作用，其必将使中医重新回到其"致中和"的建设健康的主要岗位上来。

第三，由于现代医疗服务与市场经济的结合，及广泛采用新技术和新药物，致使医疗费用大幅增长，人民群众面临"看病贵、看病难"的严峻局面。同时，既在治病，又在致病，也让人们感到恐慌。随着中医保健强健养生事业的兴起和发展壮大，必将会缓解这一严峻形势和局面，中医医养强生方式必将成为未来全民健康事业发展的主导力量。

当前我国的医改提出了要实现"人人享有卫生保健"这一目标，要人人享有保健，发展中医医理养生事业自然是关键。中医医理养生的优势，主要体现在以下几个方面：

第一，中医养生是根据对人体的健康状况和对生命信息的把握及人体阴阳的动态平衡及变化，即通过望、闻、问、切四诊，采用"治未病"早期干预的理念与方法，有效地实现维护健康、促进健康、防止疾病发展的目标。

第二，中医医养方式重在养，即：保养、调养、营养和修养，且以辨证论治为主的个体化调养模式，实现机体阴阳平衡、脏腑气血和调的以人为本的健康恢复和成长壮大的目标。

第三，中医养生思想强调天人相应，天人合一、心身合一以及形神合一，即注重人与自然及社会的和谐生存状态为主的健康照护，这是当代人类健康追求的根本方向。

第四，中医调养采用本草、砭石、针刺、温灸、推拿、刮痧、拔罐和导引等多种保健强健的愈病手段和方法，且在调理中注重恢复人体功能的阴阳平衡，激发人体的抗病能力和康复能力。其辨证用药（草）及针灸、推拿等非药物疗法具有效果可靠、毒副作用小等优势。

第五，中医简、便、验、廉的调理保养手段在实现人类健康目标中发挥着重要作用，可以很好地缓解当前"看病贵、看病难"的医疗危机，有效地化解人们对健康需求的不断增加与医疗卫生费用不断增高的矛盾。

中医养生学具有五千年中华民族文化的积淀，中医医养强生（养生）也经历了五千年的实践锤炼，早已形成了独特的中华养生学理论与方法体系，自古至今在维护人类健康方面发挥着巨大的作用。然而，近百年来，由于多种原因导致中国传统医学及中医保健强健养生这些宝贵的财富没有被广泛地挖掘和应用，而也像西医一样站到了抗击疾病的战场上，成为医疗卫生事业中的一员——现代中医药学。

因此，全面开展中医养生学理论和方法的研究，推进中医医养强生事业的发展进程，发挥其在建设健康、增进健康方面的优势。全面推广、普及和规范中医保健强健养生理念，以及技术和方法，使保健强体、调和身心、"治未病"、"治欲病"和"保健愈病"等优势得到充分发挥，这对提高国民健康素质和延长预期健康寿命具有重要意义。

此外，中医医理养生或医养强生也有着深厚而广泛的民众接受基础，在目前全球性医疗危机和医改不成功的情形下，民众更愿意接受中医的保健和养生理念，并认可其对健康的建设促进提升作用。可以肯定地说，在 21 世纪中医医理养生或医养强生事业受重视的程度必将超过西医医疗卫生事业，并将成为保障人类健康事业的主导产业。这也正是"大医改"要努力去推动和积极引导的最具市场潜力的健康产业。

作为政府，也不应只是平等地发展中西医两种医学，而应明确两者各自的服务目标和健康价值，重新确定他们的主次地位，消除人们百年来在观念上的误区，不要一味地祈求西医科学去对抗疾病。医疗卫生服务不应作为人类健康保障的主体，而应该退居其次，担负起人体健康的最后的保障任务；同时，医疗卫生事业不应被完全市场化，而应由政府主导并进行适度调节，就像国家的军队或国防事业不能被市场化一样。倒是中医医养强生或医理养生事业则应该大力市场化。我们不要把中医大夫和郎中再当成是医疗卫生的"白衣战士"，要求中医现代化和科学化，而应让中医回归到自己最擅长的以调理保养健康为己任的建设队伍中去，作为人体健康建设的"蓝衣工士"去支撑起医理养生事业这片荒漠已久的天地。也就是说，中医养生事业是21世纪人类最应该优先发展且大力市场化、民营化的健康产业，因为它才是保障并能增进人类健康事业的真正主体。

VI. 精简医疗卫生体系 组建大健康部

"大医改"方略不仅是要重建大医学甚至健康学，构筑大健康保障体系，还应改革医疗卫生体系，不过，此改革不是增加医疗卫生投入，也不是增加卫生管理部门的权利，而相反则是削减或精简，以此来加大在其他健康方面的投入。当然，还包括实施大医学教育，组建大健康部（委）等所需的资金投入和机构调整。

一、改革、精简医疗卫生体系，使其回归公益事业

从"大医改"理念看来，已不再是"医疗卫生改革"，而应该是"改革医疗卫生"了。即：我们应该精简医疗卫生机构，把更多的人力、物力和财力投入到建设健康的医养强生事业上，积极促进并充分利用自身的健康能力去调和疾病，而不要一味地去对抗疾病，扩大矛盾，再造疾病。亦即应加快建立整个全民健康保障体系，缩减医疗卫生事业的投入，重点发展和完善以健康建设为中心的中医保健强健养生事业。换言之，未来的医改应该注重发展中医养生，发展医养强生事业，加大投入力度，尽快建立中医保健强健养生的专业学科体系和产业服务市场体系；而不应该还是仅仅停留在一个与疾病作无休止抗争的医疗卫生体系上，让医疗卫生退居到最后的保障防线上来。只有这样，才能跳出医改的困局，摆脱旷日持久的"医疗危机"和"健康危机"，也才能真正达到或实现我们的健康目标。

要改革医疗卫生体系，就应当对医疗卫生事业的职能有一个明确的定位和

定性。因为现行的医疗卫生体系承载了太多的不合适功能，因而也就带来了太多的问题。要改革现有的医疗卫生体系，首先就应该进行分拆，即分而治之，或者说为它消肿。具体地说，就是将一些不是"救死扶伤"、"治病救人"、"保卫生命"的职能剥离出来，如康复、理疗、保健等职能，可以归到医理养生（医养强生）等事业部门管理；让一些懂得建设促进健康并利用健康去愈病的医生（白衣战士）可以"退役"或转业到医养强生事业中来，留下一些最擅长"诊治疾病"的白衣战士继续战斗在医疗战线上，与"病魔"抗战到底。这样一来，就可以确立医疗卫生服务的具体目标和任务就是"治病救人"、"保卫生命"，如同国防事业保卫国家一样。

如果医疗卫生服务只承担"治病救人"、"保卫生命"的任务，那就相当于国家的军队和武警部队，完全可以由国家出钱来保证这个行业的正常运转。即由政府出钱来主导整个医疗卫生事业，再结合医疗保险体制，真正建立覆盖城乡居民的基本医疗卫生保障体系，这是完全可以做得到的。这样的医疗卫生事业可以实行准军事化管理，完全回归到公益事业上来。这样就可以杜绝或减少医药购销中很多的腐败和不良风气的发生，很好地改善医疗服务的质量和医患关系，大量慢性病的理疗康复不需再到医疗战线上去解决了，而是可以转到医养强生服务体系里来更好地解决。这样的医改才可以真正地使老百姓受益，才可以真正地缓解人民群众"看病贵，看病难"的局面。

另外，经过精简后的医疗卫生体系，还可以进行有效地医疗资源配置，仿照军队的建制，大小医院的专家技术人员亦可以轮换互动。这样统一协调、优化配置后，国家的真正投入不见得比以前大多少，或许还会比现在预算少得多，因为机构和人员都减少了，资源的配置合理了，巨大的浪费也就减少了。如果医理养生（或医养强生）行业（市场自发的）发展得很好，还可以将一些小病小痛和大量的慢性疑难病症逐渐引导到中医调理保健强健和自我养生上来，如此，就可达到保健愈病和强身健体的目的。这样一来，整个国家的医疗卫生服务的运行成本必定是最低的。同时，医疗保险也应转变成健康保险，让人们更多地通过健康服务和健康保险的方式去保有健康，而全民医保则应改为全民医疗，因为国家完全有实力承担得起精简后的医疗卫生的成本费用，这也是党执政为民的社会责任和基本目标。

现如今，我国的医疗卫生体系不是投入不足，而是投入太多太过了。现在满大街都是医院或门诊、诊所，真正像样的、有规模的保健养生机构却寥寥无几。而业界却还在高喊要加大医疗卫生的投入和建设，其实质就是进一步扩大和完善抗击疾病的"战场"罢了。扩大战场并不见得就可以取得胜利，只能是将抗击疾病的"战火"进一步蔓延，使之更加泛滥成灾。所以我们早已到了要"改革医疗卫生"的时候了。再者，医疗卫生如果一直这样膨胀或无限地扩张下去，国民经济也是负担不起的，即便是经济强大的美国现在也是不堪重负。同疾病"讲和"，与之和谐共处，也不失为一个万全之策，因为我们不能总是这样与疾病抗战下去。战争往往是两败俱伤，我们应该相信机体的智慧，依靠自身的健康能力去与疾病修和、修好，或平息疾病。其实人类不需要太多的医疗卫生机构和白衣战士，人们真正需要的是健康调理保养机构和蓝衣工士。

此外，医改难以成功，问题的另一关键就出在医疗卫生的扩大化和市场化上。医疗卫生事业到底能不能市场化？我的答案是肯定的，不能！前面已经说过，西医医生就是白衣战士，医院如同战场，医药的器械就如同是武器弹药，医疗队伍就相当于军队。试问：军队能市场化吗？肯定是不行的。现在我们把医疗市场化了，就等同于让军队也参与到市场经济中来竞争，其结果是可想而知的。医疗卫生队伍是防病治病、救死扶伤的，如果用市场经济的手段来搞，则会由于医院和医生的趋利思想，可能会有意无意地在"谋财害命"，进而还会出现"找病治病，再添新病"、"新药创新，利润滚滚"这样的恶性循环的局面，最终导致老百姓"看病贵，看病难"。因此，医疗卫生服务是绝对不可以市场化的，必须回归到公益事业或国有化，由政府全权主导。相反，倒是我们的中医医理养生业（或医养强生事业）是可以完全大力市场化和民营化的，因为中医医理养生大夫队伍是健康的建设者，是工人。并且中医医理养生业的市场化和民间化，将有助于中医养生文化的复兴。

二、实施大医学或健康学教育模式的改革

现如今我们的医学教育都是以科学的名义，旨在培养防病治病的"白衣战士"，如很多的医学院校都纷纷改名为医科大学，其目标都是在培养未来能发现疾病、抗击疾病、征服疾病的"白衣战士"，这和军事科学院如同一辙，都旨在培养能征善战的将士。由于生物医学以科学为指针，以"努力找病，除恶务尽"为临床指导思想，一直希望在这场抗击疾病的"战事"中，通过不断培养大批的"白衣战士"来化解人类的健康危机。同时，传统的中医也被逼上了现代化、科学化教育的发展快车道，其理由是中医大夫也应懂得用"科学"的武器去抗击疾病、保卫生命，也应当成为一名能征善战的"白衣战士"。于是，所有的医学院校都只在培养"全民皆兵"的"白衣战士"，以至于我们的健康建设队伍——"蓝衣工士"早已是人才不济了。这种医学单一的科学化教育，导致了世界性的医疗危机的发生，医改难题在所难免，且已是危机四伏而不能自拔。

这样的医学科学教育模式不仅培养了一代代抗击疾病的"白衣战士"，也潜移默化地教育了普通大众对疾病的恐惧和慌乱。因为它在极力地宣扬疾病是如何如何的难以对付，如何如何的可怕，以至于普通大众不仅是"谈癌色变"，现在已几乎到达了"谈病色变"的地步。因为怕生病、怕生大病，以至于有一点点小病也都会赶紧去看医生，上医院，稀里糊涂地去吃一大堆药物，进而又增添新的疾病。再加上一些医药公司的药品广告和宣传教育，更大地强化了疾病在人们心中的不良印迹。过去医药公司宣传药物是为了治疗疾病，现在却反过来直接宣传疾病有多么厉害或可怕，其用意当然是为了更好地推广或推销他们的药物。疾病难道真的就那么可怕吗？疾病的发生难道不是由于我们自身的健康能力太过薄弱了或机制出现问题了吗？总是去想着防治疾病和憎恨疾病，而不从自身的健康机能上去找问题，不去调和自身健康机制和提高健康能力，这样的医学教育模式和大众健康教育模式已到了非改不可的地步了。

在此，我认为，我们不应只有医科（西医）大学，还应该有医理（中医）大学和医德（上医）大学。医科大学培养能"找病防病"、"抗击疾病"的"白

衣战士";医理大学则应培养能"扶正祛邪"、"调节平衡"的"愈病大夫"或"建设健康"、"促进健康"的"蓝衣工士"或"工程师";而医德大学则可以培养能帮助人们"调和心身",指导"修心养性"的"锦衣上士"。应该说,这三类医学教育机构在现实社会中早已存在,只是我们这个时代只重视医科大学而忽视了其他两类大学,或把另两类大学都按医学科学的标准来办罢了。其实,我们传统的中医学院本应该是医理大学或健康大学的雏形,却由于医疗治病的思维和科学化的发展使其变得不科也不理、不中也不西了。因此,我们应该使传统中医学教育回归到其本来面目上,发挥其保健强健而养生的优势,或者直接改成健康学院。不应去培养与西医一样的防病治病的"白衣战士",而应培养善于保健、强健、养病、愈病的"蓝衣工士",即"大夫"或"郎中"。至于医德大学则是已有的各种宗教机构或神学院。大家知道,各种宗教都是讲修行养性、调养身心或性命双修的,是讲修炼人生之大德的。因此,宗教也可以说是一种心灵医学,是整个大医学的上医部分。换句话说,医院和寺院,以及养生院或书院都是解决人类健康问题的场所。所不同的是,医院应用医学科学(西医)治身体之疾病;寺院应用医学德学(上医)治心神之紊乱;养生院应用医理学(中医)调气血之平衡。但遗憾的是,后两者由于历史或文化抉择的原因,已大大地落后于医学科学(西医)的发展。所以现在我们应该把主要精力和重心放到大力发展医学理学(中医)和医学德学(上医)的教育培训上,使它们与医科大学结伴同行,并驾齐驱,让医疗卫生人才(战士)、医理养生(或医养强生)人才(工士)和医德厚生人才(上士)三者共同担负起人类健康的守护者和建设者的职责。

　　同时,我们的医学教育和健康教育还应该积极地去改变一些错误的健康观念和行为模式,即我们应该以未来的"大医学"或"健康学"来建立新的健康观,亦即应该善待疾病,更多地依靠和保养自身的健康能力去平和疾病,给生命以和谐的演进环境。也就是说,要教育和引导民众,使其真正懂得健康更主要的是靠自己,不能完全依靠医生和医药。还有世界各国的卫生组织也应转换观念,尤其是世界卫生组织应更名为世界健康组织,以便更好地教育引导人们重树健康观念，造福人类的健康。

三、推行大医政管理体制或大部制改革

如此的"大医改"方向和战略，当然也就涉及对整个医政管理机构的相应配套调整和改革问题，只有这样才能使整个"大医改"顺理成章，迈向成功的彼岸。为此，我建议医政管理机构的改革方案应是：设立国家"人口健康部"或"医政部"抑或是国民健康委员会，其下辖八个局（委），即：优育优生局（原人口与计划生育委员会）、中医养生局（原国家中医药管理局，主要负责管理慢病康复机构、亚健康中心、健康体检、健康管理及各类保健养生机构等）、医疗卫生局（即原卫生部，主要职能为负责医院或医疗管理，包括重大疾病预防控制中心）、食品和药品安全监督管理局（包括检疫检验局）、全民体育健身局（原体委和体育局）、健康生活促进局（原爱国卫生运动委员会的部分职能）、环境保护局（原环保部）和宗教修行事务管理局（上医医德厚生局）。这些调整或整合也可以说是一种大部制的改革。

以上八个局在我国现实社会中其实也已基本存在，只是其功能和职责定位不是很明确，要么层次混乱，要么各自为政，缺乏协同。其中，中医药管理局的功能定位不应定在医疗卫生事业之内，因为中医药学本不是"以疾病为本"的医学科学，而是"以健康为本"的医学理学或医学和学（当然，中国传统医学中也有治病的思想和方法部分，这一部分就是下医，其内容可以融入生物医学科学和医疗卫生行业之中）。因此，中医药学不应被视作防病治病的医疗卫生事业中的一员，而应退伍转业到另一个层次的"保健强健"或"建设健康"的医养强生事业上来。即应将国家中医药管理局改为中医养生部（或简称养生部或养生局），与卫生部卫生局并列且独立行使自己的职责，负责规划、指导发展和管理整个医理养生行业。全国的中医医院也可相应地改造为医理养生机构，不宜再作为救死扶伤、防治疾病的医疗卫生机构，抑或作为以保护和促进健康为使命的健康建设服务机构（如同是健康作坊或工厂）；当然，也就不应该再开

展有处方药及手术等属医疗卫生范畴的业务，而应大力研究探讨健康理论，开发健康技术等业务，并应大力推进其市场化和民营化，即主要由民间的力量来参与和大力发展它。

而国家卫生和计划生育委员会（原卫生部）这个庞大的机构体系应该进行消肿、减负，把其所承载的不是"治病救人"的功能全部剥离到其他相应的主管部门里去管理，并将其相应的不是医疗卫生的有效技术和资源进行"军转民"，为其他健康行业所用。如将全国各地的妇幼保健院从卫生系统中剥离，归入到医理养生或人口计生委，卫生部门只需扮演好"国防部"的角色即可，以防病治病、保卫生命为主要任务和目标，且由政府全权主导并全额投入各项费用，实行军事化管理和全民医疗模式。当然，全额政府投入、全民医疗保障并不是叫大众都去争着享用这种"免费的午餐"。而是要让国民知道，没有什么"免费的午餐"，这种"免费的午餐"至少是要付出自己的"健康指数"和"有限寿命"的一部分作为代价，因为药物伤害和医疗损伤必然存在，不可避免，要引导人们尽可能采用"医理养生或强健愈病"的方式来解决自己的健康问题。

食品和药品监督管理局也不应该再在卫生部门的下面，因为食品和药品不再只是光讲卫生的问题，还应该注重安全问题，更应该注重是否有利于人民的健康问题。虽然只有安全的食品和药品才不会对我们的健康构成伤害，但是除了安全以外，还应对健康的维护和提升有好处。从卫生食品到安全食品是一种进步，但还不完备，应该再进一步上升到健康食品。如果有些食品虽然是卫生和安全的，但对健康却没有任何的帮助和益处，那经常吃这些食品或药品又有什么意义呢？不是徒劳和浪费吗？至少，对胃肠也是一种负担。因此，无论食品还是药品，一切应以健康为目标。

环境保护局（即国家环保部）也应该被拉入国家健康委员会来统一考虑或管理中，因为环境保护的目的是为了人类的健康需要，即保持或恢复生态平衡的意义也正是增进人类健康的法宝。否则，进行环境保护又有什么意义呢？同时，也要从人类健康学的角度来研究和处理环境保护的问题。至于优生优育局和修心养性事业（即宗教的修行、修养）也是优化人类健康和生命质量不可或缺的最佳机构,也应得以充分地重视和发展。以上各局(委)都应在健康保障部(或委员会)的统一领导下通力开展工作,共同为人们谋求健康的福祉。

如果再放大一点来看,所有的工农业生产和经济建设以及政策体制的制定(即政治制度)也都应该以人类的健康为主旨,因为这些也都与人们的身心健康有着密切的关系。我们所做的一切都可以说是为了人类的身心健康、生活快乐和幸福,这是最大的民生问题或事业。只有有了健康,才有快乐和幸福可言。如果我们只在拼命地竞争,发展经济,创造财富,不仅生存环境被极大地破坏了,食品和药品也没有了安全保障,高科技的医疗行为甚至还会损害我们的健康能力。如果这一切的拼搏最终没有让我们得到健康,那幸福和快乐当然也就无从谈起。这样一来,我们的经济建设和社会发展又有什么意义呢?因此,我们应该把国民的健康问题放到最重要的国事和国策上来,并应上升为重大的国家战略乃至民族存亡的战略,这些已不仅仅是"卫生"就可以一统了之的。国民健康委员会或健康保障部也应该成为国家的一个最基本最重要的部委和最高级别的管理机构。

VII. 解构现代中医　创建医养强生体系

前面已经说明了，医疗卫生服务不应成为健康服务体系的主导者，更独撑不了人类的整个健康大业。因为它对人类健康的贡献非常有限，满足不了人们对健康日益增长的需求。而医养强生（尤其中医医理养生）事业才应是未来人类健康事业的主导者。但是，近百年来，由于医学科学和医疗卫生"左"倾思想的长期统治以及对生命和健康的绝对主导作用，使得人们对于中医医理养生或医养强生的认识理解和利用相当有限，甚至错误地把中医也定位在防病治病的医疗卫生体系上，误导了中医的发展目标和方向，形成了所谓的"现代中医"。

因此，我们应该重新认识中国传统医学（包括上医、中医和下医）里中医的重大健康价值，有必要解析中国传统医学中下医防病治病、中医保健强健和上医修性炼性各自的核心价值取向，摒弃现代中医的一些错误的发展思路，重建中医养生学或健康学的语言表达和理论体系，把中医引导到建设健康和促进健康（即保健强健而非防病治病）的正确发展道路上来，促进和完善整个医养强生体系的建立，使其成为全民健康事业的主体，这也将是"大医改"中一项重要的抉择或艰巨的任务。

一、解构现代中医，创建脏腑健康学科理论体系

近百年来，受西方医学和科学的影响，我们的中医迷失了自己的发展方向，其自身的语言和理论也是面目全非。其主要表现在中医（生态医学）的养生思

想逐渐被西医（生物医学）的卫生强势给遮掩、扭曲，而中医自身又没能正确地认识到这一点，被逼着向生物医学科学靠拢，并与之站到同一条抗击疾病的战线上，这也就是所谓的"现代中医"。于是中医大夫脱下了中式长袍马褂，穿上了西式白大褂，走上了"白色战场"，当上了一名"白衣战士"，去奋力杀敌——治病；中医大夫也就变成了防病治病的医生，不再是从事辨证施治、扶正祛邪、调和阴阳的健康建设者，且盲目地跟在西医的屁股后面，学着"找病治病"，把辨证论治改为了辨病论治。这也可以说是中医在自轻自贱，不在自己的医理养生行业里唱主角，而非要跑到医疗卫生行业里跑龙套、当个小丑，还时不时地被别人指责一番，说你不知科学、杀敌不力，是个"伪科学"分子，继而还时不时地被开除出局，或者被取消职业或治病资格。

其实，中医是指中国传统医学中居中、求和，亦即上医、中医和下医之间的那个中医。它是中国传统医学的主体，是以中国传统的儒家思想为指导的中立、中和、中庸之医学，它是以阴阳五行为哲学指导，以五脏六腑、气血活力、经络传输等为理论基础，构建的一种五行关系的脏腑健康问题模型；并以理、法、方、药为处理原则，以中药为主要调理、调和手段。传统的中医本草学本不是什么唯物之科学范畴，而是一套五行维和求中的脏腑健康学科体系。真正的中医大夫和郎中本不是一个能征善战的"治病"勇士或医生，而是一个建设健康、调养健康的能工巧匠，是个文人或士大夫。而经过科学化了的"现代中医"也不是一个很合格的能征善战的"白衣战士"，充其量只能算是一种"民兵"或后勤战士罢了。

可见，现代中医是被西医和科学改造的结果，是到了该解构和重新定位自己的时候了，其实中医不要总想着去追求什么科学，中医就是中庸、中和的儒学或理学；中医应该回归我国的传统文化，恢复和重建自己的理论体系和语言要素，并重点做好调养脏腑健康的主体工作或直接发展成脏腑健康学；中医高等院校应该率先进行这样的思想和发展方向的变革，改成健康大学或养生学院，成为培养造就"健康建设者"（而不是"疾病诊疗者"）的摇篮。只有这样，中医的发展才有出路。中医有了出路和发展，我们的医养强生事业或医理养生行业才会有希望。因为只有中医回归到自己本有的事业上来，致力于人体自身健康能力的调理保养和促进建设，中医才能在人类的健康事业中找到最佳的位置，自觉扮演好主角，唱响健康的主旋律——保健强健养生行业。

现在大家都在大谈特谈保健和养生，各类医理养生保健机构和产品亦比比皆是，但是，整个医理养生行业缺乏比较系统的理论作为指导，也缺乏有组织有规划的管理，因此不成规模。实际上，中医医理的保健强健技术理应比西医医疗的防病治病技术的水准要更高些，医理师、保健师、调理师或养生师理应是从医疗师或治疗师当中提升出来的，比医疗师高一个级别。可现实却让人啼笑皆非，中医医理养生学科理论没有，技术标准或规范不存在，中医大夫也成了防病治病的医生。政府对保健和养生从业人员的门槛也是大大降低，且鱼龙混杂，由此衍生出的保健养生服务机构很难上层次和规模，当然也就很难让大家接受和信服了。还有保健品的研制及市场准入门槛本应比药品更加严格和慎重。药品是针对疾病的治疗，是允许有一定的毒性和副作用的；而保健品则是针对健康的保护和促进，绝不允许有任何副作用。可是现实中的保健品获取批号要比药品容易得多。

总之，中医医养强生行业需要有健康学或中医脏腑健康学的理论作指导，如同西医医疗卫生行业是由疾病学或医学科学作理论指导一样。但目前对于健康学的系统化研究还很不够，好在传统中医养生学早已为我们准备好了脏腑健康学的基本思想和理论雏形。如果政府再加大些投入，优先加快发展和完善中医保健强健养生理论体系，我相信在一定时期内提升整个医养强生行业的机构规模和技术服务水准是完全可以的，并将从根本上扭转医改的困局和医疗的危机，给健康事业支撑起一根主梁。当然，这是一项繁杂而浩大的工程，只要有政府的大力投入和推进，再加上市场化的一些机制，相信主导人类健康的医养强生或医理养生行业一定会快速发展起来。

二、中医复兴的上策是确立建设健康的医养强生战略

中医复兴是中华优秀传统文化复兴的先声代表，必将开启医养强生模式的

健康发展道路，从而比肩西医医疗卫生模式的健康发展之路，进而成为整个健康事业的主导者。这既是中医复兴的战略问题，也是可供医改决策者们重新考虑其主导思想及医改出路的问题。

中医是要复兴，而不是复古，也不是继续照搬西医的疾病学思想和医疗卫生模式及医疗保险之路，所以中医复兴之路或发展策略是应该重新确立以健康建设为中心，走有中国特色的医理养生模式及其健康发展道路，而不再是走以疾病防治为中心的医疗卫生发展之路。

因为中医和西医不仅有着不同的文化根基和思想方法，还有着不同的目标对象和行为方式，即：中医是以健康为目标，通过各种调理养护的方式来促进或增进健康（扶正），使健康自我强大起来，从而达到维护健康和防病祛病之目的，这无疑是一种医养强生的方式或策略；而西医则是以疾病为目标对象，旨在找病治病，除恶务尽，即不允许有疾病的存在，是想通过消除疾病或控制疾病来达到保卫生命和保卫健康之目的。因此，西医是医疗卫生方式，且这种方式对健康来说是破坏大于建设。

另外，中医文化的根基是易学思想，它认为，疾病和健康只要是处在一种相对的动态平衡之中，即可视为正常或健康状态，也就是说中医将疾病和健康看作一个整体，是阴阳两个方面的矛盾体，并不是将疾病当作完全独立的敌人。而西医则视疾病为敌人，因而就只发展出了防治疾病的医疗技术和医药武器。应该说西医这种医疗卫生的对抗方式借助"科学"的强势而显示出了征服疾病的巨大优势，进而在近现代占领了整个医学的统治地位。以致我国乃至世界许多国家都选择以医疗卫生的方式来主导发展人类的健康事业，继而医疗危机和健康危机频发。

人们常说：中医治人，下（西）医治病，人的本来状态应是正常的健康状态，那么中医治人其实就是治理健康，而不是治疗疾病。所以中医的复兴应是迈向健康学，是针对健康的帮助和提升及求中、求和的平衡思想理念，而不是像西医医疗针对疾病的消极预防和对抗的疾病学思想及发展各种相应的诊疗技术和药品。中医最核心的思想是"无问其病，以平为期"、"祛邪扶正"或"三分治，七分养"等基本理念，以及营养、保养、调养、修养和静养等医养方法。这些医养强生方式或健康服务生产方式本来就是医学实践的重要模式之一，是真正应该得到广泛重视和认真复兴起来的，同时中医应该自觉地走上医养强生的健康发展道路，这是人类健康事业的康庄大道和正道。

中医不只具有保健作用，还具有强健作用。可以说，中医学就是脏腑健康学的基本雏形，可以很好地发展出医理养生或医养强生模式来更好地服务于人类的健康事业。中医云："正气存内，邪不可干"，"邪之所凑，其气必虚"，"正气复得，邪必自去"等。这里讲的"扶正"、"正气"，就是保护健康、建设促进健康的意思。如果我们自身的健康能力强大了，病邪就无法侵犯我们，或者待健康能力恢复后，疾病也会自行消退。可见，中医讲的是个"理"，是哲学讲道理。故中医医理养生才是防治疾病的首选之法。同时，中医养生还可以使机体更加健壮而不生病，更为身心的和谐、生活幸福快乐和健康长寿打下了坚实基础。所以政府和社会应该优先并加大对中医医理养生事业的投入和支持力度，使中医养生事业真正成为整个健康事业的主体。如果中医能够真的回归保健强健养生的主战场，那我们的中医养生事业就可以迅速并很快地发展壮大起来。

为此，我们只需要将全国中医医院稍做改造就可以提升为高水准的医理养生机构，担负起建设健康的重任。同时，还有各级各类的中医诊所或保健按摩中心、中医养生会所和中医美容机构，以及社区健康中心等也都应归于医养强生行业进行统一化的规范管理，并应用中医养生学或脏腑健康学理论进行指导和系统培训，使其操作技术和产业服务升级换代。这是完全有可能做到的，也是我国得天独厚的优势，这些中医医理养生机构可以转而作为健康保障体系的主体。另外，可将从医疗卫生战场上退役下来的"白衣战士"充实到这些医理养生保健中心来，以提升其技术水平和管理水平。当然，医理养生行业的管理规则或法规，也需要进行合理地制定和规划，不能再带有"救死扶伤、治病救人"的医疗卫生功能。而原来医院已有的一些营养科、康复科、理疗科和保健中心及各种保养技法手段等也都应"军转民"，归入到医理养生行业中。

西医只能发展出医疗卫生体系来防御保卫人类的健康，只有中医才能发展出医养强生模式来建设促进人类的健康。而整个健康保障服务体系应以中医医养强生事业为主导；以上医医德厚生事业为基础或根基；而西医医疗卫生事业应退居其次，只应是最后的一道屏障，是不得已而为之的服务手段。即整套健康保障服务体系中的医养强生事业是发挥作用的主体，即其运行如果是建立在以中医医养强生为主的基础之上的，我确信这样一来，医疗卫生服务体系的运行成本必将会大幅降低。因为我们更多的是在用"医理"调病，而不是"医疗"治病，是先礼而后兵。我们的医疗危机就可以化解，医改也将迈向成功之路。

另外，中医的复兴千万不能再掉进医药的陷阱里，医药的功效就是对疾病的治疗和控制。中医的最大价值或优势不是在药物以及对疾病的对抗上，而是在应用食物和砭、针、灸等对脏腑健康的调理恢复和促进提高上，中医是通过对自身健康的帮助成长而去使之自愈或痊愈疾病（扶正祛邪等）。因而中医不是要去努力寻找抗击疾病的武器弹药，也不是要培养中医的"白衣战士"，而是要造就中医的蓝衣工士、工程师或健康大师，是要努力去寻找有利于健康的食药方剂（而不是化学药物）和各种方技，即便中医临床用药也往往不是直接针对疾病而施药。有人认为"中医有亡于中药的危险"，但我认为不会的，因为中医的核心不在药物上，中医所言的"理法方药"和"砭针灸药"，无论哪一个，"药"都是排在最后，"药"只不过是一个工具而已。即便是要发展中药学，还不如说发展本草学或食物学。总之，我们可以很有自信的是：只要人类想要拥有真正的健康而不仅仅是防病治病的时候，中医自然就会迎来她伟大复兴的时代。

三、开启中医医养强生模式乃中国式"大医改"的标志

我国的医改已走过了 30 多个年头，美国的医改时间则更长，已改了一个多世纪，全世界许多国家都没有走出医改的困局，医改成了名副其实的"世界性难题"。医改难，到底难在哪儿呢？我认为，医改的主要问题是掉进医疗卫生体系这个陷阱里面去了。其实医疗技术或体系的本身并没有太大的问题，问题的关键是我们选择用医疗方式来主导发展整个健康事业。

应该说，是我们的主导方式选择出现了问题，而不是医疗卫生本身的错。可全世界几乎没有人去质疑过这个选择，都理所当然地认为医疗卫生就是维护健康的最好方式。其实，医疗是用来打压疾病的，不是用来打造健康的，用打压疾病的方式来打造健康，事实早已证明是行不通的。然而，现行的医改却说是为了保障和满足人们的健康需求，但却总还是停留在疾病防治或医疗卫生上去看待健康问题和解决健康问题，所以只能是越改越乱，越来越难。其实，我们应该回归健康的本身和中医医养强生模式上来考虑和解决健康问题。

退一步说，医疗消除了疾病并不就意味着健康了，因为很多疾病其实是健康自身出现问题的表征，因此，疾病治疗并不等同于是完整的健康治理。因此，我们不应该一味地针锋相对地打压或惩治疾病，而应该首先走出现有健康观念的误区和思维模式，帮扶健康恢复或使其成长。另外，医改也不能仅仅只是医疗改革、医药改革和医保改革，而应跳出对健康贡献很小的医疗卫生这个陷阱，转而从中医医养强生的战略高度和长远角度出发，去探寻有助于健康利益最大化的生产方式（医养方式和医德方式）以及健康自主自治发展方式的彻底变革，这也就是要在更大范畴的"大医改"了。这样的"大医改"是为健康而改，而旨在医疗卫生体制改革的医改是小范围的为疾病（看病难、看病贵）而改。

可以说，开启以中医医理养生为主导的"大医改"，是践行李克强总理所说的"用中国式办法解决好医改这个世界性难题"的一个最好的实践范例。它将重塑正确的健康观念，重建大医学模式和健康学体系，改革医学教育模式（注重培养健康建设人才），解构医政管理体系，精简医疗卫生体系（使其军事化和政府主导），实行全民医疗而不是全民医保，大力发展医理养生体系和医德厚生体系（可大力市场化和产业化），构建大健康保障体系（健康政策体系、健康产业体系和健康学科体系），这些都是我们"大医改"应该要做的要改的。

健康问题已不单纯是一个用医学就可以解决的问题，也更不是仅靠单一的医疗方式能解决的问题。因为影响或威胁人类健康的因素除了疾病外，还有生态环境、粮食饮水、社会公平公正、工作精神状态以及人口自然老化等因素。所以还应放大范围，即从健康入手去研究健康问题和健康发展规律，去寻找更多元化的保护和增进健康的方式和方法。

　　总之，中国式的"大医改"就是要突破医疗卫生和疾病思维及经济思维的局限或束缚，转而采用医养强生和健康思维及大医思想的"大医改"思路。即从帮助促进健康成长的中医医养强生和上医医德厚生，以及生态环境保护和生活工作状态改善等方面去探寻和实施对健康有更大价值的生产方式和方法，走出一条有中国特色的健康发展道路，并引领世界。

　　不过，"大医改"将是一个巨大的系统工程，必须上升为国家战略和国家意志，并应全方位考虑、系统筹划和有步骤地改革，从而推进健康中国建设。此乃人类的健康发展道路、发展目标和发展方式的彻底变革。

四、21世纪必将是中医医养强生事业大发展的时代

　　19世纪至20世纪上半叶，西方科学技术的迅猛发展从一定程度上来说是源于战争的需要而得以具备强大动力。西医学（又称生物医学科学）也正是在那个时期缘于战胜疾病的需要而得以迅速发展起来，继而成为整个医学领域和生命健康领域的主导者和统治者，并发展出了医疗卫生这样强势的侦察和惩治疾病的方式。因此也可以说，医疗卫生事业是运用军事科学思想的战争或斗争的理念为指导而发展起来的事业，并在一个多世纪一直主宰着人类的整个健康事业，以至于在20世纪大多数人都认为，生物医学科学和医疗卫生事业就是我们人类的健康事业的代称。当迈入21世纪时，我们越来越发现医疗卫生事业有些力不从心，有点欺世盗名，甚至是好心在干坏事。因为它不过只是在防御和镇压疾病，与健康的成长没有太大的直接关系，甚至还在有意无意地抑制或损害着患者自身的健康机能，从而造成了持久的且全球性的医疗危机，给人类的健康带来了无穷的灾难。因此，我们呼唤中医保健强健养生时代尽早到来，并期望中医养生事业成为21世纪人类健康事业的主导者。

　　目前，我国政府对于中医养生事业的发展已是高度地重视，中医养生行业迎来了一个千载难逢的发展契机。由于我们的传统医学中的中医是以健康学的

理论思想为指导，其扶正祛邪的理念即是注重调动和促进自身的健康能力，恢复人体自身的阴阳平衡。换句话说，中医更多的是以保健强健、调理平衡为主的"和病之术"，尤其是很多中医特色疗法都是很好的保健或强健方法。另外，国家在机构设置和保健服务体系上，已有了一个较好的基础，这就是我们已有的中医药管理机构和中医药产业发展体系，即国家中医药管理局和全国各地的中医医院、中医医理养生机构以及中医药生产加工贸易企业等一整套系统，这些都可以发展或规范成医养强生行业。当然，医养强生行业还有待政府的立法保护，应加大投入并出台相应的管理规范。

中医保健强健养生事业虽然很古老，但又很年轻。因为虽然有中医养生学这座宝库已为我们提供了医理养生的初级知识和方法，但还有很多知识需要我们去深入学习和探究，人类对健康的认识和把握也还很粗浅，所以我们应加大力度研究和发展养生学和健康学，培养更多建设健康的"工程师"。另外，由于生物医学科学技术的发达，人类对疾病的认识和控制已达到相当高的水平，积累了丰富的基本理论知识，因此，很容易惯性思维地从疾病的角度来考虑或解决健康问题，这应当引起医学界的注意，并避免受疾病思维的干扰或影响。当然，有了这些现成的医学基本理论作基础，发展医养强生事业的起点也可以更高一些，发展也可以更快些，对从事医养强生行业人员的水准和人才素质的要求比医疗卫生事业也可以更高些。保健强健技术应当比防病治病技术的含量和水准更高些；保健师应该是从治疗师当中选拔出来。即医养师比医疗师应高一个级别，这些保健师、调养师或养生专家等也就是中医所说的"中工"或"蓝衣工士"。

应该说，我国发展医养强生事业正当时，且有着得天独厚的条件和优势。因为我们有《黄帝内经》及中华养生学这座传统文化宝库作基石，这也是我国政府为人类的健康事业和世界健康学的发展作出榜样和贡献的大好机会。总而言之，中医医理养生或医养强生事业在以健康为本的 21 世纪已凸显出了其重要性和巨大价值。21 世纪是生命学和健康学的时代，中医养生事业必将迎来一个大的发展时期，并成为人类健康事业的主导产业。

Ⅷ．蓝衣工士：最急需的健康建设人才

"大医改"的主攻方向和战略目标是注重对健康的建设和帮助提高，而健康建设则需要专业的建设人才，这种专业人才目前最急需要培养和选拔，当然先可以从"白衣战士"中选拔一部分。不过，选拔和培养出来的不再是"白衣战士"，而是"蓝衣工士"。而大量的人才得有专业机构来培养了。

蓝衣工士是区别于白衣战士的健康建设人才，蓝衣工士专注的不是疾病的诊疗结果，而是专注于对健康能力的建设提升或健康状态的调养恢复。"大医改"及未来健康事业的发展离不开这支队伍的建设和成长，其必将与"白衣天使"花开并蒂，成为人类健康大业中的另一支伟大的使者。

一、白衣战士光荣 蓝衣工士伟大

"白大褂"可以说是医疗卫生界的职业服装和荣誉标志，医生们也因此而享有了"白衣战士"的称号。而每个医学生的最大梦想就是毕业后成为一名光荣的"白衣战士"，甚至在大众心目中也形成了一个固有概念：凡是穿白大褂的都是与疾病抗战、与病魔打交道，是救死扶伤、治病救人的"白衣天使"，医院也被誉为了"白色战场"。既是战场，自然很壮烈，而且也恐怖，所以白色从某种程度上给人的感觉也就很恐怖而悲凉，如丧葬时，就是用黑色和白色装点场面的。

遗憾的是，人们竟把"白大褂"当作一种荣耀或英勇的象征而扩大化了，一些中医医理养生、足浴健康、美容美体等行业的从业者们也在这种光环的引导下都穿上了白大褂。殊不知医生为什么要穿白大褂。医生穿白大褂有两个重要的原因，一是白色不易产生视觉干扰，不会影响人眼对附着在身上的污染物的发现；二是医生穿上一件合格的、彻底消毒的白大褂，可以杀死90%的病菌，以减少在疾病诊疗康复过程中的感染率和死亡率。可见，白大褂作为西医医生们特制的服饰，它是医疗战士们征战疾病、消灭病菌的辅助工具之一。

白大褂理应是与疾病抗战的"战士们"的工作制服，而并非是所有从事与健康有关职业的人士都必穿的工作服。那么，那些建设健康的"蓝衣工士"则可以另有一款类似工程师的工作服——蓝旗袍。该蓝旗袍（或蓝长袍）可以东方韵味为主，颜色为天蓝色（天蓝色代表健康，《易经》上说："乾则健，乾为天。"天蓝色正是代表"健"，也象征着"蓝衣工士"建设健康的勤奋、包容与和谐）；款式为立领（或圆弧领）、对襟、双盘扣、功夫袖（夏装为短袖），蕴含了丰富的中华文化元素，体现了中国传统医学保健强健养生（强生）的文化内涵。

蓝衣工士身着的蓝旗袍不只是在颜色上区别于白衣战士，其款式也类似白大褂的工作服式样，显得宽松而舒适，工作起来比较方便；蓝旗袍还有西方骑士装的风格，既显得精神、端庄，又蕴藉着深厚的功夫力度。宁静、博大、幽远是大自然的真谛，更是伟大的建设健康的工士们的贴切代言。

二、白衣战士诊疗疾病　蓝衣工士调养健康

应该说，中医和西医是整个医学不可或缺的两个部分，中医大夫和西医医生虽然都是健康的建设者和守护者，但是两者所面对的对象是不一样的。中医面对的主要对象是健康，西医面对的则主要是疾病。所以中医大夫如同是建设健康的"蓝衣工士"，而西医医生则是抗击疾病的"白衣战士"。这就如同一个是工人，一个是军人，当然还有一个上医就相当于"官人"，他们都像是建设、保卫和管理国家（或健康）的人才一样，只是其职责分工有所不同而已。

所谓中医就是中庸、中和之医学。它是以"无问其病，以平为期"为理念；以"扶正祛邪"为策略；以"平衡阴阳"为目标的一种医学。因此中医的实质

不是在对抗疾病，而是通过建设健康、帮助健康和促进健康（即扶正）来达到调和矛盾、平息疾病的目的。所以中医是调理保养之学，是健康之学，中医大夫就应是"蓝衣工士"，当然也就无需非得把自己武装成"白衣战士"。它讲究的是帮助调理自身的各种状态恢复平衡或者是建设促进调动自身的健康能力来恢复平衡的健康状态，而不是以疾病为敌人，与疾病抗争到底。

白衣战士和蓝衣工士其实分别属于两个不同的健康服务行业，一个是医疗健康服务业的战士，另一个是医养健康服务业的工士。从其内涵和工作目标来看，这两个行业有很多不同之处。其中，医疗健康服务业的目标对象针对的是疾病，而医养健康服务业的目标对象则是"健康"。医疗健康服务是通过仪器、药物、手术、放疗或化疗等手段实现对疾病诊治或镇压；医养健康服务业则是通过专业的调理疏导、保养、营养和修养，或通过调整人们的饮食、运动、起居（即生活方式的改观）来实现对健康的直接帮助，以期达到恢复和提高；医疗健康服务业的流程是：白衣战士第一步是通过问诊、做各种检查等采集信息手段了解当前病人的疾病状态；第二步是根据数值、经验、医学逻辑对病人的状况进行分析判断；第三步就是提出治疗方案——开出医疗处方；第四步是通过药物或者手术等手段来执行处方，不断循环这个流程直至把疾病镇压住或消灭掉（治愈）。而医养健康服务业的流程是：蓝衣工士需要经历的也是信息采集、辨识（分析）评估、解决方案设计、方案执行这四个步骤，但其内涵与医疗服务流程是不一样的，第一步信息采集和第二步辨识分析评估是针对健康而言的，而不是针对疾病；第三步解决方案的设计也是针对健康的建设和促进提高为指导思想的；第四步根据设计的医养强健方案，采用专业的调养技术（包括工程技术）或生活方式的改善，以此来不断循环地实现对健康的建设和促进，达成最大的健康之目标。

三、医疗健康业很有限　医养健康业待创建

依照现在的医疗健康（卫生）服务体系来看，医生即是阻击疾病的白衣战士，

医院是抗击疾病的战场，医疗器械是伐病的武器，医药是攻打疾病的弹药，整个医疗治病过程就是一场抗击疾病的战争。而医疗保险呢？它不是为健康来保障什么，而是给这场"战争"提供资金保障。所有这一切几乎都与健康没有太大的关系，健康在整个医疗过程中没有利益的最大化可言。我们不禁要问：现代化的医疗如同"战争"一样花如此大的代价，到底是为了什么？总不会是为了治病而治病吧？白衣战士如此的英勇善战，真有"打不尽豺狼，绝不下战场"的气概！可"病魔"能打得完吗？如此激烈或长久的"抗病之战"（如：药物倾注、手术切割或放疗化疗等），难道就不会对身体或健康带来极大的破坏和污染吗？仅仅依靠白衣战士能撑得起整个人类的健康大业吗？

其实，医疗健康服务业只应是健康服务业的一部分，其在整个健康产业中的比重也就更小了。健康产业可以分为第一产业、第二产业和第三产业，其中，第一产业应是指生殖健康、生活健康、健康学科建设和人才培训业等产业；第二产业就是与健康相关联的各种产品的研发、生产加工和贸易销售等产业；第三产业就是健康服务业，包括：医疗健康服务业（卫生产业），医养健康服务业（养生产业）和医德健康服务业（厚生产业），以及为此提供金融、保险、技术和信息服务等的支撑产业。可见，医疗卫生服务业只是健康产业中第三产业的一小部分。换句话说，白衣战士也只能是服务健康的一支小分队而已，虽然这支队伍已是非常庞大和装备精良，但它独撑不了人类的整个健康大业。

这是因为，医疗卫生服务的核心理念只是针对患者的疾病防治来考量，并没有更多地去考虑有利于健康利益最大化问题。试问医疗卫生服务每花一元钱能带来多大的健康价值？世界卫生组织早就公告说：现代化的医疗技术和先进设备，对健康的贡献其实只有8%。即便是大规模医院建设和医疗投入，再加上如此庞大、精锐的"白衣战士"队伍的积极参与，我认为其对健康的贡献率也不过如此，甚至还有可能更低。而另外92%的可为健康作出更大贡献的方式方法肯定是在医疗卫生服务之外了。至此，我们不禁要问：卫生（白衣战士）、养生（蓝衣工士）和厚生（锦衣上士）这三者到底谁对健康的贡献度最大？这是需要医改的决策者们重新考量的问题。

　　我们应该学会以多角度看问题，如从对疾病的惩治来讲，现代医疗卫生的意义的确很大，这是毫无异议的，但要从对健康的贡献度来讲，医疗卫生的意义可就不值一提了。实践已经证明，中医医养健康服务远比西医医疗健康服务所产生的健康效果要好得多。换句话说，"蓝衣工士"的工作对健康的贡献度要比"白衣战士"大得多，虽然蓝衣工士比不上白衣战士抗击疾病的战绩，但我们的真正目标是健康，而不是疾病，应该比谁对健康的贡献大才对。可见，要想获得健康利益的最大化，就应该直接在帮助健康、建设健康和促进健康上下功夫。蓝衣工士所从事的医养健康服务业就是旨在调养健康，提升健康或增进健康，他们必将是人类健康的真正建设者和主力军。

　　当前我们急需加快发展医养强生事业或医养健康服务业，而要建设健康或调养健康，就需要对健康有个清晰明了的认知和理论体系，有一套系统的健康测量评估体系和调理保养技术模式，更要培养出一大批建设健康的"蓝衣工士"。

　　我们说健康产业是个朝阳产业，也必将成为 21 世纪的主导产业。但是如果没有健康学科理论体系、制度保障体系和健康文化体系等的建立和完善，如果没有正确的健康理论和技术方法的系统支撑和操作应用，如果没有一大批训练有素、技术过硬的"蓝工"队伍（而不能仅有白衣战士）去真正地帮助健康和建设健康，那么，21 世纪的健康产业时代（HT 时代）也只能是一张设计美好的图纸，或者仍将陷在以疾病防治为中心的医疗卫生产业里挣扎。

IX．全民健康事业顶层设计及发展未来

健康问题已是一个不容忽视的民生大问题，而与之相关联的医改早已成为一个世界性的难题，甚至可以说"健康危机"和"医疗危机"也早已经爆发了。全世界都在积极探寻的医改为什么都不能成功？其根原到底在哪里？我个人认为，首先是我们在选择健康发展道路和发展方向时出现了问题，以致我们的政策法规体系偏离了健康这个根本目标；其次就是没有系统的健康学科理论和健康技术模式；再者就是健康服务产业体系的顶层设计和应用实践还不完善。为此，我们的"大医改"和全民健康事业的顶层设计必须从健康行业政策法规、健康专业理论和健康产业规划这三个基本方面去正确甄别和构建大健康保障体系，并谋划发展未来。

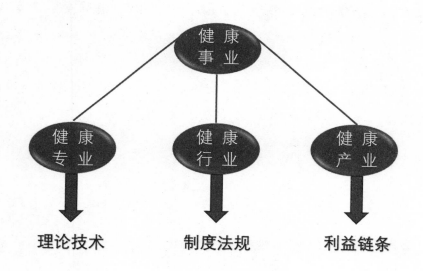

一、建立全民健康事业的行政法制保障体系

全民健康事业的主体不应再是医疗卫生模式，因为民众现在的健康需求已不再仅仅是满足防病治病，而是追求对健康能力的不断挖掘和健康素质的不断提升，人们想要更健康，更长寿，这些需求不再是医疗卫生方式或者服务所能满足得了的，而是需要大量的非医疗卫生方式和服务。尤其是慢性病和老年病单纯依靠医疗卫生方式是无法解决的。因为医疗手段主要是针对急性病和创伤，是救死扶伤，治病救人，而卫生则主要是预防控制传染病的。这些都是疾病思维，只知道被动地去防病治病，而不去问患病的原因。这样做的结果，不仅对健康水平的提升毫无益处，反而还会消耗健康资源或弱化健康机能。所以如果只知道防治或者控制疾病，而不知道怎样去建设强壮健康，那全民的健康素养，尤其是国民的健康水平就无法得到提升。因此，我们必须重新调整健康事业的法律法规、行政管理和运行机制等。

1. 推进国民健康保障的立法。 明确健康工作在国民经济和社会发展以及生态文明建设中的重要地位，建议将《宪法》"发展医疗卫生事业"的表述改为"发展国民健康事业"。制定《国民健康法》或《健康保障法》来统领相关中医养生和医疗卫生法规，确保国民健康建设与国家经济社会的协调发展，应让国民经济建设服从国民健康建设，使国民身心健康成为国民获得感的最重要体现。

2. 改组现有健康的行政架构。 在现有爱国卫生运动委员会的基础上，建议由各级政府主要负责人牵头设立"国民健康委员会"，并在全国及地方人大和政协设立"健康工作委员会"，作为协调议事机构。建议设立中央健康领导小组，由党中央的主要领导监督工程推进，这样才能真正有效地推进全民健康事业的发展。

目前，健康行业的管理机构都还是由卫生机构统领的，我们应该改组国民健康行政组织架构，待条件成熟时，将相关卫生行政管理机构逐步归到国家健康委员会的体系中来。各省市县的卫生厅、局可相应改为健康厅、局。重新确定新的健康行政部门的职责、权限，承担建设和促进国民健康工作的具体责任，

统筹管理健康事务。

3. 建立多元健康体系并行机制。建立由医养强生促进体系、医德厚生推进体系、医疗卫生保障体系、生态环境保护监测体系、社会法制规范和谐体系、食品药品生产监管体系和居民健康生活引导及教育工程体系等构成的多种体系化的运行模式。创建以个人健康档案信息系统为核心的国民健康智能系统，协调健康信息与相关社会信息调查，为国民健康及和谐社会的影响因素提供证据支持，倡导树立大健康观，促进全民健康素养水平的提高。

4. 建立健康影响综合评价制度。应把"健康"作为制定、实施和评价国家政策的一项重要指标，建立"一切政策法规体现健康"的运行机制。即在制定各项规划、审批实施之前，要对其给国民健康和生命安全可能造成的危害进行调查、预测和评价，并提出相应对策。对于可能给国民健康造成影响的经济社会发展规划、项目等应予以一票否决。因为一切的生产和生活归根到底都应是为了人们的健康。

健全重大疾病流行病学调查制度，即由省级政府负责，对当地排名靠前的重大疾病进行流行病学调查，促进全国监测网络的建立健全，开展专项健康治理。恢复并严格执行婚前强制婚检制度，促进并提升生殖健康和生育质量，这是民族种族延续的基本保障之一。

对各地官员实行健康工作政绩考核制度，其指标体系既包括国民健康状况及公平性等健康绩效指标，也包括环境污染治理、健康教育开展、爱国卫生运动参与、全民体育健身、维护健康的财政投入等指标。各级人大要定期就健康工作开展专题询问，吸收群众代表参与专题调查并适时向社会公布调查结果，形成建设促进国民健康的政策激励机制。

二、加强健康学科理论体系建设和人才培养

1. 创建健康学科理论体系。在现有医药学、运动学、环境学和食物学等学科基础上创立"健康学"。加强健康学的基础研究，优先发展脊柱健康学、脏腑

健康学和心性健康学三个健康专业学科及体系建设；加快生活健康学、环境健康学、社会健康学、运动健康学和生殖健康学等自我健康知识技能或健康工程体系建设；注重交叉学科研究，融合经济、文化、社会、传媒和自然科学等领域，创立健康经济学、健康传播学、健康管理学、健康伦理学和健康工程学等新兴学科。

2. **加强健康专业人才培养**。在综合性大学开设相关健康学院或健康专业学系，建立各级各类健康职业技术学院。创办"中国健康大学"，引领全国健康专业人才培养方向。创立"产、学、研、政、资、信"协同创新的健康示范园区和人才培育高地，实现从大量培养抗击疾病的"白衣战士"更多地向培养建设健康的"蓝衣工士"从业人员转变。

3. **建立"大健康智库联盟"**。在整合现有国家健康研究机构的基础上，搭建基于互联网的"大健康智库联盟"工作平台。充分发挥国家健康高端智库引领作用，带动和支持民间专业化健康研究组织的发展。鼓励按照 PPP 模式，实现政府同民间、基层健康智库的更广泛领域的合作与开发，形成更多有影响力的成果并应用于实践。

三、大健康产业的设计规划和发展未来

大健康产业体系可以分为第一产业、第二产业和第三产业，即健康基础产业、健康支撑产业和健康服务产业三个部分。其中，健康基础产业在大健康产业体系中处于基础地位，对人体生命健康具有重要基础性保障作用，决定着人类社会整体健康水平的产业基准，主要包括生殖健康、生活健康、健康文化、健康农业、健康生态环保以及健康研究业、健康人才培养、健康餐饮业、健康监测业、疾病防控业等基础产业。

健康支撑产业是对大健康产业整体效能起重要支撑性作用的产业群体，其未来产值占大健康产业的较大比重。主要包括与健康相关联的各种技术产品研发和产品制造业、技术产品的销售贸易业，健康大数据集成分析，以及提供金融、

保险、技术和信息支撑配套服务的延伸产业等。

健康服务业是整个健康产业的龙头产业，对健康产业链和价值链具有主导性和带动性作用，是加强健康供给侧结构改革的重大体现，主要包括：医疗卫生服务产业、医养强生服务产业、医德厚生服务产业、健康养老服务产业、运动健身服务产业、美容养颜服务产业、饮食营养服务产业、休闲旅游服务产业、心智修行服务产业和健康体检管理或智慧健康服务，以及健康会议会展业、健康文化创意产业、健康智库咨询服务产业和相关服务贸易业，等等。

从以上分析可以看出：卫生局、保健（养生）局、环保局、旅游局、体育局、食品药品监管局、教育局、宗教（厚生）局和计生（优生）局等都应该是整个人类健康服务业的参与者和生产管理者。其中，医疗卫生服务业应作为一种特殊的产业，如同军工产业一样，应有国家主导，不可以市场化。也不能把发展大健康产业特别是健康服务业简单理解为发展医药卫生产业。所以建议建立大健康产业在国民经济统计中的分类专项，甚至未来可单立国民健康统计。或者未来应用"国民健康统计"来统领"国民经济统计"，因为国民经济建设应服从于国民健康建设。

四、构建大健康保障体系，实现健康中国梦

健康梦是中国梦的重要组成部分，当前我国面临医疗危机和健康危机，危机的根源主要是在健康保障体系结构的严重失衡，整个大健康保障体系事实上是被医疗卫生体系给无形的垄断和替代了，也可以说是"医疗卫生一头独大"。以至于医疗卫生独撑危局，其医疗卫生政策和保障措施也往往是按下葫芦起来瓢，而医改只能是暂时缓解矛盾，不能从深层次上解决问题。要真正解决一系列的健康问题，就必须转变健康发展方式和路向，创建大健康保障体系，并使之结构合理平衡并统领或覆盖医疗卫生体系。

人类不仅需要完善的医疗卫生事业，更需要健全的全民健康事业。未来人类健康产业的主体或主导者绝不再是医疗卫生行业，而应是以健康建设和促进

提高为目标任务的医养强生行业。换句话说，真正的健康服务产业将不是以防治疾病的"白衣战士"为主力队伍，而将是以建设健康的"蓝衣工士"唱主角的时代。同时，我们的"大医改"及其"健康产业的顶层设计"也不能再仅仅是从"国民经济利益"来考虑，而更应该要从国民健康利益上来考量。因为仅仅用钱和医疗手段是解决不好人类的健康问题的，更满足不了人们日益增长的多元化健康需求。

因此，我们应该用"大医改、大医学和健康学"的思想理念去系统设计构建一套大健康保障体系。即建立一套由上医医德厚生修行体系、中医医养强生促进体系、西医医疗卫生保障体系、生存环境保护监测体系、社会法制规范和谐体系、心智精神文明建设体系、食品药品安全监管体系、检疫检验防卫体系、农牧产品健康生产体系、健康生活用水测控体系、工作岗位健康防护体系、健康行为教育训练体系、健康保险金融支撑体系以及健康测量评价体系和健康管理信息支持体系等整体组合的大健康保障服务体系。这是我们全民健康事业的根本所在。

全民健康事业是党的十八大以来一直在谋求推进健康中国建设的主要目标。健康中国的战略目标应该是：全民身心健康、经济社会健康和生态环境健康，而全民的身心健康自然应是首要目标和任务。从世界各国来看，美国、英国和日本等先进发达国家对国民健康都是高度重视的，其对国民健康的发展都是进行国家战略规划的。其中，美国制订的是国民健康战略，英国制订的是国家健康战略，日本制订的是健康日本21世纪，而我国制订的则是健康中国战略。从党的十八大确立的生态文明建设，到十八届五中全会正式把"健康中国"作为国家战略，再到全国卫生与健康大会提出把人民的健康放在优先发展的战略地位，以至到"健康中国2030"规划纲要的审议通过，这一切无不体现习总书记所说的道路、理论、制度和文化的自信。

我们的自信不仅仅是来自于近百年来艰苦卓绝奋斗而赢得的民族独立，以及在科技经济上的崛起，还有这30多年的改革开放经验，更有来自五千年的中华传统文化底蕴。怎么传承、发展、利用好中华传统文化，既是我们建设健康中国的底气，也是我们民族复兴的希望。我们既有传统的文化根基，又有现代的科学手段，加之天人一体的观念，还有大同思想和协和万邦以及天下理念，我们完全可以为人类贡献一个真正维护和提升健康的成功模型，即给世界一个健康事业的模板。

健康中国作为国家战略，必将对国家医疗卫生事业的发展带来重大战略调整，今后医疗卫生的发展模式也一定会走向以健康建设为中心和目标的发展之路。与之配套的医改的各项制度建设也必然会围绕着健康中国的总体战略来不断地创新，相信在未来五年、十年乃至更长时间里，我们的医疗卫生发展方向，以及各项健康政策的制定都将会有非常大的一些调整。这也可以说是"大医改"的基本目标和任务。

总之，要推进健康中国建设，必须跳出医学和医疗卫生思维的局限和束缚，要以"大医改、大健康、大格局"的思维去构建健康中国的未来，即应"重塑健康观念、引导健康生活、校正健康道路、破解医改难题、创新健康理论、优化健康服务、完善健康制度，建设健康环境、发展健康产业"，唯有如此，才能完成建设健康中国的战略目标，实现中华民族伟大复兴的美好愿景。

后 记

　　党的十八大以来，中央对健康中国作出了一系列的勾勒和谋划，医疗卫生改革、生态文明建设、食品安全保障、人口均衡发展、全民健身计划和中医健康服务等相继推出，一项项部署，体现着党中央对健康中国建设的深入思考；一步步行动，昭示着健康中国已迈出的坚实步伐。

　　有人提出，未来中国社会治理体系的目标是：有为的政府、有效的市场和有机的社会三者之间的有机融合。同样我认为，未来中国健康治理的目标体系应是：国民健康体系、社会健康体系和自然健康体系三者的具体建设及相互之间系统综合。这也就是健康中国的发展目标。

　　医改必然是推进健康中国建设的最关键环节，医改也是一件关乎人类健康的大事，且已成为一个世界性难题。现在似乎全世界都"病"了，治疗世界病需要大医的方法，而大医背后的中国传统文化的特征就是宏观全面系统综合。当今中国的最大优势在于大一统的社会制度＋互联网思维＋中国传统文化，如果能对这三者集成创新，必将带来最大的制度创新和系统创新。如此，大健康治理体系和大道至简的"大医改"政策的出台可说是恰逢其时。

　　作为一名健康问题和健康理论的独立研究学者，十余年来，尤其是自 2006 年以来，我就一直在密切关注和思考着医改的基本路向和利弊得失，2008 年已形成了我的《大医改》基本思想，2010 年我曾上书过《大医改建言》，2012 年我又重新整理成了一本《大医改 新思路》（2012 版），及至 2014 年又再修改完善成最新版的《大医改建言书》（2014 版）。现又补充完善为《健康中国——

大医改　新思路》一书。应该说，本书是我这八年多来对医改问题的观察思辨以及对健康本质和疾病本源思考的文稿集结。其中有些文稿已在《前进论坛》、《中国科技产业》、《北京农工》和《中国社会科学报》、《健康报》、《经济参考报》和《中国经济时报》等媒体上发表过，也有些文章是我写给《百川健康》资讯和网站的。故而每篇文章都是独立成篇，也因此，在书中可能有些篇章有重复的观点或词句出现。另外，由于书中收录的部分文章是前几年撰写的，所以数据有些陈旧，把这些文章整编在本书中，只是为了辅助说明一些观点。同时，本书吸纳了一些学者的观点及思想，由于编写的时间跨度较长以及所载的媒体比较零乱，因此，没有一一标明出处或列出参考文献。实有不妥，敬请谅解。

有人说我："你没事干去考虑这些干吗？""写这份《大医改　新思路》给谁看呢？"简直是有点不务正业。说的也是，这些事情政府或相关主管机构也没有委托我们去研究，我们也没去申请做这个研究课题，一个民间的健康研究机构不去考虑自己的生存问题，为什么要去做这些事呢？即便是考虑得再多，理论观点再好，写出来谁会看呢？我也知道这些，可我还是不由自主地在思考这些问题，不厌其烦地去写作，逢人便说我的一些"大医改"观点和健康学思想。我对此有兴趣也可能正是医改这个世界性难题的驱动。此外，我想医改如果能借鉴我所倡议的"大医改"思路，那我们的健康学科研究和健康大学的创建也就能迎来更大的发展机遇，这也可以说是我最大的目的或心愿。至于政府哪个部门或是哪一届政府能真正考虑我的《大医改》建言，我也只是在平静地等待，并没有太多的渴求，这也正是我"平衡就是健康"的心态使然。

其实，作为一个学者，理应给政府和社会以直言或谏言相告；作为研究者，我在这些探究或思索中也还是感受到了很多的快乐和欣慰，也很自信它的学术价值和实用价值之所在。我所言的"大医改"主要有三个大的转变：第一，医学模式及其目标方向的转变——大医学及健康学；第二，医改战略思想及全民健康观念的转变；第三，医政管理的指导思想向健康保障体系的转变。这些转变都是根本性的或是最彻底的变革，它将找回医学的本来面目——以健康为本，从健康本身入手去解决更多的健康问题的"大医"思想，并将建立多元化健康服务供给模式的大健康产业体系。

如此一来，医学将不再只是一个防病治病的小医学概念，而必将重建一个包括保健强健的中医和修心炼性的上医在内的大医学模式。不仅如此，大健康保障体系也必将跳出医学或医疗的框框，以多元化的服务模式去满足人们的健康消费需求。为此，我坚信这种中国式的"大医改"思路是可以破解这个世界性的医改难题的。无论哪国的医改，最终都将会踏上这条"大医改、大医学、大健康"的光明大道上来。同时，我确信我们所有的努力也正是在积极地推动着医学进行一场巨大的革命，也确信一个新的大医学或健康学及大健康时代即将来临。

需要说明的是，"大医改"与新医改有很大的不同，除了战略思想和目标方向的大转变，以及大医学模式和大健康格局的不同外，对现代医学科学即医疗卫生体系的认知和定位上也有很大的不同，再有就是健康发展道路的明确和转向。此外，还有更大的不同就是"大医改"强调应注重"内求于心"的健康自主和自治，而不要过度依靠"外化于形"的疾病诊治和他治，因为人体健康的内在本质规律不允许外在因素的过多干扰，其自身本已具备自愈和自理能力。从书中可以看出，我在质疑医学科学，很多人看到了也许会很惊讶，甚至会避而远之。其实，笔者并非是在完全否定科学，而只是在质疑或批评医学科学的左倾思想和独担霸道。科学不是万能的，医学科学也只能是大医学的一部分，不可能是其全部。如果医学完全执科学化之一端是有很大的局限性和缺陷的，因为人是活着的生命，是有精神和情感的，人的气血活力、精神和情感等都是与健康密切关联的，所以要解决人类的健康和生命问题，仅仅依靠唯物质论的科学是远远不够的。另外，作为一个独立研究学者，我只是在学术范围内大胆地提出一些质疑和批评，并非有什么学术以外的思想主张。再说，对于医学科学，我们不能只是赞美它的每一个发现和进步，还应该学会审视它，防止它的无意"犯罪"，甚至还应去批评或评论它，就像"文学评论"一样，我们也应该有"医学评论"才对，这才有助于医学或科学找准自己的位置和发展的正确路向。我的思考一直在继续，未来我还会进一步编撰《健康中国——跳出医学藩篱》、《健康中国——复兴中华养生》和《健康中国——天地人和之道》等，以期比较全面地解读"健康中国"的内涵。

　　在此，我也只是想把本书作为一个学术思想或理论观点，旨在为解决世界性医改难题提供一种全新的思路。希望在适当的时候和场合与一些同道或学者们进行广泛而深入地交流探讨，听取大家的意见和建议。诚望有机缘能看到这本书的读者和学者们不吝赐教，以期更加具有实用价值和可操作性，以便作为我国乃至世界各国未来医改及健康发展道路的理论指导或实践探索。目前，我已与几十位代表不同界别的知名专家、学者取得了诸多共识，并愿共同组成一个健康中国·百川智库（相对独立的民间智库），旨在进一步研究形成可行性的方案，再适时地给政府的医改决策部门或领导上书，或以相应的议案或报告提交，以供决策者们在制定政策时参考。如果将来果真能被政府有所采纳或试行，那也算是这份建言和这个智库的"自然造化"了。只愿医改早日走出困境，愿健康中国踏上新的征程，更愿普天下的人们得到更多的健康福祉！